Monika Helmke Hausen

Lebensquell Schüßlersalze

Monika Helmke Hausen

Lebensquell Schüßlersalze

Die 12 bewährten
Selbstheilungsmittel

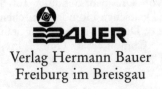

Verlag Hermann Bauer
Freiburg im Breisgau

Die Deutsche Bibliothek – CIP-Einheitsaufnahme

Hausen, Monika Helmke:
Lebensquell Schüßlersalze : die 12 bewährten
Selbstheilungsmittel / Monika Helmke Hausen. –
2. Aufl. – Freiburg im Breisgau : Bauer, 1999
ISBN 3-7626-0729-X

2. Auflage 1999
ISBN 3-7626-0729-X
© 1999 by Verlag Hermann Bauer GmbH & Co KG, Freiburg i. Br.
Das gesamte Werk ist im Rahmen des Urheberrechtsgesetzes geschützt.
Jegliche vom Verlag nicht genehmigte Verwertung ist unzulässig. Dies gilt
auch für die Verbreitung durch Film, Funk, Fernsehen, photomechanische
Wiedergabe, Tonträger jeder Art, elektronische Medien sowie für auszugs-
weisen Nachdruck und die Übersetzung.
Abdruck des Fotos von Dr. med. Schüßler auf S. 225 mit freundlicher
Genehmigung der Deutschen Homöopathischen Union, Karlsruhe.
Einband: Akzent & Desgin Werbeagentur Stalter, Freiburg i. Br.
Satz: CSF · ComputerSatz GmbH, Freiburg i. Br.
Druck und Bindung: Clausen & Bosse GmbH, Leck
Printed in Germany

Inhalt

Ein Wort zuvor 11
Danksagung 13
Vorwort von Dr. med. W. Grüger 14
Mein Einstieg 17
Comeback eines Heilverfahrens 21

Teil I
Die Biochemie nach Dr. Schüssler

1. **Schüßlersalze: was sie sind** 25
   Lebenssalze als Basiselemente 25 · Von der Brücke des
   Lebens 26 · Mineralische Lebensträger 26

2. **Für wen sie sich eignen** 28
   ... und wofür sie gut sind 28

3. **Warum sie uns gut tun** 31
   Den Stoffwechsel stärken 31 · Informationen übertragen 31 · Das Immunsystem kräftigen 32 · Den Säure-Basenhaushalt ausgleichen 32 · Regelkreise beachten 33 · Giftstoffe loslassen – Körper und Seele reinigen 33 · Von ihren geistseelischen Kräften 35

4. **Wie es zu Salzmängeln kommt** 36
   Von der Ernährung ... 36 · ... zur rechten Zeit 37 · Bewegung 39 · Elektrosmog und Strahlenbelastung 39 · Blockaden und Störfelder 40 · Seelische Dauerbelastung 41

5. ... und was dann getan werden kann 43
Gesundbleiben – Vorbeugen – Vitalisieren 43 ·
Wieder heil werden 44 · Selbst agieren und selbst
»reparieren« ... 44 · ... aber die Grenzen bedenken 45

6. Wie wirken die Schüßlersalze? 46
Von ihren biochemischen Kräften 46 · Von ihren
elektrolytischen Kräften 46 · Von ihren Heilkräften
durch schöpferische Bilder 48 · Ähnliches mit Ähnlichem
heilen 48 · Das *Simile* – das heilende Bild – finden 49

7. Wie die Schüßlersalze hergestellt werden 51
Potenzierte Salze – was ist das? 51 · »Verdünnung«
contra dynamische Informationstherapie 52

8. Die Mineralsalztherapie setzt auf der Zellebene an ... 53
Unsere Zellen erinnern sich 53 · »Jungbrunnen« Zell-
wasser 54 · Drei Zustände der Zelle – drei Entzündungsstadien: *ein Therapieschlüssel* 54

9. Salze und ihre Persönlichkeitsbilder 56
Salzmängel im Antlitz erkennen 56 · Resonanzen entwickeln 57 · Astrologische Zuordnungen 58 · Schöpferische Imagination – heilsame Bilder beleben 58 · Die
»Psychogramme« der Salze anwenden 59 · Zusammen-
fassung und Hinweise 60

Teil II

Die zwölf biochemischen Heilsalze 65

Nr. 1 – Calcium fluoratum	65	Nr. 7 – Magnesium phosphoricum	109
Nr. 2 – Calcium phosphoricum	73	Nr. 8 – Natrium muriaticum (chloratum)	117
Nr. 3 – Ferrum phosphoricum	80	Nr. 9 – Natrium phosphoricum	127
Nr. 4 – Kalium chloratum	89	Nr. 10 – Natrium sulfuricum	133
Nr. 5 – Kalium phosphoricum	95	Nr. 11 – Silicea	140
Nr. 6 – Kalium sulfuricum	103	Nr. 12 – Calcium sulfuricum	149

Die elf biochemischen Salben 157
Nr. 1 – Calcium fluoratum bis Nr. 11 – Silicea

Die zwölf biochemischen Ergänzungsmittel 162

Nr. 13 – Kalium arsenicosum 162	Nr. 19 – Cuprum arsenicosum	163
Nr. 14 – Kalium bromatum 162	Nr. 20 – Kalium aluminium sulfuricum	163
Nr. 15 – Kalium jodatum 162	Nr. 21 – Zincum chloratum	163
Nr. 16 – Lithium chloratum 163	Nr. 22 – Calcium carbonicum	164
Nr. 17 – Manganum sulfuricum 163	Nr. 23 – Natrium bicarbonicum	164
Nr. 18 – Calcium sulfuratum 163 (Hahnemanni)	Nr. 24 – Arsenum jodatum	164

TEIL III
ZUR PRAKTISCHEN ANWENDUNG

1. **Schüßlersalze – für wen und wofür?** 167
   Für Babys 167 · Für Kleinkinder 167 · Für Kinder 167 ·
   Für Erwachsene 168 · Für werdende Mütter 169 · Für
   werdende Väter 169 · Für Umstellungszeiten und ältere
   Menschen 169 · Für Haustiere und Tiere 170 · Für
   Pflanzen 170 · Für Früchte, Gemüse und Salate 170

2. **Wann haben die Schüßlersalze ihre beste
   Wirksamkeit?** 172
   Im Tageslauf 172 · Im Jahreslauf der Sonne 172 · Im
   Mondlauf 172 · *Die Mond-Salz-Kur* 172

3. **Wie wenden wir die Mineralsalze an?** 174
   . . . im Munde zergehen lassen 174 · . . . in Wasser kalt
   gelöst 174 · . . . in heißem Wasser 174 · . . . in Fruchtsäften 174 · . . . in Tee 175 · . . . als Dampfanwendung
   175 · . . . zur Raumklimatisierung 175 · . . . am Computer
   175 · . . . als Sprüh-Elixier 176 · . . . zum Baden 176 · . . .
   für ein Fußbad 177 · . . . für Kompressen, Umschläge
   und Wickel 177 · . . . kosmetische Kompressen 177 · . . .
   ein feuchtes Bettuch aufhängen 177 · . . . auftragen
   178 · . . . unterwegs, bei Ausflügen, Sport 178 · . . . für
   die Urlaubsapotheke 178

4. **Auswahl und was sonst noch wichtig ist** 180
   Wie finden wir die richtigen Salze, und wie geht man
   am besten vor? 180 · Worauf es dabei besonders ankommt . . . 180 · Ein Salz oder mehrere Salze anwenden?
   Mit Salzen ein »Heilnetz« bilden 181

5. Welche Potenzierung wofür? 183

6. Welche Dosierung wobei? 184

7. Zur Therapie 185
Mit der Therapie beginnen 185 · Den Therapieverlauf aufschreiben 185 · Die Therapie ändern 185

8. Was man noch wissen sollte 186
Freiheit von Nebenwirkungen, aber Ausscheidungsvorgänge 186 · Die Seele entlasten – in den »Jungbrunnen« eintauchen – seelische Verletzungen und Giftstoffe »aufspulen« 187 · Homöopathische Erstverschlimmerung – was ist das? 187

9. Zur Analyse, Testung und Kontrolle 189
Der »Hunger der Zelle« – den stärksten Mangel zuerst ausgleichen 189 · Die Antlitzdiagnose nach Hickethier 189 · Elektrolytische Ströme fühlen 189 · Zu Testungsverfahren 190

10. ... und wenn die Heilwirkung auf sich warten läßt? 191
Von der Kuranwendung zur Langzeitanwendung 192 · Quellsalze und andere Mineralien 192 · Heilung durch original Schüßlermittel 192

11. Wo sind die Schüßlersalze erhältlich? 193
Ein Tip noch ... 193 · Zuletzt: eine neue Gewohnheit bilden 193

Tabellen 194
Die Salze auf einen Blick 194
Schlüsselmerkmale der zwölf Schüßlersalze 198
Vorkommen, Wirkbereiche und Organbezüge
    der Mineralsalze im Organismus 202
Kraftfelder der zwölf Salze im Mondkreislauf 204

Zum Vergleich der Leitsymptome:
Nr. 1–70, Nr. 2–77, Nr. 3–86, Nr. 4–93, Nr. 5–100,
Nr. 6–107, Nr. 7–114, Nr. 8–124, Nr. 9–131,
Nr. 10–138, Nr. 11–146, Nr. 12–154

Teil IV

Repertorium 207
  Gemüt, Stimmung, Empfindung 207
    a) anregend, aufbauend, mittend, pflegend, stärkend,
       verbessernd . . . 207
    b) abbauend, vermindernd, ausgleichend . . . 209
  Körper 212

Anhang

Dr. Schüßler – sein Leben und Werk 225
  Vom Genius berührt 225 · Dr. Schüßler, ein revolutionärer Denker und Nonkonformist 226 · Wie Dr. Schüßler zur Biochemie fand 227

Literaturverzeichnis 229

Adressen 231

Die im vorliegenden Buch gegebenen Informationen sind von der Autorin gründlich recherchiert und nach bestem Wissen und Gewissen dargestellt, sollen aber ärztlichen Rat und Hilfe nicht ersetzen. Autorin und Verlag übernehmen keinerlei Haftung für Schäden, die sich gegebenenfalls aus Gebrauch oder Mißbrauch dieser Darstellung ergeben könnten.

Ein Wort zuvor

Vor die Therapie einer Erkrankung haben, wie es heißt, die Götter die Diagnose gesetzt. Im Fall der Therapie mit den Schüßlersalzen geht es dabei untergeordnet um die Diagnose einer Krankheit, sondern um das *Erkennen des Wesens und der Symptomatik eines erkrankten Menschen*. Diese werden mit dem Wesen und der Symptomatik von zwölf bestimmten, im Menschen vorhandenen Salzen verglichen. Solche Art des Vergleichens führt dann zum passenden biochemischen Heilmittel: Diejenigen Salze, die Wesens-übereinstimmend sind, sind die therapeutisch geeigneten.

Das ist mit ein Hauptgrund dafür, daß dieses so ungewöhnlich wirkungsvolle, bewährte und nebenwirkungsfreie Heilverfahren auch für die Laienanwendung so gut geeignet ist: Es macht die Anwendung des Heilschatzes der zwölf biochemischen Salze auch ohne medizinisches Fachwissen möglich. Vergleichen kann jeder. Hinzu verbindet dieses Heilverfahren auch noch einfachste Anwendung mit Preiswertheit.

Dieses Buch ist ein Ratgeber zur Selbsthilfe und Selbstheilung bei körperlichen, geistigen wie seelischen Beschwerden und Erkrankungen. Es ist für die Hand des Laien bestimmt. Für jede Art von Selbstbehandlung gilt jedoch, daß das damit stets verbundene Risiko abgeschätzt und die Grenzen eigener Handlungsfähigkeit eigenverantwortlich erkannt werden. Dies wird möglich durch wachsende Erfahrung, zunehmende Sicherheit in der Eigenbeobachtung und kritische Einschätzung des eigenen Zustandes. Alle länger anhaltenden Gesundheitsstörungen, alle schwereren Organerkrankungen, heftige fieberhafte Prozesse und ansteckende Krankheiten sind hiervon ausdrücklich auszunehmen. In jedem Zweifelsfall wird sich der Laie in ärztliche Behandlung begeben. Diagnose und Prognose einer Erkrankung liegen in dessen Händen und Fachkompetenz.

Die Schüßlersche Biochemie ist selbstverständlich auch für Ärzte und Heilpraktiker ein *wirkungsvolles Basisheilverfahren. Sie kann naturheilkundliche, psychotherapeutische und schulmedizinische*

Therapien wunderbar ergänzen und *unterstützen*. Ich wünsche meinen Leserinnen und Lesern bei der Anwendung der heilsamen Schüßlersalze soviel Begeisterung, wie ich sie selbst bei ihrem Kennenlernen erlebte und bis heute noch habe. Es liegen große Kräfte in ihnen!

Danksagung

Ich danke Erwin Müller für seine umfassende Mitarbeit an diesem Buch, für die Erstellung des Repertoriums wie auch für die guten Ideen, die in diese Arbeit eingeflossen sind. Meiner Lektorin Karin Vial danke ich für ihren klugen überschauenden Blick und ihre behutsamen Anregungen.

Schließlich gedenke ich all derer in Dankbarkeit, welche dazu beitrugen, daß dieses große Heilverfahren entdeckt, entwickelt und auch im Antlitz diagnostiziert werden konnte. Und ich danke all denen, die es erprobt und angewandt haben, damit ihrer aller Heilerfahrungen zur *Materia Medica* wie auch in sonstigen Werken zusammengefaßt und veröffentlicht werden konnten.

Möge der Siegeszug dieses segensreichen Heilverfahrens weiter voranschreiten und durch sein Comeback auch heute wieder vielen Menschen seine Hilfe schenken.

Mühlacker,
im Februar 1999

Vorwort

In einer Zeit, da die Medizin materialisiert und unpersönlich geworden ist und mit Maschinenuntersuchungen versucht, dem kranken Menschen zu helfen, ist es sinnvoll, das Leben, die Gesundheit und die Krankheit in ihrem ursächlichen Zusammenhang mit der Natur zu betrachten.

Durchforschen wir die Heilkunde auch einmal aus geschichtlicher Sicht, so kommen wir zu der Erkenntnis, daß die Ärzte in früherer Zeit mit einfachen Methoden beachtliche Erfolge aufweisen konnten. Die Schüßlertherapie ist solch ein einfaches Verfahren, weswegen sie auch zu einer herausragenden Volksmedizin wurde. Sie basiert auf der Lehre des Forschers Molleschot, welcher postulierte: »*Ohne Mineralien ist das Leben nicht möglich*«, auf der Lehre Dr. Schüßlers, der erklärte: »*Das Fehlen von Mineralien – den Lebenssalzen – hat funktionelle Störungen zur Folge, die durch gezielten Ausgleich fehlender Mineralien zur Heilung führen*«, wie auf der Lehre Hahnemanns, welcher fand, daß ein »*Arzneimittel, welches in großen Dosen krank macht, in kleinen Dosen als Heilinformation wirken und so die Unordnung im Organismus beseitigen kann. Eine solche homöopathische Arznei kann Störungen wandeln und in körperliche, seelische und geistige Heilung führen.*«

Das Wort *Lebensquell* ist es wert, die Frage zu beleuchten: Was ist der Mensch? Der Mensch lebt als Geschöpf einige Zeit auf diesem Planeten Erde und kehrt dann als Informationsträger für *die geistige Information »Leben«* zu seinem Ursprung zurück. Von der Geburt bis zum Tod ist der Mensch den Elementen *Feuer – Wasser – Erde – Luft* verbunden und in diese eingebettet. Sein Leben ist nicht nur erdgebunden, sondern über die Planeten auch den kosmischen Naturgesetzen unterworfen. Werden die Naturgesetze durch Lebensführungsfehler, Überfülle, Mangel oder Reizüberflutung verletzt, werden seine Lebensfunktionen gestört. Unordnung in Körper, Geist und Seele, Krankheit und Leiden sind die Folgen.

Es ist das Verdienst der Autorin, in ihrem Werk »Lebensquell

Schüßlersalze« die ursprüngliche Heilmethode der Schüßlerschen Biochemie auch aus kosmischer Sicht zu deuten und so einen neuen Zugang zu altem Heilwissen zu schaffen. Monika H. Hausen ist es hierbei gelungen, die Schüßlersalze und die Lehre Hahnemanns auch zum Planetensystem in Beziehung zu setzen. Die Gedanken, welche sie hier vorstellt und mit welchen sie die Mineralien und deren Wirkungsweise im Rhythmus des Lebensablaufes und der Zeit betrachtet, sind geeignet, im Leser Wandlungen seines therapeutischen Denkens auszulösen. Diese Arbeit, die man nicht nur lesen, sondern auch studieren sollte, regt an, über das Leben nachzudenken und das Wunder Natur als Grundlage therapeutischen Denkens und Handelns zugrundezulegen.

Als medizinischer Experte gerade auch in naturheilkundlichen Disziplinen, der ich ein halbes Arztleben lang mit der Schüßler-Therapie einen wesentlichen Grundstein in ganzheitlichem Heilen gelegt habe, halte ich Monika H. Hausens Buch für ein fundiertes und hochqualifiziertes Werk. An ein solches Buch sollte man wie an ein Geschenk herangehen: als erstes mit Freude, es in die Hand bekommen zu haben. Dann: sich mit dem Inhalt zu beschäftigen, was wiederum Freude an sich bereitet, denn lediglich ein trockenes Lehrbuch ist diese Arbeit gewiß nicht! Um es anschließend als lebenslangen Begleiter und als Hausbuch in gesunden wie in kranken Tagen zu nutzen, um Leib und Seele heiler und heiterer zu stimmen.

Das wunderbar Neue an diesem Buch besteht darin, daß es, neben aller gebotenen Sachlichkeit, mit einer poetischen Sprache aus der Tiefe weiblichen Wissens schöpft, einem klaren und reinen Quell gleich, und daß es dieses Wissen mit dem seit Dr. Schüßlers Zeiten angewachsenen und vorhandenen Erfahrungswissen der *Materia Medica* wie auch mit eigener Erfahrung verbindet; daß es die therapeutischen Inhalte verständlich auch für Laien aufbereitet; daß es im Sinne einer alles Leben durchdringenden Symbolsprache der Seele Beziehungen zu den Gestirnen geknüpft hat, welche als Diagnostikum wie als Therapeutikum genutzt werden können; daß es die zwölf Lebenssalze in Beziehung *zu zwölf Menschenbildern* und zwölf Persönlichkeitsstrukturen bringt und daß es dieses alles lediglich als Denkanstoß im Raum stehen läßt, um zu eigenen Gedanken, zum Beobachten seiner selbst, der Menschen in Umfeld oder Praxis anzuregen – wie überhaupt das gesamte Buch trotz aller Informationsdichte und Umfang des Stoffes mit lebendiger Leichtigkeit geschrieben ist. Als besondere Hilfe zum schnellen Auffinden benötigter Salze, der entsprechenden antlitzdiagnostischen Zeichen, der grundsätzlichen körperlichen wie seelischen Heilindikationen wie auch der Zuordnungen zu den Gestirnen sind hierzu die Diagramme und Tabellen imponierend. Zusammen mit dem umfangreichen Repertorium, das gesondert in körperliche und seelische Themen untergliedert ist, machen sie dieses Standardwerk zugleich auch zu einem Taschenbuch und Nachschlagewerk, welches geeignet ist, in Praxis, Berufsfeld, Familie wie auf Reisen leicht benutzbar eingesetzt zu werden.

Monika H. Hausen ist auch mit diesem, ihrem vierten naturheilkundlichen Werk Wegbereiterin für eine neue Zeit, die ich selbst nur erahnen kann, welche pragmatisches Wissen mit höherem Wissen über die Gesetze der Natur verbindet, welche mit Worten spricht und doch auch zwischen den Worten eine Melodie der Seele erklingen läßt. Dieses Buch berührt Geist, Denken, Körper und Seele zugleich. Aus einer fundierten, sorgfältigen Arbeit ist hier ein Buch entstanden, das dem Leben zugewandt ist, weil es aus Liebe zum Menschen, klarem Bewußtsein und einer gründlichen Kenntnis des Stoffes, vereint mit umfangreichem Wissen und entsprechender therapeutischer Erfahrung resultiert. Diesem Werk ist eine breite Leserschaft zu gönnen. Es ist für den Laien informativ, dem Suchenden eine unerschöpfliche Quelle und für den Fachmann eine Fundgrube für neue Gedanken. Es sollte in keiner Hausbibliothek und in keiner Naturheilpraxis fehlen.

Holzwickede, am 12. 7. 1999
Dr. med. Wolfgang Grüger
Arzt für Allgemeinmedizin
Naturheilverfahren

Mein Einstieg

Es war im Jahre 1983, als eine Patientin mir zum erstenmal von den heilsamen Salzen erzählte. »Kennen Sie die Schüßlersalze?« fragte sie mich. »Ich verbringe immer wieder einmal meine Ferien auf dem Lande mit einer Mineralsalzkur und komme dann gekräftigt und auch seelisch erfrischt zurück. Sie tun sehr gut« sagte sie schlicht. Nun ja, gehört hatte ich wohl von den Schüßlersalzen, das war aber auch schon alles. In meiner Naturheilpraxis hatte ich mir ein ganzheitliches und homöopathisches Heilkonzept aufgebaut und war damit, ebenso wie meine Patienten, mehr als zufrieden. Doch war ich offenen Ohres für weitere gute und erprobte Heilverfahren und hatte es mir zum Gesetz gemacht, diese als erstes an mir selbst auszuprobieren. Am Abend begann ich zu lesen, denn die Patientin hatte mir zwei Bücher in die Hand gedrückt: »Schauen Sie doch mal rein, vielleicht interessiert es Sie.«

Und in der Tat, es interessierte mich sogar sehr, denn was da von zwölf elementaren, im menschlichen Organismus vorkommenden Lebenssalzen zu lesen stand, war aus ganzheitlicher Sicht hochinteressant und zudem einleuchtend. Das eine Buch handelte von den zwölf Heilsalzen nach Dr. Schüßler, das andere von der Antlitzdiagnose nach Hickethier, mit welcher man die fehlenden Salze im Gesicht erkennen könne. Und wie es so ist, daß Naturheiltherapeuten meist aufgrund eigener Erkrankungen zur Homöopathie und Alternativverfahren gefunden haben – weil eben sonst nichts geholfen hatte –, probierte ich die Salztherapie gleich bei den Migräneanfällen aus, die mich seit meinem zwölften Lebensjahr begleiteten. Durch naturheilkundliche Therapien hatte ich diese wohl gelindert, vorhanden jedoch waren sie immer noch. Ich betrachtete mein Gesicht, fand sofort ganz eindeutig die fehlenden Salze und begann mit meiner ersten Schüßlersalze-Kur. Es war eine Offenbarung. Ich konnte von Woche zu Woche die Veränderungen in meinem Gesicht feststellen, das zunehmend jünger, klarer und straffer wurde, ich fühlte mich frischer, beweglicher, und meine umfangreichen Verpflichtungen gingen mir viel leichter von der Hand. Die Schmerzanfälle wurden zunehmend seltener und schwächten sich im Lauf der Zeit immer weiter ab. Kurz, ich fühlte mich tatsächlich ein wenig wie neugeboren. Nun verwendete ich die Salze auch in meiner Familie und in der Praxis.

Es waren die folgenden zwölf biochemischen, in homöopathischer Aufbereitung hergestellten Salze:

Nr.	Schüßlersalz	Nr.	Schüßlersalz
Nr. 1	Calcium fluoratum	Nr. 7	Magnesium phosphoricum
Nr. 2	Calcium phosphoricum	Nr. 8	Natrium chloratum
Nr. 3	Ferrum phosphoricum	Nr. 9	Natrium phosphoricum
Nr. 4	Kalium chloratum	Nr. 10	Natrium sulfuricum
Nr. 5	Kalium phosphoricum	Nr. 11	Silicea
Nr. 6	Kalium sulfuricum	Nr. 12	Calcium sulfuricum

Ich lehrte meine Kinder das Notfallsalz Ferrum phosphoricum selbst zu gebrauchen, und so konnten wir immer wieder aufs neue seine oft verblüffenden und so schnell schmerzlindernden Heilwirkungen feststellen: bei Schnittwunden, Abschürfungen, Entzündungen, Ohrenschmerzen, Insektenstichen, beginnenden Infekten und vielem anderen, was der familiäre Alltag so mit sich bringt. Beim Schulsport, intensiver Gartenarbeit oder größeren Wanderungen gab dieses Salz auffallend verstärkte Durchhaltekraft und verhinderte zudem den unangenehmen Muskelkater. Das Magnesiumsalz half bei Bauchschmerzen und bei Prüfungsängsten, dazu war es ein Antistreßmittel bei kleinen wie auch größeren Aufregungen. Es sorgte für Entspannung am Abend und zugleich auch noch für Munterwerden am Morgen. Das Salz Kalium chloratum bewies seine hohe Entgiftungsfähigkeit z. B. bei Schnupfen, Mandelentzündung, Bronchitis und allen wäßrigen Entzündungen immer wieder, und ich verwendete es auch begleitend zu und nach den damals noch vorgeschriebenen Impfungen. Mit Silicea gurgelten wir bei Halsentzündungen, betupften Wunden, Verbrennungen und Hautabschürfungen – und gossen damit die Blumen! Auch unser aller Nervenkostüm profitierte durch dieses Salz, die Haut wurde reiner, lange Haare nicht mehr so splissanfällig, die Fingernägel wurden kräftiger und das Fell unserer Katze schimmernder und glänzender – wie sich die Salze überhaupt bei

Haustieren genauso bewährt haben wie beim Menschen. Als ich meinen Kindern das Salz Calcium phosphoricum eine Zeitlang gegeben hatte, war es doch recht auffallend, daß das Lernen leichter fiel und ihre Hausaufgaben zügiger vor sich gingen. Es straffte sozusagen Geist und Denken, und das manchmal so beliebte Herumtrödeln wurde seltener. Was für die ganze Familie eine Erleichterung war! (Ich selbst nehme es bei meiner schriftstellerischen Arbeit am Computer regelmäßig.)

Das Salz Natrium phosphoricum half bei Übersäuerung, Sodbrennen und rheumatischer Veranlagung, aber erst dann, als es regelmäßig genommen wurde. Natrium sulfuricum wiederum erwies sich als hervorragendes Lebermittel. Immer, wenn die gelblich-grünliche Farbe im Gesicht auftauchte, die seinen Mangelzustand anzeigt, wußte ich, was »die Stunde geschlagen« hatte und auch, daß ich mir etwas mehr Ruhe gönnen mußte. Mit dem Salz Calcium fluoratum wiederum ließ es sich wunderbar geistig schöpferisch arbeiten, auch nachts, ohne müde zu werden. Es half bei müden, schweren Beinen wie auch bei seelischer Schwere und brachte Licht und Elastizität ins Leben. Und *das Salz des Lebens* – Natrium muriaticum –, unser Kochsalz, bewies sich in seiner homöopathischen Zubereitung als das Mineral, das ein Hängenbleiben in seelischen Verwundungen auflösen kann und Geist und Gemüt neue Freiheit schenkt. Wie überhaupt die seelische Kräftigung und zugleich eine heitere Durchlichtung auffallend war, als wir die Mineralsalze kontinuierlich über längere Zeit hinweg anwendeten.

Über die Jahre haben sich nun die zwölf Salze in vielerlei Bereichen, in Familie und Heilpraxis so sehr bewährt, daß ich sie nicht mehr missen will. Sie sind zu einem festen Bestandteil meines Lebens geworden. Daß mir niemand mein Geburtsdatum glaubt und ich stets für viele Jahre jünger gehalten werde, als ich bin, führe ich auch auf ihre Wirkungen zurück. Wenn ich mir Bilder von früher anschaue, so finde ich mich selbst heute nicht nur jünger aussehend, sondern ich fühle mich auch geistseelisch beweglicher und innerlich jünger. Wen wollte das nicht freuen? Ist doch Jugendlichkeit auch ein Zeichen für Gesundheit und Vitalität. Allein deswegen würde es sich schon lohnen, sich mit der Schüßlertherapie zu beschäftigen! Auch in den Kursen, die ich hielt, um mit ihren Heilkräften bekanntzumachen, gab es immer wieder die verblüffendsten heilsamen Rückmeldungen – und sie bezogen sich auf Kleinkinder, Kinder und Erwachsene jeden Alters, wie auch auf Tiere. Manche Rückmeldungen kamen direkt, andere nach Wochen und Monaten. Denn: die zwölf Lebenssalze haben die Fähigkeit, in so mancherlei akuten Fällen ihre Hilfe zu beweisen; doch müssen sie auch kurmäßig und langdauernd gegeben werden, wenn sie die Salzmängel und Beschwerden ausgleichen sollen, die sich langsam und über Jahre entwickelt haben.

COMEBACK EINES HEILVERFAHRENS

Als ich mich damals bemühte, über die zwei Einstiegsbücher hinaus, weitere Fachliteratur zu den Schüßlersalzen aufzutreiben, stand ich zunächst wie vor einer Wand. »Was ist das? Schüßlersalze? Diesen Titel führen wir nicht. Biochemie nach Dr. Schüßler? Antlitzdiagnose nach Hickethier? Ist in unserem Verzeichnis nicht zu finden.« Es waren große medizinische Fachbuchhandlungen, auch für homöopathische Grundlagenwerke, in denen ich nachgefragt hatte. Dabei waren es in den ersten Jahrzehnten unseres Jahrhunderts mehrere Hunderttausende von Anwendern gewesen – mindestens, es wird aber auch von Millionen gesprochen –, die mit den biochemischen Salzen heilten! Die Schüßlertherapie hatte sich offenbar als ein echtes und umfassendes Volksheilmittel bewiesen, bevor sie im Dunkel der Zeit, vielleicht auch in den Kriegswirren in den Hintergrund geriet.

Heute kommt es mir vor, als ob die Sonne die zwölf heilsamen Salze aus ihrem Zeitschlaf zu neuem Leben erweckt. Gerade heute können sie uns wieder wunderbar in unserem modernen Leben helfen; einem Leben, das für viele so nervenaufreibend und stressig geworden ist, das so reich ist an Herausforderungen und uns an so viele unserer Grenzen führt. Lernen wir, immer besser damit umzugehen! Der Lebensquell der Schüßlersalze will uns dabei helfen.

Krankheitssymptome immer wieder einfach nur »wegzuschalten«, die doch schließlich auftauchen, um unser Bewußtsein für all das, was nicht in Ordnung ist, zu wecken, das bringt auf die Dauer nichts. Ein tiefer Wandel zeichnet sich heute ab, und immer mehr Menschen entdecken aufs neue die Heilkraft der Natur. Jede Krankheit trägt stets eine Botschaft in sich, manchmal offensichtlich, manchmal tief verborgen. Sie will uns auf etwas aufmerksam machen. Jede Krankheit oder Störung ist für sich selbst gesehen schon ein Regulativ für die werdende Gesundung. Was ist es, auf das sie uns aufmerksam machen will? Was ist es, das uns zum Heilsein fehlt? Was ist es, das uns kränkt und krank macht? Auch hierbei helfen uns die heilsamen Salze, denn sie öffnen eben nicht nur unseren Körper, damit dieser seine Giftstoffe leichter ausfluten kann, sondern auch unsere Seele. Neue Kräfte und Ideen blitzen in uns auf, Lösungen kommen in unser Bewußtsein. Auch eine Psychotherapie, wenn sie denn einmal notwendig ist, wird leichter mit ihnen.

So ist es kein Wunder, daß die Schüßlertherapie heute, nachdem sie sich wie gesagt in Deutschland, aber etwa auch in Indien und den USA hunderttausendfach bewährt hat, heute wieder ein strahlendes Comeback erlebt. Denn wer sich einmal mit den grundsätzlichen Heileigenschaften der zwölf Salze ein wenig vertraut gemacht hat, dem werden sie in allen Lebenslagen als geradezu »zauberische« Helfer unentbehrlich. Sie helfen uns, Giftstoffe zu verbrennen und auszuleiten und unterstützen uns in seelischen Loslaßprozessen. Zugleich haben sie vielerlei nährende, aufbauende und stärkende Eigenschaften, sie regenerieren uns und unsere Zellen und Nerven auf mannigfaltige Weise. Sie helfen uns, in alles das hineinzuwachsen, was gerade des Wachstums bedarf. Deshalb sind sie nicht nur für Kinder und Kleinkinder hervorragende Nährmittel und Tonica; sie helfen auch der Seele, zu wachsen und Anforderungen weniger als Streß, sondern mehr als Herausforderung zu erfahren. Sie unterstützen uns, daß wir uns selbst immer wieder neu kennenlernen und so dem Leben mit immer neuen Augen begegnen.

Die zwölf Salze sind vitalisierende Kraftgeber in allen Lebenslagen, sie machen uns fit, gleichen aus und wirken stets harmonisierend. Sie helfen, unsere Ängste leichter loszulassen, stärken uns den Rücken, machen uns zielgerichteter und kräftigen unseren schöpferischen Willen. Sie unterstützen unser Leben auf vielerlei Weise, und wir spüren ihre geradezu magischen Kräfte durchaus, auch wenn wir gesund sind! Wir könnten sie als einen wahren Jungbrunnen für Körper, Geist und Seele bezeichnen. Wenn wir aber einmal krank geworden sind, so können wir mit den magischen Salzen ursächlich und nebenwirkungsfrei therapieren, an die Wurzel von Krankheiten gehen und in wirklich ganzheitlichem Sinne heiler werden.

Überall hört man jetzt wieder von der Biochemie nach Dr. Schüßler. Es dürfte wohl keinen Naturheiltherapeuten mehr geben, der sie nicht mindestens kennt oder anwendet. Doch immer noch sind es viele Menschen, die noch nie von ihnen gehört haben und die ähnlich fragen, wie ich damals: »Schüßlersalze? Was ist das? Was macht man damit? Für wen eignen sie sich? Wofür sind die gut?«

Dieses Buch will Ihnen die Antworten geben.

Teil I
Die Biochemie nach Dr. Schüssler

1. Schüsslersalze: was sie sind

Zwölf körpereigene Salze sind es, die unser Leben auf diesem Planeten mitbestimmen und uns die Kraft vermitteln, zu denken, zu fühlen und zu handeln, die unserem Körper Form, unseren Gedanken Griffigkeit und unserer Seele Raum geben und die uns mit der Natur allen Seins verbinden. Wir können sie durchaus als »Lebenssalze« bezeichnen, denn sie sind Träger, Brückenbauer und Kraftspender für organisches Leben. Sie steuern unsere Hormone, unser Gemüt und unsere Stoffwechselvorgänge, und sie verbinden auf eine elektromagnetisch strömende Weise unsere Zellen und Organe untereinander. Sie geben uns mehr Standfestigkeit, bestimmendes Wollen und Zielgerichtetheit, wie sie auch den Zugang zu unserer Seele erleichtern, uns durchwärmen und uns die Mitte des Lebens in all unserem Menschsein leichter finden lassen.

Lebenssalze als Basiselemente

Unser irdischer Körper ist aus mineralischer »Erde« erbaut. Durch Wasser wird unser Organismus belebend durchflutet, und es sind salzige Wasser, die uns an unsere Herkunft aus dem Meer erinnern. So wie die Kontinente der Erde von salzigen Meeren umgeben sind und große Kraft aus ihnen beziehen, beziehen auch wir unsere Lebenskräfte aus ebendiesen Salzen, die gelöst sind in den Gewässern von Blut, Lymphe, allen Zellen und Geweben. Betrachten wir uns hierbei einmal die fünf Lebenselemente *Äther, Feuer, Wasser, Licht* (=*Luft*) und *Erde*, so finden wir sie alle in den Salzen vereinigt. Aus dem Element des *Feuers* erwachsen unsere antreibenden, bewegenden und wechselnden Kräfte, die uns den ständigen Veränderungen des Lebendigen begegnen lassen und unseren Stoffwechsel bestimmen. Die Salze sind für die Übertragung und den Fluß der elektromagnetischen Ströme in unserem Organismus zuständig, die aller Natur zu eigen sind. Damit sind sie Überträger und Steuerer feuriger Urkräfte und zugleich magischer Stab unseres Denkens und Willens.

Der schöpferisch *ätherische* Geist, der allem Lebendigen eingeboren ist, nutzt dieses Lebensfeuer, um sein *Licht* zum Erleuchten und zu individueller Sinnhaftigkeit zu gestalten. Er durchdringt die *Erde*, um durch sie seine Kreativität in eine Abbildung und Sichtbarkeit zu gestalten, und er regt die flutenden *Gewässer* in uns an, um uns an die Geburt unserer Seele aus einem höheren Weltenmeer zu erinnern und uns und unseren Zellen Identität zu geben.

Von der Brücke des Lebens

Die mineralischen körpereigenen Salze sind eine Brücke, die mit einem lebendigen, fließenden Strom die sogenannte unbelebte – die *anorganische* – mit der belebten – der *organischen Natur* verbindet. Diese Lebensbrücke sorgt für den Energiefluß zwischen allen Naturreichen, innerhalb unseres Körpers wie auch nach außerhalb, in den Körper der Natur hinein. Sie ist der Lebensstrom, der uns durchfließt und alles mit allem verbindet.

Die *Salze des Lebens* sind zwölf Brückenpfeiler von der Geburt bis zum Tod für unser gesamtes zellulares, organisches, körperliches, geistiges und auch unser seelisches Dasein. Sie verbinden als mineralische Lebensträger alle unsere Körperzellen mit Denken und Fühlen. Und so können sie uns, wenn wir krank an Leib oder Seele geworden sind, auch helfen, die Brücke zum Leben wieder zu schlagen.

Mineralische Lebensträger

Mineralische Salze sind fundamentale Baustoffe und Energie vermittelnde Lebensträger innerhalb jedes menschlichen Körpers. Sie sind in allen unseren Zellen, dem Blut, der Lymphe, den Nerven, in Muskeln, Knochen, Zähnen, Sehnen, Bindegeweben, kurz, überall zu finden. Sie sorgen dafür, daß sich das Leben bewegt und wandelt, daß es Nährstoffe zuströmende, Abbaustoffe ausleitende Kräfte und Stoffwechsel an sich gibt – denn sie sind Träger elektromagnetischer Vorgänge in unserem Organismus. Ohne diese ihre elektromagnetischen Eigenschaften gäbe es nichts Strömendes, Austauschendes, Veränderndes, Erneuerndes, Impulsgebendes in unserem Leben. Mineralische Salze und deren Bausteine sind auch in Tieren, Pflanzen, Bäumen und in der gesamten Natur vorhanden: Wenn wir uns in bestimmten Landschaften, in Wäldern, an Gewässern, ganz besonders auch an strömenden Gewässern aufhalten, nehmen wir ihre Kräfte auf.

Die Mineralsalze nach Dr. Schüßler sind ebenso Nähr- und Wachstumsmittel für Kinder und Heranwachsende, wie sie helfen, die Herausforderungen des Erwachsenseins mit mehr Schwung zu bewältigen. Sie klären uns, sie stärken uns den Rücken, sie helfen bei Heimweh, in Pubertätskrisen, in der Schwangerschaft, in vielerlei Lebensumstellungen. Sie sind Wärmeregulatoren und helfen bei Fieber oder Hitzewallungen ebenso wie bei Frieren oder Frösteln. Als Funktionsmittel sorgen sie für optimale Funktion unserer Zellen, der Blutkörperchen und besonders auch der Nervenzellen. Sie sind Tonica, also Nähr-, Aufbau- und Rekonvaleszentenmittel und wirken nach schweren Krankheiten oder Operationen wieder regenerierend. Sie regulieren den Säure-Basenhaushalt unseres Körpers. Sie entschlacken und entgiften unser weiches Bindegewebe – das Mesenchym –, in dem sich besonders viele Giftstoffe festsetzen. Sie steuern die Flüssigkeitsphänomene unserer Zellen, Gewebe und aller Fließsysteme. Sie sind Lichtüberträger, und damit sind ihre körperlichen Heilkräfte stets auch mit zunehmender Helligkeit und Klarheit von Geist, Gedanken und Gemüt verbunden. Sie haben ausgesprochen spürbar vitalisierende und aufhellende Eigenschaften. Sie können uns in all den vielen Nöten unseres Menschseins, in einfachen wie schwerwiegenden, in akuten wie in chronischen Erkrankungen und in Schmerzen unterstützen. Sie helfen uns wachsen und uns ausstrekken in neue Lebensbereiche hinein.

2. Für wen sie sich eignen ...

Die Salztherapie nach Dr. Schüßler ist ein seit mehr als hundert Jahren bewährtes Heilverfahren. Die seit der Jahrhundertwende gegründeten vielen Schüßlervereine und -verbände sprechen eine beredte Sprache von ihrem bewährten Selbsthilfeprinzip. Die Mineralsalztherapie ist für die ganze Familie, für Kinder und Erwachsene, für werdende Mütter, Babys wie für alte Menschen und auch hervorragend für Haustiere geeignet. Weitere und detaillierte *Informationen hierzu sind im Praxisteil III, bei den jeweiligen Salz-Besprechungen, sowie im Register – dem Repertorium – zu finden.* Am Ende jedes der besprochenen zwölf Salzekapitel sind einige berufliche, ernährungsbedingte und sonstige Belastungen aufgeführt, die zu Mangel an einem bestimmten Salz führen können. Wer zu den besonders Disponierten gehört, kann somit rechtzeitig vorbeugen!

... und wofür sie gut sind

Wir können die vitalisierenden und stets harmonisierenden Kräfte der Lebenssalze kurmäßig anwenden,
- um mehr Leichtigkeit und Freude in unser Leben zu bringen und um unser Gesundsein zu erhalten. Die Schüßlertherapie kann:
- die meisten ärztlichen Therapien begleiten, jedoch stets nach Absprache mit dem Arzt – welcher allerdings die Schüßlertherapie kennen und eigene Erfahrungen mit ihr haben sollte, um sie beurteilen zu können,
- Nebenwirkungen stark wirksamer Medikamente mildern,
- mithelfen, Blockaden zu lösen,
- den Säure-Basenhaushalt,
- den Zellstoffwechsel und
- das Blut verbessern,
- das Immunsystem stärken,
- als Vorbeugungsmittel vor Infektionskrankheiten genutzt werden,

- für optimale Funktion aller Zellen, besonders auch der Nervenzellen sorgen,
- als Nähr-, Aufbau- und Rekonvaleszentenmittel auch nach schweren Krankheiten oder Operationen regenerierend wirken,
- das weiche Bindegewebe – das Mesenchym – entschlacken,
- jede Art von Psychotherapie optimieren,
- alle naturheilkundlichen Ganzheitstherapien effizienter machen, denn die jeweiligen heilenden Reize und Signale werden effektiver und die Informationsübertragung homöopathischer Heilmittel wird klarer. Dennoch gilt auch hier: stets mit dem Homöopathen oder Behandler absprechen!
- Wir können uns mit ihnen eine *Hausapotheke* für alle kleineren Beschwerden des Alltags, aber auch für schwerwiegendere Krankheitsfälle anlegen. Sie unterstützen uns
- in Familie wie
- im Berufsfeld,
- bei längeren Autoreisen, auf Flügen sowie
- bei jeder Art von Zeitumstellung,
- im Urlaub (siehe die Urlaubsapotheke auf S. 178),
- bei Ausflügen, (Berg-)wanderungen,
- bei sportlichen Aktivitäten oder Gartenarbeit,
- begleitend zu Fastenkuren und Diätkuren aller Art,
- in der Schwangerschaft, Entbindung und Stillzeit
- und in allen Veränderungsphasen unseres Lebens.
- Kinder sprechen besonders gut auf die Lebenssalze an und bekommen körperliche, geistige und seelische Wachstums- und Entfaltungsmöglichkeiten, die in der Folge dann auch den Eltern und dem gesamten Familienverbund nur zugute kommen.
- Auch bei Tieren haben die Schüßlersalze ihre Heilsamkeit vielfach bewiesen.

Wer sich einmal auf die Salze des Lebens echt eingelassen hat, dem werden sie meist zu lebenslangen Begleitern und treuen Freunden – denn sie bestätigen und beweisen sich selbst immer wieder. Ein Heilschatz von zwölf Salzen ist überschaubar. Man kann sich mit ihrem Wirkungskreis nach und nach vertraut machen und einfach mit einigen beginnen. Wenn wir ihnen die nötige Aufmerksamkeit zuwenden und die Prinzipien ihrer Auswahl, ihrer Anwendung und ihren Wirkungskreis studieren, erfahren wir es immer wieder am eigenen Leib und Gemüt, wofür sie gut sind: sie sind uns in allen nur denkbaren menschlichen Nöten ein ursächlicher, kraftvoller und verwandelnder *Lebensquell*.

Da die Schüßlersalze so gut auch zur Selbstanwendung geeignet sind, helfen sie uns, für unser Gesundsein und auch unser Heilwerden mehr eigene Verantwortung zu übernehmen. Damit entlasten wir zugleich das moderne Gesundheitswesen und machen uns unabhängiger von der medizinischen Apparategesellschaft.

Eine Anmerkung an dieser Stelle: So brillant einfach die Schüßlertherapie auch ist, so berührt doch dieses Einfache die Vielfalt der Natur, ein wenig Wissen von Naturheilverfahren an sich, dazu Geist und Seele. Wenn Sie als Leser vielleicht auch versucht sein mögen, einen Weg des Schnelleinstiegs zu wählen, glaube ich doch, daß es wichtig ist, sich auch den größeren Zusammenhang zu erarbeiten. Es lohnt sich!

3. Warum sie uns gut tun

Den Stoffwechsel stärken

Leben ist Wandel, Wechsel und Austausch. Es basiert auf Informations- und Übertragungssystemen der Zellbiologie, der Zellchemie und elektromagnetischer, biophysikalischer Vorgänge innerhalb wie außerhalb der Zelle, der Gewebe und des gesamten Organismus. Besonders auch die weichen Bindegewebe in unserem Körper sorgen dafür, daß Stoffe gewechselt und ausgetauscht werden können; daß Stoffe herantransportiert, vermittelt und abtransportiert werden können; daß das System von Ernährung, Stoffwechsel und Entgiftung Hand in Hand geht.

Mit den Schüßlersalzen greifen wir nun – gerade auch auf der Ebene der Bindegewebe – in die Reaktionsfähigkeit und in die Wandlungsfähigkeit, somit in den Stoffwechsel unseres gesamten Organismus steuernd und regulierend ein.

Informationen übertragen

Die heilsame Regulierung der Fähigkeit unseres Bindegewebes zur Übertragung von Informationen ist einer der fundamentalen Heilfaktoren dieses Verfahrens.

Die Schüßlersalze aktivieren und stärken die Informations-»Datenbahnen« unseres Organismus, und sie wirken auf diese heilend ein, wenn sie unterbrochen wurden. Damit lassen sie auch Naturheilmittel, besonders aber homöopathische Heilinformationen leichter, besser und tiefgreifender zur Wirkung gelangen. Dadurch läßt sich auch leichter die Lösung von Blockaden und Störfeldern – Unterbrechungen der Informationsübertragung – auf körperlicher, wie auch auf seelischer Ebene erreichen.

Das Immunsystem kräftigen

Aufgrund dieses Wirkansatzes verbessern die Schüßlersalze die bioenergetischen Grundlagen unseres Organismus in der Weise, daß Schädigungsfaktoren, z. B. Bakterien, Pilze, Viren, Giftstoffe oder Streßfaktoren einen ungeeigneten inneren Nährboden für ihre Ausbreitung vorfinden. Claude Bernard, Wissenschaftler und Zeitgenosse Louis Pasteurs hat hierfür den Begriff des inneren *Milieus* geprägt: Ein geschädigtes, ganz besonders ein saures Körpermilieu bietet ein vorbereitetes Feld für die Ausbreitung einer Entzündung, eines Infektes, einer bakteriellen oder viralen Erkrankung. Ein abwehrkräftiges gesundes *Körpermilieu* mit optimal funktionierenden Informationssystemen wehrt dieselben Erreger leicht(er) ab und läßt körperliche und seelische Gifte weniger Ansatzpunkte und haftende Möglichkeiten finden.

Deshalb ergänzt sich die Schüßlersalztherapie besonders gut auch mit solchen ganzheitlichen Heilverfahren, die ebenfalls das innere Körpermilieu heilsam verändern (etwa die isopathische Therapie nach Prof. Enderlein).

Durch die Verbesserung des körpereigenen Milieus – mit optimal funktionierenden »Datenbahnen« – läßt sich somit auch eine Verstärkung des Immunsystems und der Infektabwehr erreichen.

Den Säure-Basenhaushalt ausgleichen

Die Schüßlersalze greifen regulierend in den Säure-Basenhaushalt ein und helfen, die heute meist im Übermaß vorhandenen Säuren abzubauen und auszuscheiden. Übersäuerung ist der Nährboden für praktisch alle Zivilisationskrankheiten. Dies ist ein weiterer entscheidender Ansatzpunkt dieses Heilverfahrens.

Mit dem Säure-Basenhaushalt hängt wiederum die elektrische Leitfähigkeit von Zellen und Körpersystemen zusammen. Eine gesunde Zelle besitzt ein elektrisches Zellmembranpotential, das mitentscheidend für die organischen und zellularen informationsübertragenden Systeme ist und das durch die Schüßlertherapie optimiert wird.

Regelkreise beachten

Der Mensch lebt aus der Natur und von der Natur, und er ist selbst Natur. Alles, was er in die Natur hineingegeben hat, kommt *irgendwann* zu ihm zurück. Denn alle Natur außerhalb seines Körpers ist mit aller Natur innerhalb seines Körpers durch vielfältige Regelkreise vernetzt. Heute *ist* dieses *Irgendwann*, und es wird immer deutlicher, daß die Dinge nun zu uns zurückkommen, die wir in die Natur hineingebracht haben: Gutes, wie Ungutes, ganz offensichtlich jedenfalls Unmengen an Giftstoffen, an vielfachen technischen und elektromagnetischen Belastungen und auch an geistseelischem »Müll«. Und es wird immer deutlicher, daß wir etwas daran ändern und dort wieder heilen müssen, wo das Unheil seinen Anfang nahm: beim Menschen selbst. Dies ist ein so umfangreiches Thema, daß es hier nicht weiter verfolgt werden kann. Entgiften aber müssen wir uns alle, soviel ist sicher, die Blockaden wieder auflösen, die wir selbst gesetzt haben, die Schäden wieder gutmachen. Das Denken müssen wir wieder reinigen, die Seelengifte, die nicht minder schwer wiegen, ebenfalls ausleiten und uns öffnen für neue Wege. Jeder einzelne hat seinen Anteil daran und kann dazu beitragen. Bei sich selbst zu beginnen ist stets der beste Weg. Dort können wir ansetzen und erste Schritte tun. Die Schüßlersalze helfen uns dabei, gestörte innere Funktions- und Regelkreise wieder zu verbessern. Damit werden wir auch aufmerksamer für die größeren Regelkreise und die Systeme von Informationsübertragung, die uns mit aller Natur verbinden, und damit tragen wir in der Folge auch zu deren Verbesserung bei.

Giftstoffe loslassen – Körper und Seele reinigen

Wie fast jedes Kind heute schon weiß, ist unser schöner blauer Planet vergiftet von einer Unzahl von Toxinen, im Wasser, in der Erde, in der Luft – und im Geistigen, im Denken und in der Seele desgleichen. Unsere Nahrungskette ist verseucht, unsere Kleidung, unsere Häuser, Wohnungen, die Arbeitsplätze, und es ist immer weniger Menschen möglich, einfach weiterhin die Augen davor zu verschließen. Nicht jeder kann seine ganze Familie in dem Umfang mit Naturstoffen und Bio-Nahrungsmitteln versorgen und so baubiologisch wohnen, wie es wünschenswert wäre; wenngleich dies auch anzustreben ist. Es gibt toxische Belastungen durch die moderne Medizin, durch Zahnersatzstoffe, durch Formaldehyd und vieles andere in den Wohnungen, durch Tausende von nachgewiesenen und noch viel mehr an nicht nachgewiesenen Giftstoffen. Wenngleich uns die heutige Medizin doch auch sehr wertvoll sein sollte, wenn es denn einmal »ernst« wird und ein Notfall eintritt. Niemand wollte letztlich ganz darauf verzichten, und wir sollten auch dankbar dafür sein. Das Kind mit dem Bade auszuschütten und nur noch »Natürliches« zum Heilen zulassen zu wollen würde uns schlecht bekommen, wenn es etwa um Notfallmedizin oder um die Chirurgie – mit ihren ausgefeilten Narkoseverfahren, die uns heute zu einer Selbstverständlichkeit geworden sind – geht. Doch daß es weniger oft notwendig wird, von ihr überhaupt Gebrauch zu machen, dafür sorgen die heilsamen Salze ganz gewiß!

So sind also viele der Krankheiten unserer Zeit durch Vergiftungssymptome, vor allem jedoch auch durch deren Unterdrückung durch chemische und naturfremde Medikamente gekennzeichnet, durch naturfremdes Leben überhaupt, durch unphysiologische Ernährung, zuwenig Bewegung, zu viel Streß, Überflutung mit Reizen, zuwenig Gemüt und Seelenwärme. Der Körper kann viel aushalten und viel »wegstecken«. Doch irgendwann sind eben seine Reservoirs aufgebraucht, seine Giftablagerungsdepots gefüllt, die letzten seiner mehrfach vernetzten Schaltkreise »durchgebrannt«, das Maß der Seelenverletzung voll. Nach manchmal jahrzehntelanger Scheingesundheit kommt es dann – *nur anscheinend plötzlich* – zum Zusammenbruch, zu schweren Erkrankungen, Herz-Kreislaufproblemen, Krebserkrankungen, allergischen oder rheumatischen Erscheinungen oder auch zu Depressionen.

Viele der modernen Giftstoffe unserer gesamten Umwelt blockieren die natürlichen Ausscheidungsvorgänge unseres Körpers. Jede akute Erkrankung, die auf unbiologische Weise therapiert, unterdrückt und nicht richtig auskuriert wird, führt zu chronisch entzündlichen Veränderungen, Ablagerungen, Stoffwechselresten, die sich bevorzugt im weichen Bindegewebe, dem Mesenchym ablagern. Dieses sollte eigentlich dem Austausch von Stoffen und Informationen dienen, wird aber somit einem Abfalleimer ähnlich, der sich Jahr um Jahr weiter füllt, irgendwann »überläuft« und den informativen Austausch zwischen Körpersystemen blockiert. Dieser Zustand wird *Mesenchymblockade* genannt, und er führt zu vielerlei hartnäckigen und therapieresistenten (auf Therapie nicht mehr ansprechenden) Erkrankungsbildern unserer Zeit. Da Körper und Seele »gleichgeschaltet« sind, geht körperliche Blockade stets auch mit seelischer Blockade Hand in Hand, und jede körperliche Vergiftung führt auch zu seelischer Verschmutzung, zu Dunkelheit, Unklarheiten, Ängsten, unbestimmbaren Traurigkeiten bis hin zu Depressionen – und umgekehrt.

Hier ist ein weiterer Ansatzpunkt der Schüßlersalze: Sie öffnen wieder die Schleusen zur Entgiftung. Sie lassen neue Denkanstöße aufblitzen, mit denen wir unser Leben verändern können. Sie tragen dazu bei, daß wir uns aus Abhängigkeitsmustern, Opferrollen, seelischen Verhaftungen lösen lernen. Natürlich müssen auch die körperlichen und seelischen Ursachen, soweit irgend machbar, beseitigt oder wenigstens gemildert werden.

Von ihren geistseelischen Kräften

Daß ein solches ganzheitliches und fundamentales Heilkonzept – sofern es lange genug angewendet wird – in der Lage ist, auch tief und heilsam in geistige und seelische Prozesse überhaupt einzugreifen, dürfte nicht verwunderlich sein.

- So sind die Schüßlersalze auch seelische und geistige *Kräftigungsmittel* – für Schwangere, Babys, (Schul-)Kinder, Heranwachsende und Erwachsene – und
- sie unterstützen uns, wenn wir schwierige, nervenzehrende oder belastende Lebensphasen, etwa eine Trennung, eine Scheidung oder sonstige Seelenkrisen durchzustehen haben.
- Sie senden uns lichtvolle, aktivierende, anfeuernde und schöpferische Lebensströme. Sie vermitteln uns einen besseren Zugang zu unseren intuitiven und inspirativen Kräften.
- Sie helfen uns auch, unsere Intuition zu schärfen und beispielsweise klarere Traumbotschaften zu erhalten.
- Sie stärken die Nerven, unterstützen das Lernen und Konzentrieren, das Arbeiten am Computer-Bildschirm, das Denken überhaupt, sie sind daher nützlich bei Besprechungen und Examen.
- Sie unterstützen Meditationen und Retreats.

4. Wie es zu Salzmängeln kommt

Jede längerdauernde oder akute Belastung – sei es eine einseitige, nervliche, gedankliche, geistige, seelische, körperliche oder berufliche –, die nicht auf irgendeine Weise ausgeglichen wird, belastet den körpereigenen Mineralhaushalt und führt zu Salzmängeln. **Denn der Körper holt sich dann die für die einseitige Funktion verbrauchten Mineralsalze aus sich selbst, um die notwendigsten Körpervorgänge aufrecht zu erhalten und das Leben zu schützen.** So sorgen übergeordnete Steuermechanismen dafür, daß bei erhöhtem Bedarf an bestimmten Salzen – wodurch auch immer hervorgerufen – die mineralischen Salze aus dem Blut, der Lymphe, den Zellen und Geweben entnommen und für die wichtigsten lebenserhaltenden Vorgänge verwendet werden. Der Körper verzehrt – durch Reize oder Belastungen jedweder Art ausgelöst – sozusagen sich selbst: Er verbraucht seine eigenen Grundstoffe auf den *untergeordneten* Ebenen, um seine *übergeordneten* Steuer- und Energiesysteme zu schützen. Hält die einseitige Belastung an, entstehen immer stärkere und dann auch mehrfache Salzmängel, die schließlich zu Funktionsstörungen bis hin zu Ausfällen der Zellen, der Organe, Organsysteme und sonstiger Körpersysteme führen.

Von der Ernährung...

Bei einer Ernährungsweise, die dem Körper zuviel tierisches Eiweiß und sonstige Säurebildner, wie Süßigkeiten, Limonaden, Colagetränke, Kaffee, Schwarztee, Schokolade, Kakao und denaturierte Nahrung zuführt, nimmt er sich beispielsweise das Salz Calcium phosphoricum aus Knochen und Zähnen, um die anfallenden Säuren zu neutralisieren und den Organismus als Ganzes zu schützen.

Eine basenreiche Ernährung ist somit anzustreben, wenn Heilerfolge dauerhaft sein sollen: Früchte, Gemüse, Salate, Wurzeln, mindestens ein Drittel als Frischkost und aus biologischem Anbau, Frischkräuter, Keime, Sprossen, Reis, Kartoffelgerichte, grüner Tee,

Kräutertees etc. Eine alleinige Rohkosternährung ist allerdings nicht zu jeder Zeit für jeden Menschen gleich gut verträglich; sie kann Gärungsvorgänge im Verdauungssystem, Mattigkeit und anderes Unwohlbefinden hervorrufen. Frisch und kurz gedünstete oder gebratene Früchte und Gemüse hingegen entfalten durch den feurigen Prozeß ätherische und aromatische Kräfte, sie stärken den Wärmeorganismus und geben ein Gefühl von Geborgenheit. Das Menschsein ist untrennbar mit der Handhabung des Feuers verbunden: Das Feuer kann *Rohes* veredeln und verwandeln, es aufschließen. Es kann feinere Kräfte aus den Nahrungsmitteln herausholen, es kann sie *vor-verstoffwechseln*, sie *vermenschlichen* und Seele und Gemüt nähren.

Es gibt wohl Menschen, die erst durch die Lichtkräfte alleiniger, vitalstoffreicher Naturfrischkost wieder richtig gesund geworden sind, aber es gibt auch Menschen, deren Wärmeorganismus, Verdauungssystem, Nervenkraft und Psyche dafür gar nicht geeignet sind (und die durch Rohkost noch kranker werden). Ganz besonders Kinder, wie auch gestreßte, geschwächte oder kranke Menschen brauchen oft eine durch den Kochprozeß feurig aufgeschlossene Nahrung. Auch Gemüt und Seele wollen genährt sein: durch eine heiße dampfende Suppe, eine warme Mahlzeit etwa, wird ein (heimatliches) Wohlgefühl erzeugt, das mit Rohkost allein einfach nicht zu erreichen ist. Früchte etwa entfalten durch sachtes und kurzes Erhitzen Aromastoffe, die heilsam auf die Seele einwirken, und zudem andere körperliche oder seelische Heilkräfte, als sie die Rohfrucht aufweist. Die meisten natürlichen Nahrungsmittel besitzen spezifische Kräfte, die man zum Gesundbleiben und auch bei Erkrankungen genauso spezifisch nutzen kann. Deshalb sind auch bei der Besprechung der einzelnen Salze solche Früchte oder Gemüse angegeben, die die Salztherapie jeweils heilsam unterstützen (siehe mein Buch *Die Lichtkräfte unserer Nahrung* und andere Buchtips im Anhang).

... zur rechten Zeit

Die biochemischen Salze setzen Impulse und Heilreize, so daß der Körper wieder lernt, sich die Salz-Bausteine, die er benötigt, aus der Nahrung und auch aus der ihn umgebenden Natur leichter zu entnehmen und zu verwerten. Hinzu lohnt es sich, seine Ernährung nicht nur durch mehr Bioprodukte und Umstellung auf mehr Frischgemüse und Früchte zu vitalisieren, sondern auch seine persönlichen Essens-Vorlieben in die richtige Zeit zu verlegen! Denn es gibt Tageszeiten, deren Kräfte – zur Aufschließung der Nahrung, wie auch zum Einsatz passender Salze – man nutzen sollte!

Morgens

☺ Die beste Zeit für frisch gepreßte Fruchtsäfte, rohe Früchte, Keime und Sprossen ist der Morgen und Vormittag bis zum Mittag. Erhitztes und Gebackenes, wie Brot, Brötchen, sterilisierte Fruchtsäfte, Eier usw. wirken in dieser Zeit unphysiologisch und belastend auf Körper, Geist, Seele und Mineralhaushalt.

☺ Dieser Zeitraum optimiert die Anwendung aller Salze, besonders der drei Kaliumsalze, der drei Calciumsalze und des Magnesiumsalzes. Die bevorzugte Wirkrichtung der Morgenzeit ist entgiftend, ausleitend und entschlackend.

Mittags

☺ Die beste Zeit für Kartoffeln, Reis, Salate, kurz gedünstete Gemüse oder – nur bei Verträglichkeit, gelegentlich und wenig! – Milcheiweiß-Produkte ist der *Mittag*. Das Mittagessen sollte eher klein, fein und basenreich sein und viel Frischkost enthalten.

☺ In dieser Zeit wirken alle Salze, außer Silicea am schwächsten.

Nachmittags

☺ Die beste Zeit für Getreidespeisen, Nußkerne, Samen, Ei, Trockenfrüchte, Brot, Brötchen oder auch mal ein Stückchen Nuß- oder Obstkuchen ist der Nachmittag bis zum frühen Abend. Wer zu den Müslifreunden gehört: dies ist die Zeit auch hierfür. Beginnend ab 15 Uhr ist die bevorzugte Wirkrichtung der Zeit auf den Körper: Aufschließen von Kernkräften und säuernder Nahrung.

☺ Ab dieser Zeit bis gegen 22 Uhr werden die drei Natriumsalze und das Eisensalz optimiert.

Abends

☺ Die beste Zeit für Gekochtes, Gebratenes, einen Auflauf, Überbackenes, eine Terrine, ein Nudelgericht, heiße Fruchtspeisen und – für Nichtvegetarier – auch gelegentlich einmal eine Fleisch- oder Fischspeise ist der Abend (bis etwa 22 Uhr). Reine oder zu viel Rohkosternährung am Abend ist unphysiologisch! Die bevorzugte Wirkrichtung der Zeit und der Salze ist feurig: Stoffe-aufspaltend, Stoffe-wechselnd, verbrennend.

☺ In dieser Zeit wird besonders Natrium sulfuricum optimiert.

Nachts
☺ Ab etwa 22 Uhr bis gegen sechs Uhr morgens ist die hellste, erhöhendste und durchlichtendste Zeit aller Salze! Dies kann für Geistesarbeiter, Nachtarbeiter, bei seelischen Problemen oder auch Depressionen genutzt werden! Allerdings sollte man auf die Dosierung achten, denn es könnte sein, daß vor lauter Helligkeit und Geistigkeit dann an Schlaf nicht mehr zu denken ist!

Bewegung

Eine weitere Begleiterscheinung unserer Zivilisation, die mit zu Übersäuerung und anschließenden Salzdefiziten führt, ist zu wenig körperliche Bewegung, oft im Verein mit zuviel Fernsehen. Wer eine Schüßlersalzekur beginnt, mag sich vielleicht gleich mit animieren lassen, sich auch sportlich zu betätigen und so zunehmende Vitalität mit mehr Fitneß zu verbinden! Anhaltspunkte für eine solche Kombikur:
- regelmäßig dreimal wöchentlich Ausdauertraining, wie Joggen, Radfahren, Skilanglauf, Walking, Schwimmen, Trampolinhüpfen,
- Zeitdauer: 20 bis 40 Minuten,
- Pulsfrequenz pro Minute: 180 minus Lebensalter (Pulsmesser gibt's im Sporthandel). Nicht überlasten!

☺ Die Schüßlersalze optimieren jede Bewegungstherapie, z. B. auch die Fünf Tibeter (super auch für Kinder), Yoga und jede Sportart!

Elektrosmog und Strahlenbelastung

Starke Mineralsalzräuber sind geopathogene Störfelder, das sind krankmachende Störzonen der Erde. Unterirdische Brüche oder Verwerfungen, Wasseraderkreuzungen, das sogenannte Hartmanngitter, das Currynetz und andere Störzonen sind Energie- und Mineralienräuber und »reichern« sich zudem auch noch mit den technischen Störfeldern unseres modernen Lebens an, wodurch sie gleich mehrfach schädlich sind. Jeder, der sich morgens ständig müde und elend fühlt und sich vom Schlafen im Lauf des Tages erst wieder erholen muß, sollte seinen Schlafplatz untersuchen lassen. Da hilft nur: einen Rutengänger um seinen Besuch bitten und die Betten verstellen!

Hinzu kommen vielfache elektromagnetische Störfelder, die gerade nachts, wenn sich der Körper erholen sollte, am unbiologischsten wirken, wie: Kunststoffe, Kunststoffteppiche, Spiegel, Fernseher und Radiowecker im Schlafzimmer, die allesamt den lebendig kreisenden Strom der Mineralien in unserem Organismus mindern bis stauen können. Da hilft nur: den Spiegel entfernen oder mindestens über Nacht zuhängen, den Radiowecker auf den Flur stellen, den Fernseher ganz aus dem Schlafbereich entfernen und zudem stets dessen Netzstecker ziehen, Kunststoffteppiche durch Naturmaterialien ersetzen, für ein metallfreies Bett (auch Rahmen und Matratze) aus Natursubstanzen sorgen, einen Netzfreischalter einbauen lassen, um nur einmal die wichtigsten Maßnahmen zu nennen.

☺ Die biochmischen Salze optimieren wohl das durch solcherart Störfelder beeinträchtigte, gestaute oder demineralisierte Körpermilieu. Sie sind jedoch kein Ersatz für eine Ausschaltung der Ursachen!

Blockaden und Störfelder

Durch zu wenig Flutung und Strömung im Organismus, verbunden mit Toxinablagerung in den Bindegeweben und sonstigen Körperdepots kann es zu Herden und Störfeldern (nicht nur) in Zähnen, Nebenhöhlen, Mandeln kommen. Sind alle Giftdepots, die der Körper aus Not anlegt voll, und kommen nur weitere chemische Medikamente, aber keine echte, natürliche und ausleitende Hilfe, kann der Körper in eine sogenannte Regulationsstarre geraten: Er reagiert nicht mehr auf Heilreize. Oberstes Ziel muß es dann sein, wieder eine Reizbeantwortung zu erreichen, so überhaupt noch möglich. Das muß dann oft mit chirurgischer Ausräumung jener Herde beginnen, die auf biologische Maßnahmen nicht mehr ansprechen können, und mit einer umfassenden und tiefgreifenden naturheilkundlichen Therapie fortgeführt werden. Wie überhaupt im Zahn-Kieferbereich eine Vielzahl von Möglichkeiten verborgen liegt, sich dauerzubelasten und Heilung zu erschweren, manchmal zu verhindern. Dazu zählen nicht nur das Nervengift Quecksilber-Amalgam, sondern eine Vielzahl möglicher weiterer Zahnstörherde und Blockademöglichkeiten (die durchaus nicht immer röntgenologisch nachweisbar sind!). Deshalb gilt:

Wer schwer, chronisch oder therapierestistent erkrankt ist, kommt an einer grundlegenden Sanierung
- seines Zahn-Kieferbereiches in einer ganzheitlichen Zahnpraxis,
- seiner sonstigen Störfelder und Herde – sie können durch Elektroakupunktur und andere naturheilkundliche Methoden festgestellt werden –,
- wie der vielerlei Belastungsmöglichkeiten seines Schlaf-, Wohn- und Arbeitsbereiches nicht vorbei!

Die Schüßlersalze helfen wohl, Störzonen zu überbrücken, solange sie eingenommen werden. Sie sind jedoch kein Ersatz für die Ursachen-Bereinigung und Entfernung von Herden!

Aufgrund ihrer *zeitüberbrückenden Eigenschaften* können wir uns ihrer Kräfte versichern, um uns – so möglich – einen günstigen Termin für einen chirurgischen Eingriff, eine Zahnextraktion usw. auszusuchen. Welche Zeiten für welcherart Heilanwendungen gut sind, kann z. B. in meinem Buch *Das magische Wissen vom Mond* nachgelesen werden (Buchtips im Anhang). Es lohnt sich sehr, die besten Zeiten für naturheilkundliche, medizinische und besonders für operative Maßnahmen zu berücksichtigen, wenn es sich machen läßt!

Seelische Dauerbelastung

Die Salze stellen einen *verbindenden* Bogen zwischen Säuren und Basen in der Natur und auch in uns selbst dar. Sie verbinden damit vielerlei Polaritäten in uns: den Wechsel von Tag und Nacht, das Licht und die Kräfte von Sonne und Mond, von Geist und Seele, Aktivität und Empfänglichkeit. Sie mitten und verbinden männlich und weiblich, Yin und Yang, Himmel und Erde, Licht und Dunkelheit, Kopf und Füße, rechte und linke Körperseite, Ich und Du und vielerlei sonstige Plus- und Minuskräfte in unserem körperlichen, geistigen und seelischen Menschsein. Immer dann, wenn sich Ungleichgewichte anbahnen, helfen sie uns, den mittleren Weg zu finden und zu gehen.

Was alles ist es, das uns herausbringt aus unserer Mitte? Was ist es, das uns »sauer« macht?
- Jeder negative Gedanke, sowie negative und verletzende Worte (auf sich selbst wie auf andere bezogen),
- jede sich selbst oder andere verletzende Handlung,

- Angst, Wut, Zorn, Dauerfrust, dauerhaft unbefriedigende Lebensgestaltung,
- Verlusterlebnisse aller Art, Trennungserfahrungen,
- Ohnmachtsgefühle bis hin zur Selbstaufgabe,
- Abhängigkeiten, Süchte, Gefühle von Abhängigkeit,
- Opferhaltung,
- tiefe Trauer, die nicht aufgearbeitet wird,
- Gefühle von Isolation und Einsamkeit,
- schockartige Erlebnisse,
- Vertrauensverlust,
- sich nicht in eine übergeordnete Einheit integriert zu wissen und zu fühlen.

Wer in andauernden oder auch in akuten seelischen Problemsituationen festhängt und keinen Ausweg sieht, dessen inneres *Milieu* reagiert sauer, so daß der Organismus in seinem Ausgleichsbestreben vermehrt auf die körpereigenen Salze zurückgreift. Auch so können, je nach Dauer der Belastung, starke und mehrfache Salzmängel und in der Folge auch schwere Erkrankungen entstehen. Ein schweres Verlusterlebnis, eine schockartige Erfahrung unterbricht »die salzige Brücke des Lebens«, die Informationsübertragung via »Datenbahnen« und führt zu akutem Selbstverzehr des Körpers an mineralischen Salzen.

☻ Ferrum phosphoricum beispielsweise ist – neben seinen vielfältigen sonstigen Kräften als Notfallmittel, Wundmittel, Entzündungsmittel, Schmerzmittel und vielem anderen – auch das Heilsalz für Schocks, es erdet! Aus allen diesen Gründen sollte man es möglichst immer bei sich haben.

5. ... UND WAS DANN GETAN WERDEN KANN

Ist aufgrund oben dargestellter oder anderer unphysiologischer Prozesse eine solche Entnahme körpereigener Salze geschehen, müßten die mangelnden Salze nun dringend wieder aufgefüllt werden. Da der Körper jedoch nicht mehr über voll funktionsfähige Informationsschienen und Steuermechanismen verfügt – es mangelt ja an bestimmten lebenssalzigen Trägern für alle seine Funktionskreise – kann er in der Folge die mineralischen Salzbausteine nicht mehr genügend aus der ihn umgebenden Natur oder aus der Nahrung entnehmen. Hier setzen die Schüßlersalze an: Sie »programmieren« den Organismus *durch ihre homöopathische Aufbereitung* auf eine verbesserte Aufnahme und Verwertung der mangelnden Salze. Sie ersetzen dem Organismus, den Organsystemen und den Zellen auf der mineralisch austauschenden Ebene wieder, was ihnen zur optimalen Funktion fehlt. Darauf, wie auch auf ihrem homöopathischen Wirkungskreis und somit auf ihrer feinstofflichen und geistseelischen Heilkraft beruht der große Erfolg der Schüßlertherapie, auch und gerade in unserer Zeit. Heilung ist immer eine Umkehr. Wo ein Krankheitsprozeß noch umkehrbar ist, ist Heilung möglich, und die Heilungsquoten von noch umkehrbaren Krankheiten mit Hilfe der Schüßlersalze werden mit 90 Prozent angegeben.

Gesundbleiben – Vorbeugen – Vitalisieren

Am besten ist es natürlich, wenn wir rechtzeitig vorsorgen und uns um Ausgleich einseitiger Lebensweisen und -verhältnisse bemühen. Neben oben Besprochenem gibt es hierfür viele Möglichkeiten: von Meditation bis Sport, von mehr Ruhe bis zu mehr Aktivität, von Energiearbeit oder psychologischer Symbolarbeit bis dahin, öfters mal Sonne zu tanken, von einer fälligen Abnabelung bis zum Annehmen eines neuen Lebenszyklus und noch vielerlei mehr. Die Schüßlersalze sind ein für sich selbst stehendes Heilverfahren, sie können uns jedoch auch optimal in solchen die Gesundheit erhaltenden Be-

reichen begleiten. Daß sie selbst ausgesprochen vitalisierende und vorbeugende Kräfte besitzen, wird sicherlich jeder nach kürzerer oder auch längerer Zeit ihres kurmäßigen Anwendens selbst feststellen!
- Wer seine persönlich passenden Salze und dazu die Salze Nr. 3, 4, 6, 10 kurmäßig und vorbeugend über den Winter nimmt, dürfte wohl kaum noch den Erkältungs-, Grippe- und sonstigen Infektionswellen zum Opfer fallen! Dazu noch ein
- Tip bei akuter Erkältungs- oder Infektgefahr: mehrfache und zusätzliche Einnahme von Aconitum D3 (je 5 Globuli) in kurzen Abständen.

Wieder heil werden

Die zwölf Schüßlersalze eignen sich nicht nur als Basistherapie für die professionelle Anwendung durch Therapeuten, sondern sie sind ein Heilverfahren auch für die Laienanwendung – wenngleich der Laie sie natürlich im Lauf der Zeit auch studieren und sich in ihrer Anwendung eigene Erfahrung erwerben sollte. Von nichts kommt eben nichts, auf keiner Ebene des Lebens. Wir müssen uns schon mit dem beschäftigen, was uns etwas wert ist: unser Körper, unsere Seele, unser Geist. Und wenn wir uns Erfahrungen mit diesem hervorragenden Heilschatz erwerben wollen, sollten wir die Wirkungen der Salze auf jeder dieser Ebenen auch beobachten und am besten in einem Schüßlersalze-Therapieheft aufschreiben, auf das wir dann immer wieder zurückgreifen können und in dem wir dann später auch nachlesen können, was sich bei uns wobei ganz speziell bewährt hat.

Selbst agieren und selbst »reparieren« ...

Der Lebensquell zwölf heilsamer Salze hilft uns, wieder mehr Verantwortung für uns selbst zu übernehmen und zu erkennen, daß unser Körper nicht einem Automobil ähnlich ist, das wir nur in der Werkstatt abzugeben brauchen, wenn es Strom- oder sonstige Ausfälle hat, wenn es bockt und holpert und es einfach keinen Spaß mehr macht, damit zu fahren; daß es dann ein Reparateur wieder instandsetzt und wir damit, außer dem Bezahlen, überhaupt nichts zu tun haben. Sondern die Mineralsalze helfen uns, zu erkennen, daß wir selbst der Fahrzeughalter und (werdender) Meister sind und daß wir auch selbst eine ganze Menge dazu tun können, Ausfälle und irreparable Schäden zu verhindern; daß wir den Willen aufbringen, unser Fahrzeug – unseren Körper – und den Fahrzeughalter – unsere Seele und unseren Geist – pfleglich zu behandeln und daß wir hierzu eine Reihe von Möglichkeiten haben.

... aber die Grenzen bedenken

Selbstverständlich gibt es Grenzen dieses Heilverfahrens, und so ist bei allen länger anhaltenden Gesundheitsstörungen, schweren Organerkrankungen, ansteckenden und manchen anderen Krankheiten, wie besonders in jedem Zweifelsfall ärztliche und therapeutisch sonstige fachkompetente Hilfe zu suchen.

6. Wie wirken die Schüsslersalze?

Die Schüßlersalze haben eine grundsätzliche biochemische Wirksamkeit, die untrennbar verknüpft ist mit ihrer elektrolytischen Wirksamkeit. Hinzu wirken sie auf einer feinstofflichen Ebene, die heilende Ideen und Bilder der Schöpfung überträgt. Dies wird möglich durch ihre homöopathische Aufbereitung.

Von ihren biochemischen Kräften

Im Rahmen ihrer biochemischen Betrachtung wirken sie, wie bisher besprochen, als Funktionsmittel auf der zellularen und organsystemischen Ebene. Sie bauen das organische Leben auf, sie erhalten es, sie steuern, nähren und stärken es, sie bilden die Zellen stetig wieder neu und sie steuern den Wechsel der Stoffe. Daß sie diese biochemische Wirksamkeit überhaupt entfalten können, liegt jedoch an ihrer grundsätzlichen biophysikalischen (elektrolytischen) Wirksamkeit.

Von ihren elektrolytischen Kräften

Die Moleküle von (Säuren, Basen und) *Salzen* zerfallen in wäßrigen Lösungen in Teilmoleküle, die elektrisch entgegengesetzt, also entweder elektro-positiv oder elektro-negativ geladen sind und die *Ionen* genannt werden. Sie leiten den elektrischen Strom. Die in ihre Ionen zerfallenen Moleküle von (Säuren, Basen und) *Salzen* werden deshalb *Elektrolyte* genannt.

Auf diesem geheimnisvollen Naturphänomen fußt die gesamte Mineralsalztherapie: Die Salze werden sozusagen aus ihrer kristallinen Form heraus magisch erweckt und lebendig gemacht, *sobald sie in Wasser geraten*, aber auch nur dann! Sie entfalten ab diesem Augenblick ihre verlebendigenden, stromleitenden Eigenschaften und suchen sich in einem Organismus natürlich stets die ihnen entgegengesetzten Pole. Dadurch sind sie in ständiger Wanderung begriffen, und auf ihrem Weg reinigen, durchströmen, fluten und nähren sie Zellen, Gewebe, Organe und überhaupt den gesamten Organismus.

Die Salze sind somit grundsätzliche Träger und Überträger stromleitender Phänomene unseres Organismus. Ohne den durch sie aufgebauten biologischen Lebensstrom gäbe es keinen Wechsel und keine Wandlung, keinen Austausch, keine Entwicklung, kein Wiederholen, kein Aufbauen, kein Weitergehen, kein Wachstum, kein Füllen und Leeren, kein Denken und Reflektieren in unserem Menschsein. Es gäbe aber vor allem auch kein lebendiges Fließen und damit kein Empfinden, keine verkörperte Seelenkraft, keine Selbsterkenntnis, kurz: es gäbe kein Leben.

Genauso, wie wir es bei den Meeresgezeiten beobachten können, fluten und entfluten die Salze unsere Zellen. Und genauso, wie Ebbe und Flut der Ozeane vom Wechsel des Mondes mitbestimmt werden, werden auch die elektrolytischen Kräfte der Salze in unserem Organismus von den Mondphasen mitbestimmt. Aufgrund dieser ihrer saugenden, pumpenden und flutenden Prozesse reinigen sie ja eben Gewebe, Bindegewebe, Blut, Lymphe und Nervenzellen von Toxinen und Ablagerungen, verbrennen und transportieren sie Stoffwechselrückstände ab, sorgen sie für Ausscheidung und auch für Erneuerung und Verjüngung. Dadurch entlasten sie von Stauungen und Blockaden, überspringen Zellgrenzen, sorgen für Aktivierung der Strömungsgeschwindigkeit von Blut und Lymphe, wie auch für zügige Nervenübertragung. Auf solche Weise öffnen und verschließen sie Zellen, stellen sie unterbrochene Kreisläufe unseres biologischen Organismus wieder her, greifen sie in unseren Hormonhaushalt und damit auch in unser »Seelenkostüm« ausgleichend ein. Und auch in der Natur sind sie für solcherlei Kreisläufe und Wandel zuständig.

Auf Grund dieser elektrolytischen Plus-Minus-Kräfte gibt es Salze, die sich untereinander in gewisser Weise als Gegenspieler erweisen und sich in ihrer Wirkung etwas abschwächen können. Genausogut jedoch können sie sich, je nach Stoffwechselsituation, nach Zeit der Anwendung und im Rahmen von Mischungen mehrerer Salze ergänzen und optimieren. Solcherlei Phänomene werden in diesem Buch nicht weiter vertieft, da sie die Anwendung für den Laien unnötig verkomplizieren.

Die in ihre Ionen zerfallenen Salze – die Elektrolyte – leiten nun aber nicht nur den Bio-Strom, sondern sie bilden mit genau diesem

Phänomen die Brücke zwischen sogenannter belebter und unbelebter Natur und stehen damit für einen übergeordneten gemeinsamen und höchst lebendigen Schöpfungskreislauf. Die Elektrolyte sind die Ströme der Schöpfung, die alles Leben, belebte mit unbelebter, organische mit mineralischer Natur verbinden. Durch diesen Funkenschlag von Lebenskraft bleibt das Leben auch über den Tod hinaus vereint und zeigt uns so auf, daß wir den Tod nicht zu fürchten brauchen, weil es dahinter neues und stets wieder erwachendes Leben gibt.

Mit solcherlei Wissen ausgestattet, kann sich nun jeder auch so seine ganz eigenen Gedanken über die geheimnisvollen Worte des Mensch gewordenen Christus machen:

»ICH BIN DAS SALZ DES LEBENS«.

Von ihren Heilkräften durch schöpferische Bilder

Dr. Schüßler verwendete die Lebenssalze jedoch nicht in ihrer grobstofflichen Form, sondern er veredelte sie zusätzlich, wie bereits erwähnt, durch das Spezialverfahren der Homöopathie, d. h., er unterwarf sie einem mehrfachen Verreibungsprozeß in Milchzucker. Hierdurch wurden die Salzkristalle feinstaufgeschlossen und für den Organismus leichter verwertbar. Das Entscheidende war jedoch das Hinzunehmen einer dritten und übergeordneten, einer geistigen Heilkraft: Das Verfahren der Homöopathie entfaltet – zusätzlich zu ihren beschriebenen Heileigenschaften – die schöpferische Idee oder das heilsame Bild aus der Materie unserer zwölf Mineralsalze. Geist und schöpferisches, heilendes Urbild werden frei. Wir nehmen also zu ihren sonstigen heilenden Eigenschaften auch noch zwölf geistige Bilder in uns auf, wenn wir Schüßlertherapie betreiben. In diesen Bildern liegen große Heilkräfte. Es sind die sogenannten *homöopathischen Arzneimittelbilder* unserer zwölf Mineralsalze, auf die ich im folgenden noch näher eingehen werde.

Ähnliches mit Ähnlichem heilen

Dr. Schüßler bereitete die in der Asche gefundenen (siehe *Dr. Schüßler – sein Leben und Werk*, im Anhang) zwölf anorganischen Lebenssalze nach dem homöopathischen Prinzip auf, dessen Heilkonzept einem anderen genialen Menschen zugefallen war: *Dr. Christian*

Friedrich Samuel Hahnemann, dem Begründer der Homöopathie. Und so verbanden sich die Genien zweier Männer und zweier kosmischer Urideen zu einem: *der homöopathischen Mineralsalztherapie*. Schon *Paracelsus* hatte den Satz geprägt, auf den Hahnemann bei seinen Studien stieß, ihn anwandte, als wahr erlebte und ihn dann zum Mittelpunkt seines neuen Heilverfahrens machte. Er lautete: »Similia similibus curentur« oder: »Ähnliches werde mit Ähnlichem geheilt«. Hatte Paracelsus dies noch auf die äußere Erscheinung von Heilpflanzen angewandt, so ging Samuel Hahnemann aufs Ganze und wendete diesen Satz auf die *gesamte heilende Idee eines Naturstoffes* an. Die Homöopathie entfaltet die Wesensbilder aus den Naturstoffen heraus, und sie verschafft ihnen mehr Raum zu ihrer Entfaltung. Durch das spezielle Verfahren wird hinzu das Wesensbild des jeweiligen Naturstoffes in sein negatives Bild *umgekehrt*, ähnlich einem photographischen Negativfilm, der durch das Entwickeln später wieder ein Positivbild ergibt. Das solcherart entstandene Negativbild des homöopathischen Heilmittels wird durch die Einnahme auf die besonderen negativen Zustände oder auf das negative Bild einer Krankheit in einem Organismus aufgeprägt. Damit wird es *gelöscht* – ähnlich einer durch Überschreiben sich löschenden Computerdatei.

Das Simile – das heilende Bild – finden

Das Bild und die Idee eines spezifischen Heilmittels – im Rahmen der Schüßlertherapie eines der zwölf Lebenssalze – sollten demnach mit dem Bild, der Idee und dem Wesen einer individuellen Krankheit oder seelischen Störung so optimal wie möglich übereinstimmen, um »überschrieben« und damit gelöscht werden zu können. Das passende *Simile*, wie es in der Homöopathie genannt wird, muß gefunden werden. Nur mit dem übereinstimmenden Bild, dem Simile, kann dann *similia similibus curentur* wahr werden: daß das Ähnliche mit dem Ähnlichem geheilt werde.

Zur Schüßler-Therapie gibt es unterschiedliche Heilungsmodelle und Denkansätze. Dies spiegelt sich auch in recht unterschiedlichen Einnahme-Empfehlungen wieder. Zudem sind die Salze in verschiedenen Zubereitungsformen erhältlich und nicht alle sind homöopathisiert! Im Praxisteil dieses Buches findet sich hierzu weiteres. Eines ist jedoch sicher: Eine der tragenden Säulen der Biochemie nach Dr.

Schüßler ist das homöopathische Heilmodell. Wollen wir die feinen homöopathischen Heilbilder des Wesens der Salze nutzen, müssen wir sie eben auch in ihrer homöopathisierten Form zu uns nehmen! So wollen wir uns aufmachen, das entsprechende Wesensbild in den zwölf Salzen zu finden, wenn wir uns so tiefgreifend und umfassend heilen wollen, wie das mit den Schüßlersalzen tatsächlich möglich ist.

In der homöopathischen *Materia Medica* wurden zu diesem Zweck – durch Erprobung am Menschen – die sogenannten *Arzneimittelbilder* entwickelt. Jedes der zwölf Arzneimittelbilder unserer Salze enthält eine Reihe von Leitsymptomen. Sie sind es, die – gemeinsam mit den seelischen Symptomen – bevorzugt zum heilenden Mittel hinführen und das Auffinden des passenden *Simile* erleichtern, ja, oft erst ermöglichen.

Die Mittelbilder und Leitsymptome der zwölf Salze basieren auf dem Wissen und den Erfahrungen Dr. Schüßlers und einiger Homöopathengenerationen, seiner Nachfolger, Patienten und Anwender – aus letzteren sich nach Dr. Schüßlers Tod die vielen Schüßlervereinigungen im deutschsprachigen Raum bildeten. Zum leichteren Lernen, Behalten, Erinnern und Anwenden werden sie in diesem Werk jedoch mit *Persönlichkeitsbildern* umkleidet: damit es einfacher, weil bildhafter und interessanter wird, die Ähnlichkeiten eines Mineralsalzes mit den Ähnlichkeiten einer individuellen Krankheit aufzuspüren!

7. Wie die Schüsslersalze hergestellt werden

Potenzierte Salze – was ist das?

Die chemische Grundsubstanz des jeweiligen Salzes wird einem intensiven und stufenweisen homöopathischen Verreibungsprozeß in Milchzucker unterworfen. »D« wie Dezimalpotenz bezeichnet das homöopathische Prinzip der Aufschließung und Potenzierung in Zehner-Schritten (1:10). Der Milchzucker wird hierbei zum Träger der sich entfaltenden Informationskräfte.

Nimmt man 1 Teil des entsprechenden Mineralstoffes und verreibt dieses lange Zeit mit 9 Teilen Milchzucker, so erhält man die erste Dezimalpotenz = D1.

Nimmt man von der D1 wiederum 1 Teil und verreibt dieses intensiv mit 9 Teilen Milchzucker, so erhält man die zweite Dezimalpotenz = D2.

Ebenso verfährt man weiter, um jede darauf folgende höhere Potenz zu erhalten. Die Mineralstoffe nach Dr. Schüßler sind somit nach ihrem Namen mit einem »D« und einer Zahl gekennzeichnet, wobei die Zahl Auskunft gibt, wieviele Potenzierungsschritte vorgenommen wurden. Dr. Schüßler verwendete für seine Therapie die Potenzen D3, D6 und D12.

Beispiel: Nehmen wir als Ausgangssubstanz das Mineralsalz *Ferrum phosphoricum* und unterwerfen es einem sechsmaligen Verreibungsprozeß im Dezimalsystem, so erhalten wir Ferrum phosphoricum D6, womit anscheinend eine »Verdünnung« von 1:1 Million erhalten wurde. Im homöopathischen Verfahren kommt es jedoch nicht auf die *anscheinende* Verdünnung an, sondern auf das Entfalten der in der Materie verborgenen bildhaften und heilenden Idee, ihrer energetischen Information und ihrer geistigen Kraft (Potenz).

Nicht nur körperliche, sondern auch mancherlei geistige und seelische Heilwirkungen der zwölf Mineralsalze können in höheren Potenzen noch offensichtlicher und tiefgreifender wirken. Für die Anwendung von Hochpotenzen – die nicht mehr der klassischen

Schüßlertherapie zugerechnet werden – ist jedoch fachkompetente homöopathische Begleitung notwendig.

»Verdünnung« contra dynamische Informationstherapie

Im Zusammenhang mit Homöopathie an sich und ebenso mit den homöopathisch aufbereiteten Lebenssalzen sollte man nun möglichst nicht von »Verdünnungen« sprechen, denn sie sind, wie oben beschrieben, im Grunde gerade das Gegenteil davon. Jedes der zwölf in Milchzucker homöopathisch aufbereiteten Mineralsalze ist Träger energetischer Wirkkräfte und vielerlei heilsamer Informationen. Die ursprünglichen Salze sind nur noch in hochenergetisierten Spuren vorhanden. Die Milchzuckertabletten schmecken somit auch keinesfalls salzig, sondern eben aufgrund des Milchzuckers schwach süß. Wir können sie auch als lebendige Dynamos – als Krafterzeuger – bezeichnen; weswegen das Potenzierungverfahren auch als *Kraft-Entfaltungsverfahren* oder als *Dynamisierung* bezeichnet wird. Der Milchzucker wird lediglich zum materiellen Träger einer energetischen Informationsmedizin, ähnlich einer Computerdiskette, einem Tonband oder einer Schallplatte, die vielerlei Informationen tragen können. Wir wenden somit – zu allen vorher beschriebenen Heilkräften – *auch* eine Informationstherapie an, wenn wir homöopathisch aufbereitete Schüßlersalze anwenden.

8. Die Mineralsalztherapie setzt auf der Zellebene an

Unsere Zellen erinnern sich

Die anorganischen Bausteine unseres Organismus, die mineralischen Salze sind es, die uns Form und Kraft geben für alles organische Leben, welches darauf aufbaut. Die Erdkruste besteht zu 90 Prozent, zusammen mit Wasserstoff, Sauerstoff und Aluminium, aus Silicium. Auch unser Körper enthält Siliciumanteile, die uns Struktur, Schutz und Ummantelung geben und die mit der gesamten Natur, wie auch mit den Sternen korrespondieren. Silicea ist somit das Heilmittel, wenn wir strukturbildende Kraft, Abgrenzung, aber auch Leuchtkraft und Klarheit für Nerven, Haut und Haare benötigen. Es gehört zu den Nervensalzen und ist zugleich *das Schönheitsmittel* der Biochemie, denn Haut und Nerven haben sich bei der Embryonalentwicklung einmal aus einem gemeinsamen Keimblatt entwickelt. Wir sind aus dem Meer geboren, denn unsere irdische Heimat und die Heimat unserer Zellen ist das Meer. Die Ozeane sind, wie jedes Kind weiß, salzhaltig, und so ist Natrium muriaticum – das Kochsalz – in seiner homöopathisch potenzierten Form das Heilmittel, das uns innere Geborgenheit und Heimatgefühl schenkt. Es läßt unsere Seele nach innen wachsen. Aus dem Universum sind wir jedoch auch geboren, und die Sterne, aus denen sich unser Planet einmal gebildet hat, leben fort in unserer Zellerinnerung. So verbinden uns die heilsamen Salze – neben Silicea etwa Kalium sulfuricum – auch mit kosmischem Wissen. Und das Eisensalz – Ferrum phosphoricum – stärkt unsere Kräfte ins äußere Leben hinein, gibt uns feurig »eisenkräftigen« Mut und läßt uns nach außen hin wachsen. Es gehört zu den aktivierenden Salzen, denn es ist *der* Sauerstoff- und damit der Kraftüberträger der Biochemie.

»Jungbrunnen« Zellwasser

Unser Organismus besteht aber nicht nur aus Erde und Sternenstaub, sondern auch aus Wasser, und zwar zu etwa 60 Prozent und mehr, je nach Jugendlichkeit eines Organismus. Was aber ist das für ein Wasser, das sich überall in uns befindet und uns durchströmt? Es ist salzhaltiges Wasser und immer noch den Meeren nah. Es fließt in unseren Blutgefäßen und in unserer Lymphe, es füllt unsere Zellen im Inneren und verbindet diese durch extrazellulare wäßrige Ströme auf elektromagnetische Weise untereinander. Es läßt uns weinen und uns freuen und drückt unsere Seelenstimmungen aus.

Je jugendlicher ein Organismus, desto mehr an vitalem Wasser und elastischen Eiweißstrukturen enthalten die Zellen und Gewebe, Bindegewebe, Haut und Haare.

Drei Zustände der Zelle – drei Entzündungsstadien: ein Therapieschlüssel

Das Wissen von den drei Aggregat-Zuständen der Zelle und den drei Entzündungsstadien ist ein Schlüssel zur erfolgreichen Therapie mit den Schüßlersalzen:

Jugendliche Zellen sind elastisch und reagieren schnell, und so werden auch krankmachende Reize schnell mit Fieber beantwortet. Diesen Aggregatzustand der Zelle nennt man »sol« (solution = Lösung, die Materie ist flüssig), und er entspricht dem ersten Entzündungsstadium. Sind Absonderungen vorhanden, so sind sie dünnflüssig und noch farblos. **Das Salz für das erste Entzündungsstadium und den Sol-Zustand der Zelle ist Ferrum phosphoricum.**

Je älter eine Zelle und die Gewebe sind, desto geringer wird der Wasseranteil, desto zäher und gelatinöser wird die eiweißhaltige Zellflüssigkeit. Dieser Aggregatzustand der Zelle wird als »gel« bezeichnet (gelatinös, die Materie ist wie gallertartig), und er entspricht dem zweiten Entzündungsstadium. Absonderungen sind dann ebenfalls gelartig und sie können bereits farblich verändert sein. **Das Salz für das zweite Entzündungsstadium und den Gel-Zustand der Zelle ist Kalium chloratum.** Es kann in den Sol-Zustand zurückverwandeln.

Bei weiterer Zunahme verhärtender Alterungsprozesse wird

schließlich ein zunehmender »durus«-Zustand (»durus« = die Materie ist hart, borkig, fest) und damit verklebende, verschlackende, vertrocknende Eiweißstrukturen, wie zugleich auch der »tiefste Wasserstand« des Zellplasmas, der Organe und Gewebe erreicht. Daß es infogedessen dann immer mehr Falten und Fältchen, Erschlaffungen, Blockaden, Risse, Narben, Verhärtungen und noch vieles mehr gibt, braucht uns nicht zu verwundern, wobei dieser Alterungsprozeß nicht nur äußerlich abläuft, wo er uns doch recht stört, sondern innerlich genauso. Das naturgegebene Altern so lange wie möglich aufzuhalten, ist deshalb ebenfalls ein natürliches Bedürfnis des Menschen, denn Jugendlichkeit ist eben auch Vitaliät und Wohlfühlen.

Dieser Aggregatzustand der Zelle entspricht dem dritten Entzündungszustand. Die Absonderungen sind verhärtet bis zäh und graugelblich bis grünlich und die Hauterscheinungen sind aufgelagert, hart, rissig, schuppig oder borkig. **Das Salz für das dritte Entzündungsstadium und den »durus«-Zustand der Zelle ist Kalium sulfuricum.** Es hilft, diesen Aggregatzustand zurückzuverwandeln (solche rück-umwandelnde Phänomene werden *regressive Vikariation* genannt. Sie sind Grundlage echter Heilung).

Die mineralischen Salze ahmen in unserem Organismus – dem Menschen als dem Bild der Schöpfung – immer wieder aufs neue die Evolution nach und bringen so heilkräftige und natürliche Verjüngung, wo und soweit im Einzelfall eben möglich. Sind unsere Zellen im »sol«, so sind wir sonnigen Gemütes, sind sie im »gel«, so sollten wir uns spätestens jetzt der Hilfe und Erneuerungskraft heilsamer Salzlösungen versichern. Denn zum »durus« sollten wir es möglichst nicht zu frühzeitig kommen lassen. Es sind die elektrolytischen Kräfte der Salze, die eine Rückführung in den verjüngenden Sol-Zustand bewirken, so eben noch möglich. Durch ihren heilsamen Funkenschlag wirken sie als Brückenbauer und nähren unsere Zellen und Gewebe auf solche Weise, daß diese sich ihrem ozeanischen Geburtsort wieder nahe und wohl dabei fühlen.

9. Salze und ihre Persönlichkeitsbilder

Wie sagte Goethe so sinnig: »zwei Seelen wohnen, ach, in meiner Brust«, und so sind es natürlich immer vielerlei Seelen- und Wesenskräfte und auch vielerlei Bilder des persönlichen Ausdrucks, die sich in einem Menschen auf höchst individuelle Weise verbinden.

Um die Bilder einer individuellen Persönlichkeit, wenn diese erkrankt ist, mit den Persönlichkeitsbildern der zwölf Salze gut vergleichen zu können, müssen letztere so eindeutig wie möglich, ja sogar in einer gewissen Kraßheit aufgezeichnet werden. Damit werden sie griffig, gut erkennbar, nachvollziehbar, vorstellbar und diagnostizierbar. Dabei ist zu bedenken, daß diese Bilder, wenn wir sie mit einem realen psychologischen Zustand vergleichen, nicht immer in der aufgezeigten Eindeutigkeit erkennbar sind, oft nur angedeutet sind, nicht bewußt zu sein brauchen oder auch nur eine vorübergehende Phase darstellen. **Das Persönlichkeitbild ist jedoch auch als Merkhilfe für das jeweilige Mineralsalz gedacht** und braucht im Gesamtcharakter einer Erkrankung gar nicht zu erscheinen. Hinzu kommt, daß nicht nur die Eigenschaften des Gemütes eher selten von einem einzigen Mittel bestimmt sind, sondern daß sich bestimmte sehr individuelle Eigenheiten und Besonderheiten in den Blickpunkt der Aufmerksamkeit schieben. Und genau diese sind es, auf die es ankommt!

Salzmängel im Antlitz erkennen

Dr. Schüßler selbst diagnostizierte die mangelnden Salze auch aus der Konstitution und dem Antlitz, wie allerlei originelle Episoden (mehr dazu von Jürgen W. Ulpts, Buchtip im Anhang) erzählen: Er hieß seine Patienten, sich ans Fenster zu stellen, um sie gründlich zu betrachten. Wobei es vorkam, daß sich die Patienten fragten, ob sie überhaupt von ihm gesehen würden, denn Dr. Schüßler pflegte sich und seine Praxis in Tabaksrauch einzuhüllen. Nach intensiver Betrachtung sagte er dann kurz und bündig: »Nehmen Sie...« und gab anschließend gleich die Medizin – das passende Salz – mit.

Kurt Hickethier, ein Naturheiltherapeut, vervollkommnete diese diagnostische Methode weiter. Er nennt sie selbst »einen Schlüssel zur Biochemie«. Und so ist die Antlitzdiagnose eine große Unterstützung bei der Feststellung der mangelnden Salze und kann von jedem erlernt werden. Die diagnostischen Zeichen und Färbungen sind in diesem Buch bei jedem Salz angegeben, und es wird damit möglich, sich in die Antlitzdiagnose einzuarbeiten. Wer die Antlitzdiagnose wirklich beherrschen will, kann seinen diagnostischen Blick hierfür in einem Kursus schärfen (siehe S. 231), in welchem man auch lernt, die Stärkegrade der einzelnen Salzmängel und deren Kombinationen zu erkennen.

Resonanzen entwickeln

Wer die einzelnen Minerale studiert, wird bald die passenden Lebenssalze bezogen auf sich selbst finden können. So bitte ich alle, die sich in einem Mittel zu kleinerern oder auch größeren Anteilen wiederfinden, sich von der Fülle der notwendigerweise negativ gezeichneten Befindlichkeitsstörungen und den so vielfältigen Störungen der Lebenskraft nicht allzusehr beeindrucken zu lassen. Sie resultieren, wie aufgezeigt, aus der *Notwendigkeit der Negativzeichnung* und aus dem Umfang der Heilindikationen, welche im Krankheitsfall die Heilanwendung ja erst ermöglichen. Schauen wir also gut an, was in uns so alles zur Resonanz kommt beim Lesen und Nachschlagen, aber nehmen wir dann auch zuerst noch einmal Abstand davon. Machen wir uns Anmerkungen und Notizen und markieren die Bereiche (mit wieder abziehbaren Markerstreifen aus dem Schreibwarengeschäft geht das besonders gut), die wir besonders auf uns zutreffend glauben. Lesen wir aber zuerst einmal das gesamte Buch und alle seine Salze mit ihren Indikationen durch und überschlafen das Ganze nochmals. Gehen wir souverän mit der Handhabung um, machen wir uns einen individuellen Plan, einen, der locker gehandhabt und in unser Leben integriert werden kann. Beides erlauben die Salze glücklicherweise, und deswegen sind sie eben, wie man dies früher nannte, ein echtes Volksheilmittel!

Astrologische Zuordnungen

Unser Planet Erde und alle Natur beziehen große Kräfte von Sonne, Mond und den Planeten unseres Sonnensystems. Diese Kräfte wirken in alles Lebendige hinein. Wenn wir diese Kräfte beobachten und in unser Leben hier und da ein wenig einbeziehen, werden wir ganz bestimmt nicht dümmer. Mit der Natur zu leben – trotz und gerade innerhalb unseres technisierten und hochmodernen Lebens – kann uns so manches einfacher machen. Wachstum, Erneuerung und auch Heilung können leichter geschehen. So sind in jedem der Salzkapitel jeweils kurze Zuordnungen angegeben für all jene, die sich für die astrologischen Zusammenhänge interessieren.

Eines vorab: Da die Salze, wie aufgezeigt, stets Brückenbauer und elektromagnetische Verbindungsträger zwischen Plus- und Minusphänomenen sind, dürfte klar sein, daß sie niemals nur einem einzigen Prinzip zugeordnet werden können. Was verbindet, braucht mindestens zwei – oder auch mehr – Bereiche, die es miteinander kurzschließt oder überbrückt. So müssen es auch stets *mehrere* astrologische Zeichen oder Planetenenergien sein, die dem jeweiligen Schüßlersalz zugeordnet werden. Nur dies kann ihrem elektrolytischen plus- und minuspoligen Grundprinzip entsprechen! Auch in den Symptombeschreibungen findet der Leser stets mindestens zweierlei höchst polare Phänomene von Krankheitserscheinungen! Da wir es prinzipiell mit salzig kristallinen Kräften zu tun haben, für welche astrologisch die Zeichen Steinbock und Jungfrau sowie die Planetenkräfte Saturn und Merkur stehen, finden wir diese Prinzipien bei den Schüßlersalzen stets auf irgendeine Weise als Mitwirker.

Schließlich möchte ich diesem Thema noch den Satz von Hippokrates, dem Vater aller Ärzte, hinzufügen: »Wer Medizin betreibt, ohne den Nutzen der Sterne zu berücksichtigen, der ist ein Narr«.

Schöpferische Imagination – heilsame Bilder beleben

Die Imaginationsfähigkeit des Menschen ist sein schöpferisches Werkzeug, ganz besonders dann, wenn diese mit entsprechenden Gefühlen verbunden wird. Und so gilt auch bei den Schüßlersalzen, daß sie um so ausgeprägtere und umfassendere Kräfte entfalten können, wenn wir diese bilderschaffende Tätigkeit unserer Seele und unseres Geistes begleitend zu ihrer Anwendung nutzen, auch wenn es nur hin und wieder ist. Durch ihre essentiellen, geradezu magischen Fähigkeiten rufen sie uns auf, uns gelegentlich hinzusetzen, unsere Fähigkeit zum Schöpferischsein zu nutzen, den Bildern, die sie uns erwecken, nachzuspüren und unser Leben auf all den Ebenen und in den Bereichen zu verändern, wo es für unser Leben gerade am sinnvollsten und zweckmäßigsten ist.

Wenn wir nun die grundsätzliche Heilfähigkeit der biochemischen Salze als empirisch geprüft, mehrhunderttausendfach (bis millionenfach) erfahren und somit als gegeben annehmen, so können wir auch verstehen, daß bei einer Anzahl von nur zwölf Salzen jedem Salz eine Fülle von Heilkräften zugeordnet sein muß. Die homöopathische *Materia Medica* hat diese geordnet, und zwar seit Hahnemanns Zeiten so, daß zuerst die Gemütssymptome besprochen und danach die körperlichen Symptome von Kopf bis Fuß aufgelistet werden. Diesem Prinzip folgt auch dieses Werk, das auf den Forschungen, dem Wissen, den Erfahrungen all der genannten (und ungenannten) hochverdienten Männer basiert, in das zusätzlich jedoch eigene Erfahrungen, wie auch Wissen, das aus einem höheren Quell empfangen wurde, eingeflossen sind.

Die »Psychogramme« der Salze anwenden

Wer als Therapeut oder gar als Laie immer wieder vor der schier unendlichen Fülle von Symptomen gestanden hat, wenn er das passende Mittel für ein Krankheitsbild finden mußte, wird es zu schätzen wissen, daß den Gemütssymptomen, die stets vorrangig zur Mittelfindung gewesen sind, eine umfassendere und rundende Lebendigkeit verliehen wurde. Und so will ich der Hoffnung Ausdruck verleihen, daß mit Hilfe der Persönlichkeitsbilder die Schüßlersche Therapie griffiger, einfacher und nicht zuletzt auch verständlicher wird und daß es den heilsamen Salzen zu weiteren Freunden und Anwendern verhelfen wird.

Kopfschmerzen, Rückenschmerzen, Rheuma etwa haben viele Mittel in ihrem Heilregister, aber welches seelische und körperliche Grundkonzept dem jeweiligen Kopfschmerz, dem Rückenschmerz oder dem Rheuma zugrunde liegt, das erst führt uns zum magisch wirkenden Mittel, zu jenem Salz und Homöopathikum, das hilft.

Denn wir müssen uns wirklich ganz und gar darüber klar sein: Es hilft das homöopathische Bild. Es heilt das *Psychogramm* – wenn wir es so nennen wollen – der homöopathisch aufbereiteten Salze. Unsere Seele und unser Gemüt (die verkörperte Persönlichkeit) entwickelt Krankheitsbilder, die an der werdenden Ganzheit nagen, weil sie auf Fehlendes aufmerksam machen wollen. In der Therapie wird das Bild eines Homöopathikums und gerade auch das der homöopathischen Salze Körper, Seele und Geist täglich immer wieder hinzugegeben, es erscheint in uns, es *bildet* sich in uns. Wir trinken sozusagen heilende Bilder, wenn wir unseren morgendlichen Mineraldrink zu uns nehmen. Und unsere Seele nimmt ihre Heilkräfte an, wenn wir uns diese Bilder stetig aufprägen und sie dem entsprechen, was uns fehlt.

Zusammenfassung und Hinweise

- Wer sich körperlich und seelisch aufhellen und auffrischen will, wird beim Durchlesen der folgenden zwölf Lebenssalze vielerlei hierzu finden. Mit leichtem Händchen und mit Freude kann dann immer einmal wieder eine mehrwöchige oder auch mehrmonatige Vitalisierungskur durchgeführt werden.
- Wer sich bevorzugt seelisch stabilisieren will, mag sich sicher sein, Hauptmittel auswählen und sich auch bewußtseinsmäßig mit dessen Wesenskräften beschäftigen, sich beobachten und vielleicht diese Gelegenheit dazu benutzen, ein Tagebuch anzulegen, in dem auch Träume, Gedanken, Ideen, Wünsche, Ziele, Veränderungen aufgeschrieben werden. Wer sich einmal zu dieser kleinen Mühe aufgerafft und sich die Zeit dafür eingeteilt hat, wird den Segen eines solchen ganz persönlichen Lebensfreundes und Lebensbegleiters bald selbst feststellen.
- Bei einer bereits bestehenden Erkrankung gilt: Meist enthält die Erkrankung eine Botschaft. Es lohnt sich, diese zu entschlüsseln, wobei auch die Charakterbilder der Salze Hinweise geben können. Krankheit kann auf irgendeiner Ebene ein Aufruf zur Umkehr sein. Wer umkehren will, muß sich anschauen, wovon er sich denn nun abwenden will. Die Ursachen – meist sind es gleich mehrere – wollen gefunden und ausgeschaltet, mindestens verringert sein. Heilung kann leichter stattfinden, wenn man das Wesen und den Charakter seiner persönlichen Krankheit als Chance zur Umkehr

begreift und wenn man lernt, das, *was kränkt*, hinter sich zu lassen, es auch wirklich loszulassen.
- Wurden durch das Nachschlagen im Register bestimmte Salze gefunden, ist es im zweiten Schritt erforderlich, sich intensiv mit den Heilmöglichkeiten der zwölf Salze zu beschäftigen, das Wesen der Mittel und ihre Bilder zu studieren, die wirklich passenden auszuwählen und den Therapieverlauf beobachtend zu begleiten.
- Jedes Salz enthält in seiner Beschreibung eine Vielzahl homöopathischer Symptome. Je ausgefallener und »sonderlicher« ein Symptom des jeweiligen Salzes ist und mit dem eigenen Befinden übereinstimmt, somit *abgedeckt* wird, desto klarer wird dieses Mittel dann auch seine besonderen Heilkräfte bei der ganz persönlichen Krankheit entfalten können. Einige wenige solcher besonderen Symptome werden zu persönlichen Leitsymptomen und genügen für die Wahl des passenden Mittels.
- **Es müssen keinesfalls viele oder gar alle Symptome abgedeckt werden!** Häufig leiten gerade die psychischen Symptome zum rechten Mittel, sie werden somit zu *Leitsymptomen.* **Was bei jedem Salz unter** *Besonderheiten und Leitsymptome* **aufgeführt ist, stellt** *zusätzliche und besondere* **Möglichkeiten von Übereinstimmung dar – diese müssen jedoch nicht unbedingt vorhanden sein. Dasselbe gilt für die Charakterbilder.**
- Das körperliche Grundkonzept äußert sich in sehr individuellen Empfindungen und Schmerzen; deshalb habe ich diese – zusätzlich zu den Leitsymptomen – unter dem Begriff »Schlüsselmerkmale« zusammengefaßt. Der Leser und Anwender kann sich somit in einer Art von Baukastenprinzip jeweils die Wesensmerkmale der Salze heraussuchen, die mit seiner Persönlichkeit und seinem Wesen übereinstimmen.

Teil II

Die zwölf biochemischen Heilsalze

Calcium Fluoratum

Funktionsmittel Nr. 1

Hauptwirkungsrichtungen
Calcium fluoratum sorgt für die Dehnungsfähigkeit und Elastizität des Bindegewebes. Mangel an diesem Lebenssalz führt zu Verhärtungen und Reaktionslosigkeit der Gewebe und inneren Organe, zu Knochenauflagerungen (Verdickungen, die äußerlich oftmals sichtbar sind) und zu Erschlaffungszuständen elastischer Gewebe. Es ist angezeigt bei Überstreckbarkeit der Gelenke, chronischen Entzündungen und Augenerkrankungen. Calcium fluoratum ist ein kraftvolles geist-seelisches Stärkungsmittel.

Persönlichkeitsbild
Nicht umsonst ist der Flußspat das erste Funktionsmittel aus der Zwölferreihe. Besitzt er doch eine führende und leitende Funktion und begleitet die übrigen elf Salze innerhalb ihres spezifischen Heilkonzeptes auf eine übergeordnete Weise. Doch hat Calcium fluoratum auch höchst spezifische Kräfte, welche die Dichte, Schwere und Erstarrung der Materie durchlichten und sozusagen einen elastischen Austausch zwischen höherer und tieferer Welt vermitteln.
   So geht es bei der Calcium fluoratum-Persönlichkeit stets in irgendeiner Weise um das Hineinreifen und Hineinwachsen in ein ganzheitliches Menschsein, das in ihr wohl angelegt ist, auf diesem Planeten mit seinen auch materiellen Gesetzen jedoch seiner eigenen Ausreifungszeit bedarf. Weil die Calcium fluoratum-Persönlichkeit dies während ihrer Reifungszeit jedoch nur ahnt und sich dessen nur wenig oder gar nicht bewußt ist, kann sie als Sonderling, entweder als »abgehoben« oder auch als Materialist gelten, lebt womöglich etwas abgesondert und hat mit der Schwere der Materie, oft auch mit vielen Problemen zu kämpfen. Erst, wenn sie sich selbst ganz real als

schöpferisch erfährt und ihr göttliches Gesicht als ihr geistiges Erbe erkennt, kehrt sie sozusagen wahrlich ins Leben zurück.

Ihre aus Wachstums- und Reifungsgründen innerlich noch nicht genügend angenommene schöpferische Kraft bewirkt zunächst anstelle von geistiger Größe Dumpfheit, anstelle von Licht Verdichtung und materielles Bewußtsein, anstelle von Klarheit Verworrenheit, anstelle von Leichtigkeit Erschwernis, anstelle reinweißer Strahlkraft oft recht graues Menschsein.

Die polare Persönlichkeit hingegen »schwebt« etwas zuviel in »höheren Regionen«, und daher kann es ihr an erdender Kraft fehlen, um ihre geistigen Vorstellungen in Realität umzusetzen. Calcium fluoratum ist das Mittel, das hilfreich ist, um die Trennung von Materie und Seele oder Geist in »entweder – oder« miteinander zu versöhnen und kurzzuschließen, und **es unterstützt und verstärkt somit alle anderen Lebenssalze in ihrer Wirkung:** Da es die Urpolaritäten *Geist, Yin oder männlich* und *Materie, Yang oder weiblich* miteinander verbindet, wird es zum Verbindungsmineral per se auch für alle anderen Salze und deren jeweils spezifischen polaren Heilfähigkeiten. Es ist damit eine ganz besondere »Zauberin« unter den zwölf magischen Salzen und die Zahl 1, die es als Funktionsmittel trägt – die Zahl der Einheit –, paßt gut zu ihm.

Anmerkung: Gegensätzlichkeiten, Plus- und Minus-Polarität und darauf fußende elektromagnetische Spannung sind Kennzeichen des Lebens, weswegen körperliche und seelische Disharmonien wie Krankheiten durch zu hohe, zu niedrige, verzerrte oder zusammengebrochene Lebensspannungen gekennzeichnet sind. Da die biochemischen Salze aufgrund ihrer besprochenen Fähigkeiten solche Fehlspannungen ausgleichen helfen, können auch extreme entgegengesetzte negative körperliche wie auch seelische Erscheinungen von jeweils *einem* Mittel *gemittet* werden. Aus diesem Grunde werden an dieser Stelle auch *polare Persönlichkeitsbilder* vorgestellt, um die beiden Gegensätze eines zusammengehörigen Ganzen erkennbarer und für die persönliche Therapie transparenter zu machen.

Antlitzdiagnose
Bei Mangel an diesem Salz finden wir ein Gesicht, das nicht leuchtet, und eine Haut, die grau und unelastisch aussieht. Am oberen wie auch auf dem unteren Augenlid finden sich zudem **kleine Längs-**

und **Querfalten**, welche die Haut in rhombenartige oder quadratähnliche Felder teilen. Sie werden **Würfelfalten** genannt und drücken die Quadratur des Irdischen und Erschwernis in allerlei Lebensbereichen aus. Die Würfelfalten können auch auf dunklerem Untergrund liegen, der etwas rötlich-schwärzlich aussieht.

Sonstige Körperzeichen
Langjähriger Mangel an diesem Lebenssalz zeigt sich an übermäßiger Hornhautbildung, grauen Fingernägeln und »Überbein«. Schwielige, rissige Hände und Füße zeigen, daß es seit Jahren bis Jahrzehnten an Calcium fluoratum fehlt.

Geistseelischer Anwendungsbereich
Calcium fluoratum besitzt ausgesprochen kräftigende und anregende Wirkungen auf Geist, Seele und Gemüt.
- Es wirkt aufheiternd und freudig durchlichtend, besonders, wenn man sich morgens nicht ausgeschlafen fühlt – hierfür abends und morgens einnehmen –,
- bringt eine Zunahme der Leistungsfähigkeit und Aktivität, der Initiative und Unternehmungslust, einen Zuwachs an Kraft, Konzentration und geistiger Frische, an Lebens- und Arbeitslust und eine vermehrte geistige Aufnahmefähigkeit. Calcium fluoratum ist *das* Mittel für Geistesarbeiter und entfaltet seine erfrischende, die Nerven und das Blut reinigende und stärkende Wirkung bis spät in die Nacht.
- Auch ist es wertvoll bei tiefliegenden unbewußten Ängsten und Depressionen, wie auch bei bewußten Ängsten (besonders vor den Aufgaben des Tages), bei Angst vor – finanziellem und existentiellem – Mangel, die leicht bei leerem Magen auftritt,
- bei nervöser Unruhe und Hast – bis hin zu Muskelzucken, Zittern und Flattern –, Gereiztheit, Verstimmung, Ungeduld und wenn man das Gefühl hat, daß die Arbeit nicht schnell genug voran geht.

Körperlicher Anwendungsbereich
Calcium fluoratum hat eine kühlende Reinigungs- und zugleich eine Kräftigungswirkung auf **chronische und entzündliche Prozesse** in Blut, Gewebe und Lymphsystem und ist das bevorzugte Heilmittel für Körpererscheinungen, Absonderungen, Empfindungen und Schmerzen nachfolgender Art:

> **Calcium fluoratum – Schlüsselmerkmale**
> *Haut, Haare, Nägel, Zähne, Gewebe, Bindegewebe*: erschlafft • schwach • wund • entzündet • vereitert • geschwollen • aufgelagert • überdehnt • fistelbildend • eingerissen • abszeßbildend • verstopft • borkenbildend • krustig • warzenbildend • verhornend • schwielig • runzelig • faltig • rissig • brüchig • spröde • splitternd • verhärtet • narbig • erweitert • erschlafft • gesenkt • locker werdend • schwindend • ausfallend.
> *Absonderungen*: nässend • blutend • eiternd • krustig.
> *Empfindungen und Schmerzen*: Überempfindlich • kälteempfindlich • zerschlagen • zitternd • juckend • kratzend • stechend • Splitterschmerz (wie zerbrochen) • brennend • taub • pelzig • abgestumpft • beengt • trocken • Schweregefühl • herabziehend • gestaut.
> *Zeitphänomene*: für chronische, andauernde, veraltete Erscheinungen, langsam- und tiefwirkend.

Calcium fluoratum ist demnach bevorzugt angezeigt bei

Bindegewebe
Bewegungssystem
• Erschlaffungszuständen von Bindegewebe, Haut, Bändern, Sehnen, bei Haltungsschwäche, Hexenschuß, Bandscheibenbeschwerden, Knochenentzündungen, -brüchen, -schwellungen und -auflagerungen (Überbein), Gelenkentzündungen und -schwellungen, **Überstreckbarkeit der Gelenke**, Arthritis, Arthrose, Rheuma, Sehnenscheidenentzündung, Muskelzucken und -zittern,

Chronische Entzündungen
• chronischen Eiterungen, Katarrhen und Entzündungen aller Art (bevorzugt an allen Körperöffnungen, Haut- oder Haargrenzen), Abszessen und Fistelbildung,

• chronisch vereiterten Stirn- und Nasennebenhöhlen, verstopfter Nase mit Borkenbildung, Ohrenentzündungen,

• Blutschwämmchen, Warzen, zur Erweichung alter, schlecht verheilter, verhärteter, auch juckender Narben, Hornhaut, Schwielen, Warzen, rissiger, entzündeter, verhärteter Haut, schlecht heilenden Wunden,

Haut

Akne, Herpes, Hautausschlägen, Gerstenkörnern (D3, D4), brüchigen, splißanfälligen Haaren, **Haar-**

Haare

ausfall (besonders der Augenwimpern, Augenbrauen, Schamhaare und der Achselhöhlenhaare), brüchigen Nägeln,

Zähne
• lockeren, schwarzwerdenden, kariösen Zähnen, Zahnschmerzen, Zahnfleischschwund,

Sinnesorgane
• Überempfindlichkeit aller Sinnesorgane, besonders der Augen und der Haut, Geruchstäuschungen, Pelzigkeitsgefühl, Abstumpfung oder Ausfall der Sensibilität, z. B. vermindertem Geschmacksempfinden,

Atmungsorgane
• Beengungsgefühl und Druck der Schilddrüse, Kratzen im Hals, Schluckschmerzen, Kitzelhusten, chronisch entzündeten Luftwegen und Bronchitis,

Verdauungsorgane
• Sodbrennen, Völlegefühl, Durchfällen (besonders nach fetten Speisen), Verstopfung (D4 stündlich), hartem Stuhl, Splitterschmerzen (stechende Schmerzen, Gefühl wie zersplittert oder zerbrochen) am Darmausgang, Hämorrhoiden, Fisteln,

Geschlechtsorgane
• Schmerzen in den Brüsten vor oder während der Periode, Menstruationsbeschwerden, Ausfluß, Senkungsbeschwerden der Gebärmutter, des Beckenbodens, der weiblichen Brust, gutartigen (harten) Schwellungen und Geschwülsten aller Art (D4, D6, alle 2–3 Std., mit Nr. 11 kombinieren), zur Vorbereitung auf die Geburt (die letzten 2–3 Monate vor der Entbindung 3mal 2 Tabl. einnehmen und den Beckenboden äußerlich mit der Salbe einreiben), Geburtsnarben, Verlust der Libido (sexuelles Verlangen), Hodenverhärtung,

Wärmeregulation
• Empfindlichkeit gegen Kälte und Zugluft, kaltes Wasser und Durchnässung, bei Hitzewallungen und Neigung zu Schwitzen, ungenügender Blutzirkulation, Schweregefühl am Herzen, Verkalkung der Gefäße, **Erweiterung und Erschlaffung der Venen und Gefäßwände (besonders auch im Geschlechtsbereich)**, Schwellungen der Beine, erweiterten, blau durchscheinenden, gestauten Venen und Krampfadern mit Schmerzen, nächtlichen Wadenkrämpfen, heißen Füßen, die zur Abkühlung aus dem Bett gestreckt werden, Hühneraugen, Schwielen, **Hornhaut, Rissen an den Füßen**.

Herz-Kreislaufsystem

Beine, Füße

Kinder
- Auch *Kinder* in den Entwicklungsjahren sollten dieses Lebenssalz bekommen: Es ist hilfreich beim Zahndurchbruch von Säuglingen und Kleinkindern, ein Aufbaumittel zur Knochen- und Zahnbildung und einer reaktionsbereiten, abwehrkräftigen Lymphe, nützlich zur Rachitisvorbeugung und sorgt insgesamt für einen elastischen und kräftigen Körperbau.

Homöopathische Besonderheiten und Leitsymptome

Allgemein
- Abmagerung trotz guten Appetits,
- Verlust der Initiative, (existentielle) Ängste,
- Verlangen nach salzigen und stark gewürzten Speisen,
- Neigung zum Schwitzen bei geringsten Anstrengungen, besonders auch an Hals und Kopf,
- kann keine enganliegende Bekleidung am Hals ertragen,
- muß den Kopf bedecken und warm einhüllen,
- Linksbetonung von Beschwerden möglich: z. B. Zerschlagenheit der linken Körperseite, Schmerzen der linken Mandel usw.

Verschlimmerung
- durch Kälte, mit besonderer Kälteempfindlichkeit an Hals und Kopf,
- durch Zugwind, Wetterwechsel,
- durch Hitze, schwüles warmes Wetter, Sonnenbestrahlung,
- durch Schlaf, ganz besonders nach Mittagsschlaf,
- bei leerem Magen und Hunger,
- morgens zwischen 3 und 5 Uhr,
- durch Sinneseindrücke, wie Geräusche, helles Licht, Berührung,
- durch körperliche und/oder geistige Anstrengung,
- durch Alkohol, der meist Übelkeit und Kopfschmerzen hervorruft.

Verbesserung
- durch Essen: Gesamtbefinden und alle Symptome,
- durch sanfte Wärme, besonders auch Bettwärme,
- wenn das Gefühl der Sicherheit und der Geborgenheit vermittelt wird.

Zur Potenzwahl
D6, D12. (Für Therapeuten: auch das gelegentliche Zwischenschalten von Hochpotenzen ist bewährt). Bei langdauernder Anwendung alle Monate einmal die Potenz zu wechseln ist sinnvoll.

Dosierung und Anwendung
Täglich 1–3 Tabl. Wer zu denen gehört, die dieses Salz stärker verbrauchen (siehe weiter unten), kann es auch höherdosiert anwenden.

Calcium fluoratum ist ein sehr langsam wirkendes und konstitutionell umstimmendes Mittel. Es muß konsequent über einen langen Zeitraum, mindestens mehrere Monate, meist über Jahre hinweg gegeben werden.

Beste Einnahmezeit
Morgens früh, gleich nach dem Erwachen.
Abends, vor dem Schlafengehen, nachts.

Bester Kurbeginn
Im Herbst und Winter. Zu Vollmond. Im abnehmenden Mond: zur Entgiftung und für alles, was weniger werden soll. Im zunehmenden Mond: zum Aufbauen und für alles, was nähren soll.

Was gut dazu paßt
Alle Salze, besonders gut Nr. 2, 3, 7, 8, 11.

Ernährung: Bananen (machen kommunikativ), Kirschen (geben Siegerlaune), frische Biobutter, Sahne (zu körperlichen und seelischen Heilkräften von Früchten mehr in meinem Buch *Die Botschaft der Früchte*, siehe im Anhang).

Astrologische Zuordnung
Calcium fluoratum regelt und steuert als *Uranussalz* besonders die Kräfte geistiger Erneuerung. Zudem weicht das uranische Salz vielerlei Verhärtungen (Saturn) und die Schwere, Dumpfheit, den Druck (Pluto), die Freudlosigkeit und Lichtlosigkeit mancherlei materieller Erschwernisse auf. Es durchgeistigt mit seinem höheren Lebensstrom auch seelische Schwierigkeiten und hilft uns, die uneigennützige Liebe des Wassermannzeitalters in unseren Herzen zu entfalten.

Das *Uranussalz* Calcium fluoratum entfaltet seine stärksten erneuernden und strömenden Lichtkräfte, wenn sich Sonne oder Mond im Zeichen des Wassermann befinden. Wassermanngeborene (Sonne im Wassermann) haben es am leichtesten zur Verfügung. Sie benötigen es eher seltener, vorausgesetzt, sie verbrauchen es nicht übermäßig, z. B. durch viel Computerarbeit. Wessen Geburtsmond im Wassermann steht, kann die Kräfte dieses Lebenssalzes ganz besonders gut gebrauchen.

Wodurch es am meisten verbraucht wird und wem es nützt
- Durch Computerarbeit (wer viel am Computer arbeiten muß, sollte es ständig vorbeugend einnehmen, auch höherdosiert),
- durch Röntgenuntersuchungen, ionisierende Strahlen (z. B. radioaktiver Fallout oder Strahleneinsatz bei Krebserkrankungen), Mikrowellen, Elektrosmog, stundenlanges Fernsehen,
- durch Umgehen mit klein-feinen Dingen, z. B. Näharbeit, Elektrotechnik, Computertechnik, Mikroskopie, Mikrochirurgie,
- durch alles, was die Seele einschränkt, zu viel an grobstofflichen Tätigkeiten, die der Seele zu wenig Raum lassen, Streß, Sorgen, übermäßige Mühe,
- durch ständige schöpferische oder auch geistig abstrahierende Denkprozesse, wie sie etwa Wissenschaftler haben müssen, sowie durch Lehrtätigkeit und jede berufliche Wissensvermittlung. Es nützt jenen,
- die Übergewicht haben,
- die sich schwer fühlen, mit materiellen Einschränkungen zu kämpfen haben, mit der Last der Materie umgehen müssen,
- die sich mit »kleinkarierten« Angelegenheiten zu beschäftigen haben (analog: Antlitzdiagnose),
- die viel mit Wasser umgehen (z. B. verbraucht Schwimmen sehr viel von diesem Lebenssalz),
- die zu wenig schöpferisch sind und sich vom geistigen Bild des Menschen entfernt haben, aber auch
- jenen, die zu sehr in geistigen Gefilden schweben und zu wenig Bodenhaftung haben, sowie
- allen, die sehr viel zu denken und zu lernen haben.

Calcium Phosphoricum
Funktionsmittel Nr. 2

Hauptwirkungsrichtungen
Calcium phosphoricum ist ein Nähr-, *Wachstums-* und Rekonvaleszentenmittel. Es ist notwendig zur Blutbildung und Blutgerinnung, für die Umwandlung von Nahrungseiweiß in körpereigenes Eiweiß, besitzt reinigende, straffende Wirkung und hilft, Blut und Gewebe zu erneuern. Es reguliert die Durchlässigkeit der Zellmembranen und dämpft so übersteigerte Stoffwechselprozesse, etwa bei Verbrennungen, Sonnenbrand und Fieber. Es beruhigt die Muskeltätigkeit und ist ein Hauptmittel gegen Krämpfe und zur Beruhigung des Herzens. Calcium phosphoricum stärkt das Denken und Handeln im Sinne von Ordnung und besserer kybernetischer Vernetzung (Steuerung und Koordinierung der Nervenzellen).

Persönlichkeitsbild
Die Calcium phosphoricum-Persönlichkeit benötigt kraftvolle, steuernde, regelnde, führend überschauende und vernetzende Qualitäten, und sie fühlt sich deshalb öfters etwas hilflos. Sie neigt zu Unsicherheit bis hin zu Haltlosigkeit. Sie braucht und sucht Halt und Stärkung bei anderen Menschen oder innerhalb von abgesicherten Systemen. Sie traut sich oft nicht so recht, zu dem zu stehen, was sie eigentlich als richtig erkannt hat, läßt sich mehr oder minder leicht von ihren Vorhaben abbringen und hört eher auf andere, als auf sich selbst.
• Die polare Persönlichkeit hingegen glaubt, daß sie immer nur ihre Führungseigenschaften hervorkehren muß, und erlaubt sich somit womöglich zu wenig Teamwork und Leichtigkeit in ihren Kommunikationsfeldern.

Antlitzdiagnose
Bei Mangel an diesem Lebenssalz findet sich ein **kalkiges, wächsernbleich durchscheinendes Gesicht**. Zuerst zeigt sich das Wächserne an der oberen Gesichtshälfte und an den Ohren.

Sonstige Körperzeichen
Sehr weiche Fingernägel, Abmagerung und Erschlaffung (mit hängenden Falten), besonders am Hals.

Geistseelische Anwendungsbereiche
Calcium phosphoricum hilft, geistige oder seelische »Negativprogramme« zu vermindern, das Leben mit mehr koordinierenden, ordnenden und kontrollierenden Fähigkeiten zu bewältigen und dabei ganz natürlich verantwortungsbereiter und selbstbestimmter zu werden. Es hilft aber auch, solcherlei Steuern, Führen und Leiten mit mehr Lebensfreude zu verbinden, ähnlich dem Steuermann eines Segelschiffes, der mit Sturm, Wind und Sonne jeweils sportlich-adäquat umgeht. Und so bringt Calcium phosphoricum frischen Lebenswind in Körper und Geist und strafft damit Denken, Handeln, Gemüt und Seele. Die Gedanken werden geordneter, die innere Orientierung wird klarer und den Gegebenheiten gemäß besser ausgerichtet. Die Seele lernt, sich zunehmend als Kapitän und Steuermann des eigenen Lebensschiffes erfahren. Das Vertrauen in die eigenen Fähigkeiten wird gefördert und die Lebenslust steigt. Calcium phosphoricum hilft also, weder »mit dem Kopf durch die Wand« zu wollen, noch kindlich zu erwarten, daß sich das Leben immer nur nach unseren Wünschen richtet. Auch eine Veranlagung – bis hin zur Sucht und Gier – nach Unpassendem fällt nach und nach ab, je mehr die Beherrschung der eigenen Kräfte erfahren wird. Durch das wachsende Zutrauen zu sich selbst können dann auch solche Pfade verlassen werden, die nicht lebensfördernd sind.

Calcium phosphoricum ist bevorzugt angezeigt
- bei großer nervöser Erschöpfung bis zur Hinfälligkeit, zu hohen Leistungsanforderungen (durch andere oder durch sich selbst), übersteigerter oder auch zu schwacher Selbstkritik, Dauerstreß, auch Mobbing (dem stärkere Eigenkräfte entgegengesetzt werden können), seelischen Belastungen und Aufregungen,
- unbefriedigender, unschöpferischer und damit auf Dauer devitalisierender Tätigkeit, erschöpfender, auslaugender (besonders auch geistiger) Arbeit,
- Ängstlichkeit, Nervosität, Furchtsamkeit, großer Schreckhaftigkeit bei geringsten Anlässen, Unentschlossenheit, Scheu, Trägheit, Unlust zu jeder Betätigung und Arbeit, infantilem Verhalten, Hef-

tigkeit und Ungeduld, Gleichgültigkeit, Unklarheit, Verschwommenheit, Vergeßlichkeit, Verlust der Konzentration und Gedankenkraft, (Liebes-)Kummer, Dauerproblemen, Zorn, Wut, Neigung zu Ausfälligwerden bis hin zum Haß, Ungefälligkeit, »Widerborstigkeit« und bei Schwächezuständen.

Körperliche Anwendungsbereiche
Überall dort, wo Steuerungsabläufe zu schwach sind, wirkt Calcium phosphoricum **regulierend, mittend und straffend**. Deshalb hilft es, Zeit zu überbrücken, z. B. bei Flugreisen (Jetlag). Es verleiht Knochen und Zähnen Tragkraft und Festigkeit, löst Muskelverkrampfungen und stärkt (zusammen mit Nr. 3, 4, 6) das Immunsystem.

Calcium phosphoricum ist das bevorzugte Heilmittel für Körpererscheinungen, Absonderungen, Empfindungen und Schmerzen nachfolgender Art:

Calcium phosphoricum – Schlüsselmerkmale
Knochen, Muskeln, Blut, Haut: zerbrochen • zerstört • unterbrochen • kraftlos • allergisch • übererregt.
Absonderungen: schleimig • dünn • übelriechend • unverdaut.
Empfindungen und Schmerzen: • kribbelnd • taub • eingeschlafen • Ameisenlaufen • zitternd • verkrampft • flatternd • kitzelnd • rauh • heiser • entzündlich • unterbrochen • Engegefühl • erschlafft • geschwollen • schwach • geschwächt • elend • ohnmächtig • schwindelig • bitter • brennend • wund • stechend.
Zeitphänomene: direktwirkend • zeit-überbrückend und ausgleichend • verlangsamend und kühlend • aber auch beschleunigend und wärmend.

Blut
Weiterhin ist Calcium phosphoricum
• ein Blutregenerationsmittel und bevorzugt angezeigt bei Blutarmut, Blutleere, Bleichsucht, verlangsamter und gestörter Blutgerinnung (mit Nr. 3). Es wirkt
• **aufbauend** nach Blutverlusten und Operationen, bei Nasenbluten, Bluten nach Zahnziehen,

Drüsen
• **reinigend** bei Neigung zu Lymphdrüsenschwellungen und Drüsenleiden,
• **beruhigend** und nährend bei Allergien,

Herz-Kreislauf	• Übererregbarkeit der Muskeln und des Herzens, der Gefäße und Nervenzellen, Kribbeln und Taubheitsgefühl in den Gliedern, Ameisenlaufen, Einschlafen von Gliedmaßen und **kühlend** bei
Entzündungen	• Verbrennungen, Sonnenbrand, Entzündungen und Fieber.

• Es verlangsamt den Stoffwechsel im Entzündungsbereich, bindet die anfallenden Giftstoffe und transportiert sie ab. Auch wirkt es **regenerierend** nach grippalen und sonstigen Infekten.

Durch seine die Schilddrüse **stärkende** und **straffende** Fähigkeit ist es auch bei

Nerven	• nervöser Heiserkeit, Kitzelhusten, Lampenfieber, rauher und heiserer Stimme, chronischer Heiserkeit (besonders auch bei Kindern) einzusetzen, weiter bei

• Einschlaf- wie Durchschlafstörungen (besonders durch Überanstrengung oder Grübeln),
• Ohnmachts- und Schwindelgefühl,

Kopf	• Kopfschmerzen mit Engegefühl (besonders solchen, die aufgrund seelischer Erregungen und Ängste entstehen und von der Stirn zum Nacken ziehen), Migräne, neuralgischen Beschwerden im Kopfbereich,
Augen Nacken, Hals	lichtempfindlichen Augen, Augen-, besonders Augapfelschmerzen, Nackenschmerzen, »steifem« Hals, schlaffem Hals (auch um die Ohren),

• chronisch vergrößerten, geschwollenen Mandeln, Kropf (mit Nr. 15),

Zähne	• Zahnverfall,
Herz	• schmerzhaften Stichen im Herz-, Brust- und Schlüsselbeinbereich, Herzmuskelverkrampfung, Herzflattern,
Bewegungssystem	• schwach entwickelten Nerven, Muskeln und Knochen, schlecht heilenden Knochenbrüchen, Knochenverkrümmungen, Knochen- und Zahnerkrankungen, Osteoporose, Überbein, schwacher Wirbelsäule, Rücken- und Kreuzschwäche, Haltungsschäden, chronischen Rückenbeschwerden, Ischialgie, Hexenschuß,
Verdauungssystem	• bitterem Geschmack im Mund, brennender, wunder Zunge, Aufstoßen nach Trinken, Schwäche-, Elends-

	gefühl und Schmerzen im Magen, Blähungen, Durchfällen,
Geschlechts-organe	• Menstruationsbeschwerden, zu starker, verfrühter oder ausbleibender Periode, weißem Ausfluß, Schwächegefühl im Unterleib, Gebärmuttersenkung, Schwangerschaftsbeschwerden, verstärkter oder verminderter Libido,
Knie, Füße	• Schmerzen der Knie- und Fußgelenke, Schienbeinschmerzen,
	• Neigung zu kalten Füßen und Händen, Hitzewallungen, leichtem Frieren und Schwitzen.

Calcium phosphoricum wirkt konstitutionell umstimmend, bevorzugt auch bei

Kinder • *Kindern.* Es fördert den Appetit und die Kräfte, ferner Blutbildung, Nervensystem, Schlaf und Verdauung, sowie die geistige Entwicklung und Beweglichkeit. Es fördert die Zahn- und Knochenentwicklung und wird gegeben bei Wachstumsschmerzen, Bauchschmerzen und Nabelkoliken der Kinder, Fieberkrämpfen, Wachstumsstörungen (wie langsames Zahnen, Durchfall beim Zahnen, spätem Laufenlernen), für Kinder, die stets getragen werden wollen, als Vorbeugungsmittel gegen Rachitis, bei frühem Kariesbefall, Schulkopfschmerz, Spätfolgen von Kinderlähmung.

Homöopathische Besonderheiten und Leitsymptome

Allgemein
- Rasche körperliche und geistige Erschöpfbarkeit,
- Verlangen (bis zur Sucht) nach Salzigem, Geräuchertem, Schinken, Eiern, Pikantem, Speck und Fett (auch Butter und Sahne) und nach Unverdaulichem (z. B. Kreide),
- Kind verweigert die Muttermilch, mag keine Milch, erbricht Milch,
- Abmagerung trotz Heißhunger,
- große Neigung zum Schwitzen, besonders auch an unbedeckten Körperbereichen.

- Will reisen und wieder umkehren (spazierengehen, etwas unternehmen, einen Einfall verwirklichen, bricht jedoch die Unternehmung ab, läßt den guten Einfall ungetan, die Chance ungenutzt); kann eine Angelegenheit nicht bis zum Ende durchziehen.

Verschlimmerung
- der Beschwerden durch Darandenken,
- Negativdenken und Problemdenken,
- durch Kälte, Nässe, Zugwind, Wetterwechsel, Schneeschmelze,
- nach kalten Getränken und Eiscreme,
- im Frühjahr und Herbst bei feuchtkalter Witterung,
- bei körperlicher oder geistiger Anstrengung.

Verbesserung
- der Kopfschmerzen und Beschwerden durch Essen,
- durch kleine Mutproben, wie auch: sich etwas zutrauen, etwas erreichen.

Zur Potenzwahl
Körperorientiert eher D6, mit gelegentlichem Einschub auch einmal einer D3, geistseelisch eher D12. (Für Therapeuten: zur konstitutionellen Umstimmung auch gelegentlich Hochpotenzen einschieben.)

Dosierung und Anwendung
1–12 und mehr Tabl. täglich, je nach Mangel. Bei anämischen (blutarmen) Zuständen können kurzfristig noch höhere Dosierungen erforderlich sein. Calcium phosphoricum kann Sofortwirkung entfalten. Es wirkt jedoch auch tiefgehend und sollte hierfür langdauernd, über Monate bis Jahre hinweg kontinuierlich eingenommen werden.
   Bei Zeitumstellungen (Normal-/Sommerzeit) hoch dosieren (stündlich 1–2 Tabl.), ein Tag vor und nach einer Reise ebenfalls einnehmen.

Beste Einnahmezeit
Morgens und abends.

Bester Kurbeginn
Herbst oder Frühjahr. Zunehmender Mond bis Vollmond.

Was gut dazu paßt
Nr. 1, 3, 7.
Ernährung: Walnüsse, Mandeln (ordnende Kräfte), Sellerie (Energie-Speicherkräfte), alle Früchte, besonders Äpfel, Orangen, Kiwis (Aktiv- und Lichtkräfte), Bananen (ausgleichend), Früchtetees.

Astrologische Zuordnung
Calcium phosphoricum hat eine Zuordnung sowohl zum Planeten Saturn und dem Steinbockzeichen, als auch zum Planeten Jupiter und dem Schützezeichen. Die ordnenden, steuernden und fokussierenden Kräfte Saturns werden mit den expansiven, die Lebensfreude stärkenden Kräften Jupiters gemittet. Es ist somit das *Saturnsalz* der Biochemie, eigentlich müßte man es *Saturn-Jupitersalz* nennen, denn beide polaren Kräfte werden stets heilsam koordiniert. Das Saturnsalz hilft, die Steinbock- und Saturnqualitäten zu festigen und übertriebenes »laissez-faire« (alles laufen lassen, »durchhängen«) zu beseitigen. Es hilft jedoch auch, mit Jupiters Kräften zu durchlichten und zu lockern, wo zuviel Härte und Struktur vorhanden ist.

Steinbockgeborene brauchen es somit eher seltener und wenn, dann eher zum Auflockern. Schützegeborene brauchen es recht häufig zum Straffen und Komprimieren. Calcium phosphoricum ist besonders nützlich, wenn sich der Mond im Steinbock befindet oder für diejenigen, deren Geburtsmond im Steinbock oder im Schützen steht.

Wodurch es am meisten verbraucht wird und wem es nützt
- Durch Zeitverschiebung (z. B. bei Flugzeugreisen),
- durch einseitige und »nervtötende« Angelegenheiten und Tätigkeiten,
- durch Augenprobleme und anstrengende Tätigkeiten mit den Augen, z. B. von Fernfahrern, in der Elektrotechnik, bei Fernsehen oder feiner Nadelarbeit,
- durch Übergewicht, Kaffeetrinken, Schluckauf. Es nützt jenen,
- die viel mit Wasser zu tun haben, z. B. stundenlanger Aufenthalt in den modernen »Badelandschaften« (zusätzlich hoher Elektrosmog), auch dem Bademeister,
- die sich beruflich in Kaufhäusern aufhalten: wegen dort vorhandenem Elektrosmog, verbrauchter Luft und chaotischer Energie,

- die in einer Klinik liegen oder dort arbeiten: wegen einer an solchen Orten vorhandenen hohen Nervenbelastung, einer das gesamte Haus durchdringenden Krankheitsenergie sowie Elektrosmog,
- die mit Streß, Ängsten, Partnerproblemen, Gewissensfragen umgehen oder in einem Abhängigkeitsmuster oder einer Problemsituation feststecken.
- Wer viel Obst ißt oder eine Obstkur durchführt, kann dieses Salz besonders gut gebrauchen, weil es die Aufnahmefähigkeit und Verwertung der Mineralien, Spurenelemente usw. optimiert.

FERRUM PHOSPHORICUM
Funktionsmittel Nr. 3

Hauptwirkungsrichtungen
Ferrum phosphoricum ist **das Notfallmittel, Fieber-, Schmerz- und Wundmittel** der Biochemie und hilfreich gegen vielerlei Beschwerden und Schmerzen. Als kraftvolles Tonikum regt es die blutbildenden Gewebe an und ist bei Anämie, Bleichsucht, Konzentrationsmangel, Erschöpfungszuständen, Muskelkrämpfen und rheumatischen Beschwerden angezeigt. Es überträgt Sauerstoff, ist das *Mittel des ersten Entzündungsstadiums* und wird angewandt bei körperlichen Belastungen und sportlichen Anstrengungen. Es hilft, die seelische Widerstandsfähigkeit, die Initiative und den Willen zu stärken und dabei das rechte Maß für Machbares zu finden.

Persönlichkeitsbild
Die Ferrum phosphoricum-Persönlichkeit bemüht sich stets, allen Anforderungen in höchstem Maße gerecht zu werden und überfordert sich dabei gerne. Sie setzt sich Ziele, die nicht immer schon genügend ausgereift sind und manchmal auch ihrem wirklichen Wesenskern nicht entsprechen. Sie kämpft dabei auch unentwegt gegen die Zeit, um ihre Ziele schnellstmöglichst und gegen alle Widerstände umzusetzen. Dabei sind dann mannigfaltigen Überforderungen Tür und Tor geöffnet, und so kommen immer wieder Phasen, wo sie unter dem selbsterzeugten Druck zusammenbricht. Durch Ferrum phosphoricum in höheren Potenzen (D12, D15, D30, D200,

D1000) können sich Klärungsprozesse vollziehen, die es ihr ermöglichen, ihre Ziele samt Zeitrahmen einmal einer grundsätzlichen Überprüfung zu unterziehen und einer höheren Ordnung zu unterstellen. Es wird dann leichter möglich, dem Druck von Zeit und Anforderungen etwas spielerischer zu begegnen. Spannungskopfschmerzen, Migräne und sonstigen immer wiederkehrenden Zusammenbrüchen kann mit diesem Lebenssalz ebenso vorgebeugt werden wie mit der Einsicht, lieber rechtzeitig auch den Pausen, dem Spiel, Entspannungs- und Ferienzeiten im Leben ihr Recht zukommen zu lassen. Durch die Arbeits- und Zeitausfälle holt sich der Körper sonst schließlich doch seine dringend notwendigen Ruhepausen, nur daß diese dann anstelle von freudvoll als leid- oder schmerzvoll erlebt werden!

• Die (polare) Ferrum phosphoricum-Persönlichkeit kann jedoch auch recht weich, biegsam und willensschwach sein und zwischen zwei Polen hin- und hergerissen werden, so daß sie immer wieder mit kleineren wie auch großen Entscheidungsschwierigkeiten zu kämpfen hat. Durch dieses Mineralsalz wird es ihr im Lauf der Zeit leichter, eindeutig Ja und eindeutig Nein zu sagen und Seelenmodelle von Verwaschenheit, zu großem Altruismus, übertriebener Dienstbarkeit, Abhängigkeit bis hin zur Opferhaltung leichter loszulassen.

Antlitzdiagnose
Die antlitzdiagnostischen Zeichen, die bei längeren auslaugenden Tätigkeiten, »Ausgebranntsein« oder Infekten entstehen, lassen sich bei diesem Salz wie folgt studieren: Häufig entsteht kurz vor dem Ausbruch einer fieberhaften Krankheit eine ausgesprochene **Hohläugigkeit,** die durch das Schwinden der Fettpolster der Augenhöhlen zustandekommt. Unter den Augen, beginnend an den Seiten der Nasenwurzel und den inneren Augenwinkeln, finden wir dann eine dunkelblaue bis **schwärzliche, schattenartige Färbung.** Es ist jedoch nicht notwendig, darauf zu warten, bis jemand aus der Familie an Grippe erkrankt ist, um einen Mangel an Ferrum phosphoricum zu diagnostizieren, denn die eingefallenen Augen und den Ferrum phosphoricum-Schatten sehen wir auch nach größeren körperlichen und kräftezehrenden Anstrengungen oder nach Sportveranstaltungen der Kinder. Wer spätestens dann sofort Ferrum phosphoricum einnimmt, kann schnell die Verbesserung seines Allgemeinzustandes, seiner Ermüdung und seiner Muskelschwäche feststellen. Besser ist

es jedoch, immer wieder einige Tabletten dieses Salzes vor und auch während der (sportlichen) Anstrengungen einzunehmen, denn dann lassen sich Muskelkater und Erschöpfung weitgehend verhindern. Wer beispielsweise nicht genügend trainiert bergwandern geht, könnte sich etwa ein Tütchen mit einer kleinen Handvoll Ferrum phosphoricum-Tabletten füllen und diese während seiner Wanderung stetig einnehmen, um dann womöglich seinen trainierten Wandergefährten sogar vorauszulaufen!

Wir finden die Ferrum-Zeichen jedoch auch bei akuter Sauerstoffnot und bei Eisenmangel, etwa nach »feuchtfröhlichen Geselligkeiten«, durchfeierten Nächten, schlechter Luft, zu wenig Schlaf, Rauchen und Alkohol (Nr. 6 im Wechsel verwenden). Bei solchen Gelegenheiten kommen zur Hohläugigkeit und den tiefen schwarzen Schatten oft noch eine **spitze, weiße, eingefallene Nase** und **weiße Ohrläppchen**. Große Schwäche verlangsamt dann die Bewegungen, auch das Atmen fällt schwer. Geben wir dann alle fünf Minuten Ferrum phosphoricum, sorgen für frische, sauerstoffreiche Luft und die dringend notwendige Erholung, so kann – bei sonstiger Gesundheit – ein schneller Rückgang der Zeichen wie der Beschwerden festgestellt werden. Nicht nur deshalb empfiehlt sich dieses hervorragende Mittel in der Urlaubs- und Hausapotheke und sollte immer greifbar sein.

Auch das Baden in kaltem Wasser oder Durchnässung kann zu akutem Mangel an Ferrum phosphoricum führen, da kaltes Wasser die Lebenskraft aus dem Körper herauszieht. Wer in den Regen gekommen ist, fröstelt und eine Erkältung heranziehen fühlt, sollte sofort ein Glas heißes Wasser oder Lindenblütentee mit einigen darin aufgelösten Tabletten dieses Lebensalzes trinken, bei Bedarf auch mehrmals hintereinander. Auch wenn Infektionen grassieren und die Kinder mit spitzen weißen Nasen und Schatten unter den Augen nach Hause kommen, gibt man ihnen sofort einen heißen Ferrum-Drink.

Sonstige Körperzeichen
Bei akutem Mangel finden wir Kraftlosigkeit, schleppende Bewegungen und eine leise Stimme. Bei längerdauerndem Mangel an diesem Lebenssalz sind die Ohren blaß bis bleich, in schweren Fällen sogar wie durchsichtig-durchscheinend.

Geistseelischer Anwendungsbereich

Ferrum phosphoricum D6 könnten wir als ein geradezu »magisches Mittel« bezeichnen: denn es hilft, die Teilbereiche unseres Wesens herauszuentfalten, derer wir bedürfen, um selbstbestimmend und schöpferisch zu wirken. Es stärkt den Rücken, damit die Wirbelsäule die Impulse der Willenskräfte wiederum an Zellen und Organe weitergibt, und es macht strahlend. Diese Strahlkraft im Verein mit zunehmender Authentizität, Willenskraft und Farbigkeit ergibt eine gewisse Brillanz im Auftreten, mit der wir andere Menschen viel leichter erreichen. Das Eisensalz »erdet« und bringt in die Mitte. Es zieht die Seele in den Augenblick, in die Unmittelbarkeit. Es reinigt von Verdunklungen und von »Schatten auf der Seele« und führt ins Hier und Jetzt. Es »fackelt« nicht lange, sondern erledigt einfach, was zu tun ist. Es beruhigt eine aufgewühlte Seele, und Ängste können besser artikuliert und angeschaut werden. Es fördert die Durchsetzungskraft und klares, bestimmendes Denken und Handeln. Es macht ruhig und müde, wenn man flipprig, überanstrengt, überreizt ist oder nicht einschlafen kann. Es macht aber vital und munter, wenn man eine Vitalitätsaufbesserung braucht. *Der Körper holt sich genau das aus diesem Salz, was er gerade braucht*! Es gibt innere Wärmekraft und läßt den Blick wieder nach vorne richten, gibt Standfestigkeit und Gradlinigkeit. Die unmittelbaren Tätigkeitsfelder werden mit mehr Leichtigkeit, Lichte und Helle angegangen – wie dieses Salz überhaupt hilft, Arbeit nicht als lästig zu empfinden, sondern sie mit Freude und mehr spielerisch zu bewältigen. Es verändert das gesamte wäßrige Körpermilieu in Richtung »Jetzt« und »auf den Punkt bringen«. Es vermittelt Durchhaltevermögen, Zähigkeit und ein klares Wissen um Machbarkeit. Ferrum phosphoricum ist somit ein höchst nützliches Mittel bei

- geringer Leistungsfähigkeit und Widerstandskraft, Erschöpfung, Müdigkeit, Antriebslosigkeit, Hinfälligkeit, Schlaflosigkeit (durch Übermüdung),
- Sorgen, Bedrückungen, Nervosität, Überempfindlichkeit, Unruhe, Depressionen, unbewußten wie bewußten Ängsten, bis hin zum Schock, und es hilft auch bei Zittern aller Art: Augenzittern, Augenflattern, Händezittern, bei Gänsehaut, wenn »die Haare zu Berge stehen«.

Körperlicher Anwendungsbereich
Ferrum phosphoricum ist ein optimales Mittel bei allen Arten von Belastungen, und es wirkt vorbeugend, wenn es vor und während der jeweiligen Belastung genommen wird. Es hilft, Ansteckung zu verhindern, und beginnende entzündliche Vorgänge können sich mit seiner Hilfe nicht so leicht ausbreiten. Auch das Herz kann mit der Hilfe dieses Lebenssalzes mit größerer Kraft Belastungen bewältigen. Durch seine Hilfe werden die roten Blutkörperchen gekräftigt und energiereicher. Auch bei Mangel an weißen Blutkörperchen und Milzschaden ist es hilfreich sowie bei Bleichsucht, Hinfälligkeit, Blutverlust und zur Operationsvorbereitung. Wenn man weiß, daß man in Gefahren oder besondere Lebenssituationen kommen wird, in denen Ausdauer erforderlich sein wird, lohnt es sich, seine Hilfe bereits vorbeugend in Anspruch zu nehmen. Das Eisensalz durchwärmt generell den ganzen Organismus und macht ihn im Lauf der Zeit zäh und widerstandsfähig.

Es verbessert die Sauerstoffversorgung aller Muskeln, auch der von Gefäßen oder Darmwand. Es regeneriert somit Gefäßerschlaffungen wie auch Darmerschlaffung, die zu Verstopfung oder auch zu Durchfällen führen kann. Als Sauerstoff- und Licht-Überträger hindert es nicht nur die Ausbreitung jeglicher Art von Krankheiten, sondern es hilft auch bei Verbrennungen und Verätzungen, besonders durch Laugen. Ferrum phosphoricum harmonisiert den Säurespiegel im Magen und ist daher hilfreich bei saurem Aufstoßen. Wer zu einem Festessen eingeladen ist und des Guten etwas zuviel getan hat, nimmt 3mal 3 Tabl. Ferrum phosphoricum in heißem Wasser ein, schluckweise in drei Etappen, innerhalb von je fünf Minuten (ergänzend Nr. 9).

Ferrum phosphoricum ist das bevorzugt angezeigte Mittel für Körpererscheinungen, Absonderungen, Empfindungen und Schmerzen nachfolgender Art:

Ferrum phosphoricum – Schlüsselmerkmale
Erscheinungen: gerötet • entzündlich • feurig • blutüberfüllt • heiß • fiebrig • schwitzig • katarrhalisch • erschlafft • bleich • durchscheinend.
Blut: hellrot, frischrot, feuerrot • leicht gerinnend.
Absonderungen: wäßrig • hellrot blutend • wäßrig und mit hellrotem Blut durchsetzt oder gestreift.

Empfindungen und Schmerzen: aufflammend • pochend • pulsierend • klopfend • schmerzempfindlich, schmerzhaft • brennend • entzündlich • geschwollen • hitzig • flattrig, zittrig • schwach, »wackelig« • krampfend • schlaff • benommen • kalt, erkältet • fröstelnd • zitternd • steif • müde • akut erschöpft.
Zeitphänomene: akuter Bedarf, Erscheinungen schnell kommend und gehend, kurzfristige Wirkung. Für tiefgreifende Wirkung (z. B. bei Blutarmut) mit anderen Salzen kombinieren.

Blut	• Es verbindet **Blutreinigung**, Ausleitung von Schlacken und Müdigkeitsgiften mit der Aktivierung neuer Kräfte, dem Aufbau neuer Zellen und Gewebe, hoher Leitgeschwindigkeit der Nerven, Austausch, Fluktuation, Anregung des Stoffwechsels mit dem Abbau von Kohlehydraten, weswegen es auch
Stoffwechsel	
	• bei **Abnahmediäten** wertvoll ist.
	• Es ist nützlich beim Abbau stoffwechselpflichtiger Substanzen, toxischen Belastungen, Blutvergiftung, Viren und Bakterien und ist angezeigt bei
	• **beginnenden entzündlichen Prozessen**, leichtem Fieber (Fieber wird nicht unterdrückt, sondern überflüssig), – hohes Fieber erfordert Nr. 5 –,
Infekte	• Erkältungen, **Infekten**, Infektionskrankheiten, Halsentzündung, Augen-, Ohren-, Mandel-, Lungenentzündung, Husten, Grippe, Katarrh, Bronchitis usw.,
	• frischen Wunden, **Verletzungen**, Quetschungen, Verstauchungen, Verrenkungen, Blutungen, Gefäßblutung, Knochenbrüchen,
	• Insektenstichen (mit Nr. 8),
	• Verbrennungen, **Sonnenbrand** (mit Nr. 8)
Herz-Kreislaufsytem	• vermehrter Blutfülle der Gefäße, Herzklopfen, Blutandrang zum Kopf und Gehirn (mit Benommenheit), Kopfschmerzen, Migräne, Blutarmut, Eisenmangel, Ermüdung durch zu wenig Sauerstoff,
	• Schmerzempfindlichkeit von Haut, Haaren, Zähnen (es vitalisiert Haut und Haare und kräftigt den Zahnschmelz) –,
Bewegungssystem	• **Muskelschwäche**, Muskelermüdung, Muskelkater, Muskelschmerz, Muskelzerrung, Muskelschlaffung,

Verdauungs-system	• Gelenkentzündung und -rheumatismus (besonders im Schultergelenk), Rückensteifheit, Hexenschuß.
	• Erbrechen (von hellrotem Blut), Magenentzündung, Darmentzündung, Durchfall,
Niere, Blase	• Blasen-Inkontinenz (aufgrund von Schließmuskelschwäche), Blasenentzündung, Nierenentzündung,
Geschlechtsorgane	• zu starker Menstruationsblutung.
Kinder	Für *Kinder* ist es hilfreich bei
	• Kinderkrankheiten im ersten Stadium, bei Bettnässerkindern (dringend den Bettplatz untersuchen lassen!), und
	• es ist Kindern beim Lernen nützlich und hilft, den Lernstoff besser zu behalten.
	• Für Schulkopfschmerz ist es hervorragend geeignet (hier kann eine Störzone mitverursachend wirken, deshalb auch mal den Sitzplatz verändern).

Ferrum phosphoricum ist ein Vitalisator und Muntermacher und ein geradezu zauberisches Heilmittel. Seine Anwendungsbereiche allein schon lohnen es, sich mit der Biochemie zu beschäftigen! Wer seine meist schnelle und oft verblüffende Hilfe einmal am eigenen Leib verspürt hat, wird dieses Salz nie mehr missen wollen, stets bei sich haben und auch seine Kinder damit vertraut machen.

Homöopathische Besonderheiten und Leitsymptome

Allgemein
• Viel Durst auf Wasser.

Auffallend
• Wärmeorganismus gestört, mit kalten Händen und Füßen,
• Schweißausbruch am gesamten Körper,
• Rötung des Gesichtes,
• Abneigung bis Widerwillen gegen Eier, Fleisch und Milch.

Verschlimmerung
• durch Eier.

Verbesserung
• durch Wärme, Ruhe und heiße Anwendungen.

Zur Potenzwahl
D3, D6. (Für Therapeuten: auch an Hochpotenzen denken!)

Dosierung
3mal 3 und mehr Tabl. tägl. In akuten Fällen: alle 2–3 Minuten!
Ferrum phosphoricum hat als heißer Mineraldrink seine intensivste und zügigste Wirkung. Es kann, je nach Erfordernis oder Mangelzustand auch hoch dosiert – fünf bis zehn Tabletten pro Drink, etwa 3mal täglich – sowie bei Notfallsituationen, Entzündungen auch noch öfter, bis hin zu zweiminütigen Intervallen genommen werden. Kehren die Kräfte zurück, wird die Dosierung wieder entsprechend verringert. Auch könnte man sich durchaus angewöhnen, die aktivierenden und sauerstoff-übertragenden Kräfte dieses Vitalisators vor jedem Spaziergang – als eine Art von generellem Kraftelixier – einzunehmen!

Beste Einnahmezeit
Später Nachmittag (Nierenzeit), Mitternacht, morgens früh.

Bester Kurbeginn
Im Herbst, Winter und Frühling; zu Vollmond.

Was gut dazu paßt
Paßt zu allen anderen Salzen, besonders gut zu Nr. 11 (gegenseitige Wirkungsverstärkung). Als Entzündungsmittel des *ersten Stadiums* hat es sich besonders gut bewährt, wenn es als Mischung mit Nr. 4 (dem Mittel des zweiten Entzündungsstadiums) gegeben wird. Nr. 10 optimiert diese Mischung noch weiter.
Pflanzenzuordnung: Aconitum, der blaue Sturmhut, ist nicht nur eine alte magische Hexenpflanze, sondern hat sich als homöopathisches Heilmittel bei plötzlichen Infekten und akuten Krankheitsfällen bewährt (z. B. D3) und ergänzt das Eisensalz ganz hervorragend!
Ernährung: Optimal passen frische reife (!) Ananas und Kiwis. Die Heilkräfte dieser Früchte ergänzen sich hervorragend mit Ferrum phosphoricum für Wachstum, Entwicklung und Zellaufbau (Buchtips im Anhang).

- **Kurtip:** Wer Energie braucht, sich schwach und antriebslos fühlt, sollte kurmäßig 3mal täglich eine Kiwi (oder eine halbe Ananas) essen und 3mal einen heißen Ferrum phosphoricum-Drink (je 6 Tabl.) dazu genießen. Anschließendes Lauftraining in frischer Luft verstärkt die positive Wirkung.

Astrologische Zuordnung
Ferrum phosphoricum hat eine Zuordnung zum Planeten Mars mit seiner Fähigkeit plötzlichen Angriffs, vehementer Verteidigung und unmittelbarer Beantwortung von Reizen. In seinem eigenen, dem Widder-Zeichen besitzt das *Marssalz* allerdings nicht die stärkste Kraft, sondern dann, wenn es die ausgleichenden Fähigkeiten des Planeten Venus (und des Stierzeichens) oder die ausbalancierenden Kräfte des Waagezeichens mit hinzunimmt. Eigentlich müßten wir es als *Mars-Venussalz* bezeichnen. Widdergeborene können dieses Lebenssalz meist sehr gut gebrauchen, weil es ihnen dann die weiblichen Kräfte der Venus zuflutet. Wessen Geburtsmond im Widder steht, braucht es so gut wie immer und auch regelmäßig. Stiergeborene brauchen es eher seltener, Waagegeborene hingegen haben oft Bedarf an dem *Marssalz*, ganz besonders zur Waagezeit (hervoragend Hochpotenzen, z. B. D30 und höher). Für den astrologisch Kundigen: Entscheidend sind stets die Mars-Venus Aspekte im Horoskop!

Zu allem Mondischen, Fließenden, Seelischen hat das *Marssalz* eine solche Beziehung, daß es dieses eher löscht oder deaktiviert. Zu diesem Zweck errichtet es Grenzen um Seelisches und schließt auch die Tore für Eindringlinge (jeder Art), weswegen es auch den Fischegeborenen oft recht nützlich sein kann. Seine allerstärksten und geradezu erlösenden Kräfte (als Hochpotenz) entfaltet es jedoch dort, wo im Horoskop der Planet Pluto positioniert ist. Denn durch die liebevolle Handreichung dieses Lebenssalzes zwischen dem weiblichem und dem männlichem Prinzip wird eine Brücke gebaut, welche die Masse und den Druck plutonischer Kräfte transzendiert.

Wodurch es am meisten verbraucht wird
- Durch Alkohol und
- Rauchen, wodurch viel Sauerstoff verbraucht wird, sowie
- durch Aufenthalt in geschlossenen, sauerstoffarmen Räumen,

- durch Kaffee, Kakao und schwarzen Tee, die viel Eisen im Organismus verbrauchen,
- durch alle schnellen und kraftraubenden Tätigkeiten,
- durch alle initiierenden, zeugenden, aktiven Prozesse,
- sexuelle Liebe,
- Entbindung,
- Sport,
- Aufenthalt in kaltem Wasser, wie Angeln oder Schwimmen.

KALIUM CHLORATUM
Funktionsmittel Nr. 4

Hauptwirkungsrichtungen
Kalium chloratum wird bei Veranlagung zu chronischen Entzündungen und Katarrhen sowie als Mittel des *zweiten Entzündungsstadiums* eingesetzt. Es ist ein wichtiges *Entgiftungsmittel* und hat eine besondere Beziehung zum Nasen-Rachenraum, zu den Ohren, Augen, Drüsen, Eierstöcken, Eileitern und zur weiblichen Brust. Kalium chloratum wirkt lösend und befreiend auch auf seelische Bereiche.

Persönlichkeitsbild
Die Kalium chloratum-Persönlichkeit ist gemütvoll und neigt gelegentlich zu etwas übertriebener Duldsamkeit. So läßt sie sich durchaus gerne von ihrer Umwelt für diverse fürsorgliche Angelegenheiten einspannen, woraus sie jedoch auch ihr Selbstverständnis bezieht. Heimat und Fürsorge sind ihr jedenfalls wichtig und letztlich auch ihr Lebenselixier. Sie sollte nur darauf achten, daß diese ihre Kraft für andere nicht selbstverständlich wird und sie sich nicht ausbeuten läßt (was in ihrer Reifungsphase noch recht leicht geschehen kann).
- Die gereifte Kalium chloratum-Persönlichkeit hingegen weiß sehr genau, was sie will und auch, wie sie ihre Angelegenheiten betreut, durchsetzt und jeweils die besten Mittel und Wege hierzu findet. Sie kann in höherem Lebensalter geradezu wie eine Königin ihr Reich – alles, was in ihren Kompetenzbereich gehört und was ihr anvertraut wurde – regieren.

Antlitzdiagnose
Bei Mangel an diesem Lebenssalz zeigt sich ein zartes, **milchig-bleich durchsichtiges Aussehen der Gesichtshaut,** ganz besonders um die Augen und unteren Augenlider herum. Das Durchscheinende der Haut kann auch milchig-bläulich, grünlich oder rosarötliche Färbungen aufweisen, je nachdem, welche anderen Lebenssalze fehlen. Bei stärkerem Mangel zieht sich diese (Ent-)Färbung über das ganze Gesicht, manchmal sogar über die Arme und schließlich über den ganzen Körper.

Sonstige Körperzeichen
Bleiche Arme und Füße, weiche Finger- und Fußnägel. Ausgebleichte, aufgehellte, fast durchsichtig erscheinende Haare. Dieses Mittel paßt oft für schmalwüchsige Menschen, jedoch auch für solche, die zu (an-)schwellenden Körperformen neigen.

Geistseelische Anwendungsbereiche
Dieses Lebenssalz hat lösende, entriegelnde Kräfte auf der zellularen Ebene wie auch im Bereich des Gemütes. Es hilft deshalb, sich von falschen Vorstellungen, seelischen Giftstoffen und falschen Denkmodellen zu reinigen, Seelenverletzungen leichter loszulassen, zu vergessen und sich von ungemäßen Sorgen zu befreien. Es löst Grenzen auf und bewirkt zellulare Flutung von innen nach außen. Es *entriegelt das Bindegewebe*, in dem sich vielerlei Toxine und Seelenmüll ablagern.
- Es ist deshalb hervorragend für allerlei körperliche wie auch für seelische Entgiftungskuren geeignet. Durch seine entgrenzende Fähigkeit und Funktion
- entlastet es die Seele von Druck und Einschränkungsmustern, macht sie geöffneter für neue Ideen und Gedanken und transzendenter, auch für spirituelle Prozesse. Es hilft,
- daß wir uns freier von Zwängen, Druck und Sorgen in jene Bereiche seelischer Entfaltung begeben können, die jetzt gerade vor uns liegen.

Körperliche Anwendungsbereiche
Kalium chloratum ist ein wichtiges Drüsenfunktionsmittel. Es steht zudem in enger Beziehung zu den Schleimhäuten (die bei Mangel Faserstoff und Schleim ausscheiden), neutralisiert Giftstoffe und hilft, diese durch wäßrige Flutungsprozesse auszuscheiden. Das Blut erscheint bei Mangel an diesem Salz dick, zähflüssig, dunkel, beinahe schwärzlich. Durch Kalium chloratum wird es gereinigt, flüssiger und beweglicher. Kalium chloratum entkrampft die Kapillaren – die feinsten Blutgefäße – und sorgt damit für einen besseren Austausch von Blut, Nährmitteln und Sauerstoff und den Abtransport von Stoffwechselrückständen. Es hat sich bewährt, Kalium chloratum als Mittel des zweiten Entzündungsstadiums mit Nr. 3 (dem Sauerstoffüberträger und Mittel des ersten Entzündungsstadiums) gemeinsam zu geben. Auch bei Entzündungen oder Verletzungen mit Schwellungen gibt man es gemeinsam mit Nr. 3, dem Eisensalz, und fügt, etwa bei Blutergüssen, noch Nr. 11 zu der Mischung hinzu (Umschläge oder Salbe zusätzlich).
Kalium chloratum ist das bevorzugte Heilmittel für chronische und katarrhalische Entzündungsprozesse aller Art sowie für Körpererscheinungen, Absonderungen, Empfindungen und Schmerzen nachfolgender Art:

Kalium chloratum – Schlüsselmerkmale
Haut und Schleimhäute: milchig • durchsichtig • weißlich • weißgrau • entzündlich • weißgrau-schorfig.
Absonderungen: weißgrau • wäßrig • auslaufend • schaumig • bläschenartig • schleimig • wäßrig-rötlich-entzündlich • dickflüssig • mehlartig trocknend.
Blut: dick • zähflüssig • dunkel • zäh • schwer.
Empfindungen und Schmerzen: voll • verstopft • angeschwollen • stechend • pulsierend • klopfend • knackend • schwächend • geschwächt • auslaufend • müde • ausgelaugt • unwohl • elend •
Zeitphänomene: chronische wie auch akute Erkrankungen.

	Weiterhin wird es angewendet bei
Nerven	• neuralgischem Gesichtsschmerz,
	• Neurodermitis,
Kopf	• Augen- (Netzhaut-, Regenbogenhaut-, Augenlid-) Erkrankungen, Gerstenkörnern,
Nase, Ohren	• allen Schleimhaut- und Lymphknotenentzündungen und Schwellungen, Katarrhen, Stockschnupfen, chronischen Erkältungen, Heiserkeit, Hals- und Mandelentzündung, Ohrenentzündung, Hörstörungen,
Hals, Rachen	Kiefernhöhlenvereiterung, Geschwüren im Rachenraum, Soor, Krupp, Pseudokrupp, Mumps, Fisteln, Warzen, Frostbeulen,
Herz, Atemwege, Brustbereich	• Entzündung von Lunge, Herzbeutel, Rippenfell, Bauchspeicheldrüse, Sehnenscheiden, Schleimbeutel (Bursitis), bei Bronchitis und Asthma,
Verdauungssystem	• Leberstörungen, Gastritis, Magenkatarrh, entzündetem Verdauungstrakt, (Dünn-)Darmkatarrh, -entzündung, -trägheit, Zöliakie (Erkrankung der Dünndarmschleimhaut von Säuglingen und Kindern), Verstopfung,
Kreislaufsystem	• Durchblutungsstörungen, Kreislaufschwäche, zur Embolievorbeugung,
Beweg.app.	• Rheumatismus der Muskeln und Gelenke,
Geschlechtsorgane	• Drüsenentzündung der weiblichen Brust, Entzündung der Eierstöcke und Eileiter, Myom, Zysten, Weißfluß,
Blase, Niere	• Blasenentzündung (auch zur Stärkung der Nieren),
Beine	• Krampfadern (mit Nr. 1, 7, 9, 11, Umschlägen und Salbe) und für
Kinder	• Kinderkrankheiten im zweiten Stadium der Entzündung.
Entgiftung	• Die entgiftenden Kräfte von Kalium chloratum werden auch zum Ausleiten von Impfgiften, Medikamentengiften oder Narkosegiften eingesetzt. Nach einer Vollnarkose mit anhaltenden Folgebeschwerden, wie Müdigkeit, Unwohlsein, schlechtem Mundgeschmack, Verlust des Geruchs- und Geschmackssinns, Vergeßlichkeit oder anderen Folgen: bis zur Besserung 3mal tägl. 6 Tabl. einnehmen.

Homöopathische Besonderheiten und Leitsymptome

Allgemein
- Anschwellung der Drüsen,
- weißgraue Beläge und zäher, gummiartiger Schleim.

Verschlimmerung
- durch fette und gewürzte Kost, Kuchen,
- kalte Getränke,
- Hitze und Sonnenbestrahlung,
- durch Bewegung.

Zur Potenzwahl
D3, D6, D12.

Dosierung und Anwendung
1–3 Tabl. 1- bis 3mal täglich, bei Vergiftungen, Impfungen und sonstigen Bedarfsfällen auch mehr und öfter, je nach Indikation in heißem bis kühlem Wasser. In der Nacht besser nicht anwenden.

Beste Einnahmezeit
Morgens

Bester Kurbeginn
Im Winter und Frühjahr, zu Vollmond und zum abnehmenden Mond.

Was gut dazu paßt
Nr. 3, 7, 11.
Ernährung: Vollkorn-Getreideprodukte; Senf (durchlichtet!).

Astrologische Zuordnung
Kalium chloratum hat eine eindeutige Beziehung zum Mond, dessen Einwirkung auf unseren Planeten, auch auf unsere Zellen und Gewebe wir auch am Fluten der Meeresgewässer erkennen können. Je nachdem, in welchem Zeichen sich der Mond (für 2½ Tage) gerade befindet, werden bevorzugt jene Körperbereiche von diesem *Mondsalz* geflutet, durchspült und entgiftet, die diesem Zeichen zugeord-

net sind. Treten entzündlich wäßrige Erscheinungen auf, so hat Kalium chloratum jeweils seine stärkste Heilwirkung, wenn der Mond das diesem Körperbereich zugeordnete Zeichen betritt, z. B.:
- bei entzündeten Augen im Widder,
- bei Mandelentzündung im Stier,
- bei Lungenentzündung im Zwilling,
- bei Magenbrennen, Gastritis im Krebs,
- bei entzündlichen Prozessen des Herzens im Löwen,
- bei Darmkatarrhen in der Jungfrau,
- bei Nierenentzündungen oder -stauungen in der Waage,
- bei stockenden Krankheiten (z. B. Stockschnupfen) im Skorpion,
- bei Anschwellung der Drüsen im Schützen,
- bei zähen, jeder Therapie widerstehenden Krankheiten, entzündeten Gelenken oder Knochen im Steinbock,
- bei Unterschenkelerkrankungen, z. B. Krampfadern im Wassermann,
- bei heißen, entzündeten, geschwollenen Füßen in den Fischen.

Kurz nach Vollmond hat das *Mondsalz* seine stärksten entriegelnden, entgiftenden und kühlenden Fähigkeiten, und die Schleusen der Zellen sind auf maximale Flutung eingestellt. Diese kühlende Entgiftungsfähigkeit hält 14 Tage bis zum Neumond an (siehe mein Buch *Das magische Wissen vom Mond*, im Literaturverzeichnis).

Zu Neumond hat Kalium chloratum die schwächste Wirkung, dafür jedoch kommen ab diesem Zeitpunkt eher wärmend flutende Kräfte ins Spiel, die auch die nächsten 14 Tage bis zum Vollmond anhalten.

Wollen wir uns weitere Zuordnungen betrachten, so geht es weniger darum, für welche Tierkreis-Geborenen (Krebsgeborene) dieses Lebenssalz bevorzugt wirksam ist, sondern um folgendes: Dort, wo im Geburtshoroskop der Mond steht, ist einerseits bei jedem Menschen die größte wechselnde, flutende und zwischen Yin und Yang (weiblich und männlich) ausgleichende Kraft vorhanden. Hier ist aber auch die Grenze (Steinbock, Saturn) zwischen Innenwelt und Außenwelt, zwischen Denken, Handeln und Fühlen, und so kann es von diesem Punkt ausgehend auch besonders große Spannungen (und Spannungsaspekte) geben, die schwierigsten im Horoskop überhaupt. Sie können die fröhliche Entfaltung eines Menschen hemmen, durch Hochpotenzen von Kalium chloratum zur astrologisch exakt berechneten Zeit jedoch gemildert werden.

Das *Mondsalz* Kalium chloratum ist nicht nur mit dem Mond unseres Planeten Erde verbunden, sondern auch mit den Monden anderer Planeten, bevorzugt denen des Jupiters, von wo aus auch eine übergeordnete Steuerung erfolgt. Wer deshalb mehr die geistseelisch entriegelnden Eigenschaften dieses Salzes nutzen will, sollte die D12 (und höhere, etwa LM-Potenzen) verwenden. Da durch die Entriegelung *des Stoffes an sich* die Seele freier fließen kann und Druck weggenommen wird, hat dieses Lebenssalz befreiende und in der Folge dann auch aufheiternde Wirkung.

Wodurch es am meisten verbraucht wird und wem es nützt
- Durch Computerarbeit, Fernsehen, Strombelastung,
- durch Alkohol, durch Milchprodukte,
- von Kindern im Schulalter; es nützt
- jenen, die aus Veranlagung oder von Berufs wegen neugierig sind oder sein müssen und sich ständig mit *wechselnden* und neuen Dingen zu beschäftigen haben,
- jenen, die »Heimat und Hort« nicht genügend Aufmerksamkeit schenken oder aus beruflichen Gründen schenken können,
- jenen, die sich heimatlos fühlen,
- die sich zerrissen oder hin- und hergerissen fühlen,
- die Heimweh (D12) oder auch
- die Fernweh (D3) haben.

KALIUM PHOSPHORICUM
Funktionsmittel Nr. 5

Hauptwirkungsrichtungen
Kalium phosphoricum ist ein großes *Nervenmittel* und angezeigt bei geistigen und muskulären Überanstrengungen, Erschöpfungszuständen und Depressionen. Es dient zur Verhütung von Fäulnisprozessen und ist blutbildend. Es vermittelt freudvolle Lebensbejahung.

Persönlichkeitsbild
Kalium phosphoricum hat eine Zuordnung zum Lichtstoffwechsel, der von der Hypophyse aus gesteuert wird. Daher neigt die Persönlichkeit bei Mangel an diesem Salz zu einem verdunkelten und sorgenvollen Gemüt, zum »Schwarzsehen« und zu Depressionen, zumal sie ja auch tatsächlich oft geradezu ausgelaugt ist und sich »ausgebrannt« fühlt. Sie kann etwas »Leidendes« an sich haben und trägt ihre niedergeschlagene Grundstimmung, ihr Abgekämpftsein und ihre Überempfindlichkeit überall hin, gleichgültig in welcher anregenden oder freudigen Umgebung sie sich auch einmal aufhalten mag oder welchen Menschen sie begegnet. Zu solcher Gemüts- und Seelenverdunkelung kann sich eine geistige Unflexibilität und Starrheit gesellen. So steht ihr nach Neuerungsplänen oft gar nicht der Sinn, und auch die – meist dringend notwendigen – Änderungen der Lebensführung und mancherlei festgeprägter Einstellungen können sich mitunter als recht schwierig erweisen. Wenn sie diese jedoch annimmt, bleibt sie auch dabei und zieht eine Therapie beständig durch.

• Die polare Persönlichkeit hingegen nimmt freudig jeden Strohhalm zur Verbesserung ihrer Lebensumstände an und probiert alles aus, was ihr hilfreich sein könnte. Sie kann dann allerdings zu wenig Ausdauer aufweisen und zu schnell »das Handtuch werfen«, um wieder anderes und Neues auszuprobieren oder auch die Therapien und Therapeuten zu wechseln.

Kalium phosphoricum kann auch denen, die sich trostlos oder phasenweise wie eine unscheinbare »graue Maus« fühlen, wieder zunehmend lebenssprühende Farbigkeit, Vitalität und wachsendes Selbstvertrauen bringen – wenn es lange genug eingenommen wird. Es reinigt und kräftigt dann die Nerven und läßt das Leben wieder farbiger und spannender werden.

Antlitzdiagnose
Bei längerem und starkem Mangel an diesem Lebenssalz findet sich eine aschgraue bis schmutziggraue Farbe im Gesicht und in den Hautporen, bevorzugt am Kinn. Das **aschgraue, fahle Gesicht** wirkt oft schon von weitem und läßt auch den unbefangenen Betrachter Krankheit vermuten. Am leichtesten läßt sich die schmutzig-graue Färbung bei einem blassen Gesicht erkennen, doch auch in Verbin-

dung mit anderen Mangelzuständen und Färbungen ist der Kalium phosphoricum-Mangel gut erkennbar. Häufig kommen zur Düsterkeit und Lichtlosigkeit des Antlitzes noch eingesunkene Schläfenpartien und ein großes Ruhebedürfnis hinzu.

Sonstige Körperzeichen
Unruhige Hände

Geistseelischer Anwendungsbereich
Kalium phosphoricum kann wieder Spannkraft, Licht und Wärme in Geist und Gemüt bringen. Dieses Lebenssalz besitzt hohe lichtverbindende Wirkung auf all solche Bewußtseinsthemen, die einer Verbindung, Überbrückung, Aufhellung und Durchlichtung bedürfen, woraus seine hervorragende Wirkung etwa bei Depressionen, seelischen Blockaden, Abgrenzungen und Seelennarben resultiert. Es benötigt jedoch öfters auch die Hilfe anderer Lebenssalze dabei. Wird es beispielsweise zusammen mit Nr. 11 gegeben, können die aufhellenden und überbrückenden Lichtverbindungen viel leichter gezogen werden. Auch Nr. 1, 3 und 7 ergänzen dieses Lebenssalz hervorragend. Kalium phosphoricum in einer D6 »durchrüttelt« vorrangig die Nerven- und Gehirnzellen, durchwärmt und aktiviert Gehirn und Denken und macht wach und munter. Es läßt die Sonne wieder scheinen, wenn Traurigkeiten, Sorgen oder depressive Lebensphasen vorherrschend sind. Es holt aus Erstarrungs- und Verdunkelungszuständen heraus, bringt die Dinge wieder in Bewegung und zündet das Licht im Denken und im Gemüt wieder an. Damit ist es angezeigt für Menschen mit
- schwachem Nervenkostüm,
- bei allen Arten von Nervenkrankheiten, starker Nervosität und Nervenschwäche, Gemütsverstimmungen, Depressionen, Melancholie, Weinerlichkeit, Zaghaftigkeit, Ängstlichkeit, Antriebslosigkeit, Teilnahmslosigkeit,
- Heimweh, Platzangst, Schreckhaftigkeit, Reizbarkeit, Angstzuständen, Ohnmacht, Gefühl des Unterdrücktseins und Elends,
- Gedächtnis- und Konzentrationsschwäche,
- nervöser Schlaflosigkeit, Unausgeschlafensein und Gemütsverstimmung am Morgen, aber auch bei Schläfrigkeit und Benommenheit am Tage.

Körperliche Anwendungsbereiche
Kalium phosphoricum ist ein biologisches Antiseptikum und sorgt dafür, daß Ermüdungsgifte und Fäulnisgifte abgebaut werden. Es wird bei großer Erschöpfung nach (schweren) Krankheiten und nach Grippe angewendet. Es organisiert die Zellen und verhütet Gewebeschwund und Zellzerfall. Es wirkt als Sauerstoffüberträger und ist das *Fiebermittel der Biochemie bei über 38,5 Grad Achselhöhlentemperatur* (es unterdrückt, genausowenig wie Nr. 3, nicht das Fieber, sondern es verhindert, daß der Gewebezerfall und damit das Fieber weiter voranschreitet). Nr. 8 hingegen unterstützt den zellularen Neuaufbau, deshalb werden beide Mittel am besten im Wechsel gegeben. Sie arbeiten »Hand in Hand« und unterstützen sich auch bei anderen Erkrankungen gegenseitig.

- Bevorzugt in einer D3 wird Kalium phosphoricum auch bei körperlichen Blockaden, nervalen Stör- und Narbenbereichen und Narbenschmerzen angewendet. Es hilft bei rauher, pickeliger Haut und Wundsein, auch Wundschmerzen können gemildert werden. Die Galle wird dazu angeregt, sich neu zu orientieren und ihre alten Verhärtungen – Steine, Gries, Ablagerungen – zu »vergessen« und aufzulösen; auch hierfür ist es in einer D3, in Verbindung mit weiteren gallewirksamen Heilmitteln, wie etwa Nr. 10 D6 oder Berberis D3 nützlich.
- Kalium phosphoricum ist ein Energiegeber für die Funktion der Gehirn- und Nervenzellen. Es hat meist Sofortwirkung, wie jeder bei solchen Gelegenheiten selbst feststellen kann! Hinzu ist es ein Muskelanregungsmittel, besonders auch für den Herzmuskel, und das Herz benötigt am meisten von diesem Mineralsalz. Bei langanhaltendem Mangel kann es zu blockierten Energiekreisläufen, Muskelschwund und Lähmungserscheinungen kommen, besonders bei vorgeschädigten Körperbereichen.

Kalium phosphoricum ist das bevorzugte Heilmittel für Körpererscheinungen, Absonderungen, Empfindungen und Schmerzen nachfolgender Art:

Kalium phosphoricum – Schlüsselmerkmale
Haut, Gewebe, Nerven, Psyche: Lichtarmut • Lichtlosigkeit.
Blut: • vergiftet • septisch (Blutvergiftung) • schleimbelastet • wäßrig und hellrot, aber auch eingedickt und dunkel.
Absonderungen: faulig • (aasartig bis jauchig) stinkend • sauer • schmierig • schleimig • trüb, graufarbig, verdunkelt • eitrig • (brandig) zerfallend • blutend.
Empfindungen und Schmerzen: schwindend • auflösend • erschöpft • geschwächt • lastend • unterdrückt • gelähmt • lähmungsartig • (wie) betäubt • (Bewußtsein-) getrübt.
Zeitphänomene: Beschwerden über lange Zeit »aufgebaut«.

	Weiterhin wird Kalium phosphoricum bevorzugt angewendet bei
Gesicht, Nerven, Augen	• Gesichtsmuskel- und Augenmuskellähmung, Sehschwäche durch Erschöpfung,
Kopf	• Kopfschmerzen nach nervalen Belastungen und Überanstrengung, Epilepsie,
Mund, Zahn- und Kieferbereich	• Zahnfleischbluten, -schwund, Mundfäule, Zahnwurzelgranulomen, eitrigen Zahnprozessen, kariösen Zähnen, Mundgeruch (auch bei nicht belastetem Zahn-Kieferbereich und guter Zahnpflege), Blockaden im Kiefergelenk,
Blut	• Blutvergiftung und septischen Zuständen, Wunden mit Gewebszerfall, zur Blutbildung (besonders auch neben Nr. 4 – das Blut kann hellrot oder auch schwärzlich sein, es ist wäßrig und gerinnt langsam),
Herz-Kreislaufsystem	• niedrigem Blutdruck, schwacher Blutzirkulation, Herzschwäche, Tachykardien (Herzrhythmusstörungen, bevorzugt nachts),
Atmungssy.	• nervösem Asthma,
Bewegungssystem	• Muskelschwäche (mit Gefühl von Lähmung), -lähmung, -schwund, Kreuzschmerzen,
Verdauungssystem	• nervöser Magenschwäche, -geschwüren, nervösen Durchfällen, Ruhr, Darmschleimhautentzündung (Colitis mucosa), Typhus,
Blase	• Inkontinenz, Blasenschließmuskellähmung,
	• Afterschließmuskellähmung sowie bei

Kinder	• Kinderkrankheiten im zweiten Stadium der Entzündung.
Vergiftung, Sepsis	• Bei schweren und längeren Fieberzuständen, Suchtvergiftungen, septischen (blutvergiftenden) Zuständen und wenn der Organismus zusammenzubrechen droht, kann sich dieses Salz – in Minutenabständen eingenommen – als lebensrettend erweisen!

Tip: Aus meiner Erfahrung liegt bei stärkerem Mangel an diesem Lebenssalz so gut wie immer eine geopathogene Belastung vor (Siehe S. 39). Weswegen es sich empfiehlt, den Bettplatz, sowie auch alle sonstigen »Lieblingsplätze« untersuchen zu lassen. Leider hat der Kalium phosphoricum-Mensch eine geradezu magnetische Sucht, sich nicht nur immer weiter in Sorgen zu wälzen, sondern sich auch immer wieder negative Zonen für seinen Aufenthalt zu suchen. Eine aufmunternde, beobachtende und steuernde Begleitung im familiären Rahmen ist für den Heilprozeß deshalb von nicht zu unterschätzender Bedeutung. Der Mangel an Licht und Lebensbegeisterung, in Verbindung mit einem kraftentziehenden Schlafplatz, programmiert im Lauf der Zeit sonst auch schwere Krankheiten, bis hin zu Krebserkrankungen und tiefen Depressionen geradezu vor.

Homöopathische Besonderheiten und Leitsymptome

Allgemein
- große Nervenschwäche, wird bei Belastung laut,
- Hungergefühl nach dem Essen.

Verschlimmerung
- nachts,
- morgens,
- durch Kälte,
- durch laute Geräusche,
- bei Bewegungsbeginn und bei starker Anstrengung.

Verbesserung
- mäßige Bewegung,
- strahlendes: Licht, Höhensonne.

Zur Potenzwahl
D3, D6, D12

Dosierung und Anwendung
1 bis 7mal täglich 1–2 Tabl., in schweren Fällen auch öfters.
In heißem, aber auch in kühlem Wasser optimal wirksam. Obwohl die Heilwirkung dieses Lebenssalzes meist sofort spürbar ist, muß es dennoch langdauernd (manchmal jahrelang) und regelmäßig genommen werden.

Beste Einnahmezeit
Während und nach (lauten) Gemütsbewegungen, während und nach lauten Geräuschen. Nachmittags und am frühen Abend. Es kann gelegentlich durch seine anregende Energie, wenn es zu spät eingenommen wird, das Einschlafen stören!

Bester Kurbeginn
Stets.

Was gut dazu paßt
Kalium phosphoricum hat für sich allein gesehen schon höchst positive Eigenschaften, *es wird im Grunde jedoch erst durch andere Salze zu seinen besten Möglichkeiten aufgerufen!* Es ergänzt sich besonders gut mit Nr. 3, 7, 8, 10, 11 und mit Zincum metallicum D12 (siehe S. 197).
Ernährung: Lichtnahrung, wie: frische Früchte, eine Fruchtsaftkur, Keime, Sprossen, Mandeln, Walnüsse, Hafer, Gersten- und Weizengrassaft (siehe auch mein Buch *Die Lichtkräfte unserer Nahrung* sowie Barbara Simonsohns Buch *Gerstengrassaft, Verjüngungselixier und naturgesunder Power-Drink*, im Literaturverzeichnis).

Astrologische Zuordnung
Mit venusischer Liebe versöhnt das *Lichtsalz* Kalium phosphoricum die dunklen und kalten Kräfte des Steinbocks mit dem Lebensfeuer des Schützen und dem Licht des Jupiters und wirkt heilsam auf alle damit verbundenen persönlichen Schwierigkeiten ein. Es ist dem Planeten *Venus als Abendstern* und dem Waagezeichen zugeordnet.

Es besitzt seine stärkste Kraft *in allen Licht- und Luft-Zeichen*: Im Zwilling macht es heiter, in der Waage ausgeglichen und schöpferisch und im Wassermann hell und klar. Zwillingsgeborene können es meist gut gebrauchen. Es wirkt dort besonders aufhellend, wo sich im Geburtshoroskop die schwierigsten, dunkelsten, bedrückendsten Kräfte sozusagen miteinander »verschworen« haben. Wer Mangel an diesem Lebenssalz hat, bei dem sind unerlöste plutonische (Schwere, Druck, Unterdrückung, Vergiftung, Faulung) und saturnische (einengende, fixierende) Kräfte und Problemaspekte im Spiel, die aber dann, wenn sie erlöst werden, allerhöchste Strahlkraft entfalten können. Es ist für Menschen angezeigt, deren Sonne oder das Löwezeichen im Geburtshoroskop herausfordernd aspektiert sind; deren Saturn im Löwen steht; deren Saturn noch zusätzlich Oppositionen oder Quadraturen zeigt; deren Mond herausfordernde Aspekte aufweist und die infolgedessen das Mondische und Sensible oft gar nicht *leiden* können; die Ängste vor allem Erweiternden, Schöpferischen, Hellen, Leichten und besonders auch vor Veränderungen haben.

Wodurch es am meisten verbraucht wird und wem es nützt
- Durch Aufregungen, Sorgen, Angst, Haß, Neid, Geiz, Mißgunst und alle negativen Gedanken, Worte und Gefühle überhaupt;
- durch Rauchen und jederart Suchtverhalten;
- durch Schwere, Lichtlosigkeit, Dichte. Es nützt
- Bergwerksarbeitern, Nachtarbeitern, Nachtwachen und
- jenen, die mit Destruktivem, Krankem und Sterbendem, Töten (auch von Tieren) und Totem, Sezieren, Giften, Abfällen, Faulendem usw. umgehen müssen: z. B. Chirurgen, Ärzte und Schwestern in Schwerkranken-Abteilungen usw.
- Jeder Gedanke verbraucht Kalium phosphoricum. Wer studieren oder oft nachts und konzentrativ denken muß, sollte deshalb ebenfalls regelmäßig dieses große Nervenmittel einnehmen.

KALIUM SULFURICUM
Funktionsmittel Nr. 6

Hauptwirkungsrichtungen
Kalium sulfuricum ist das Salz des *dritten Entzündungsstadiums*. Es ist an der Übertragung von Sauerstoff beteiligt, fördert Ausscheidungs- und *Entgiftungsvorgänge* und wird als Lebermittel eingesetzt. Es wirkt umstimmend und wird (im Abschuppungsprozeß) nach Kinderkrankheiten gegeben. Es ist auch für geistig-seelische »Häutungsprozesse« und bei Unausgeglichenheiten angezeigt.

Persönlichkeitsbild
Der Kalium sulfuricum-Mensch ist nicht in der Mitte. Er ist innerlich, wie auch seiner Umwelt und seinen Mitmenschen gegenüber nicht im Gleichgewicht. Solches »Aus-der-Mitte-Gefallen-sein« kann sich in vielerlei Lebensbereichen, von Unausgewogenheiten bis hin zu recht extremen Kommunikationsproblemen ausdrücken. Wer zu Szenen neigt, immer wieder »ausrastet«, seine Mitmenschen anschreit, Türen knallt und dann mit übertriebener Fürsorge abwechselt, ist ein »Kandidat« für Kalium sulfuricum. Der Kalium sulfuricum-Persönlichkeit erscheint es, als gäbe es in ihrem Leben keinen Spielraum für Freudiges, keine Liebe und keinen Lichtstrahl, nichts, das einen Ausweg aus andauernden Lebensproblemen erkennen und einen ausgeglichenen Standpunkt zwischen Forderungen – eigener wie anderer Menschen – und Abhängigkeiten einnehmen ließe.
• Die Kalium sulfuricum Persönlichkeit trägt die Polarität des Lebens und sich daraus ergebende Spannungen in ihrem eigenen Wesen. Sie ist in besonderer Weise mit sich selbst uneins und schwankt zwischen ihren eigenen polaren Persönlichkeitsbereichen hin und her.

Antlitzdiagnose
Bei längerdauerndem Mangel an diesem Lebenssalz findet sich eine matte, (braun-)**gelblich tönerne, flecken- bis flächenartige Hauttönung**, die sich auch über das ganze Gesicht erstrecken kann. Die gelb-braune Färbung tritt auch gerne an den oberen wie unteren

Augenlidern auf. Das ganze Gesicht kann einen verzerrten Eindruck machen, ganz besonders dann, wenn Unstimmigkeiten diskutiert werden. Daß Diskussionen in einem nicht gemitteten Gemütszustand im allgemeinen höchst unnütz sind und meist nur zu weiteren Verzerrungen der Lebenssicht führen, ist jedoch gerade der Kalium sulfuricum-Persönlichkeit nicht klar. Der Ausweg kann nur über das schrittweise Annähern an einen gemitteten inneren Zustand führen, wozu es viele therapeutische Möglichkeiten gibt. Besonders auch das meditative Erforschen innerer Bilder und Träume und deren bewußte Korrektur sind hierbei höchst hilfreich. Eine begleitende Therapie mit anderen persönlichkeitsverstärkenden Lebenssalzen ist dann von großem Nutzen.

Sonstige Körperzeichen
Gelbliche Hände oder gelbe, flächige Flecken auf den Händen oder Armen. Eingewachsene Zehennägel und schief nach innen wachsende Fingernägel. Schnell zunehmende graue Haare. Unregelmäßiger Gang, schwankt leicht.

Geistseelische Anwendungsbereiche
Kalium sulfuricum ist ein freundliches Mittel, es wärmt den Geist und die Gedanken, es entfaltet mittende Herzkräfte, und es zentriert. Es hilft, sich selbst besser zu erkennen und Zugang zu seinen inwendigen Programmen, zu verdeckten Seelenbereichen und zum Unterbewußtsein zu bekommen. Es vermindert die Angst vor dem Verborgenen in sich selbst. Es lockert Zellbindungen, die Ängste verursachen oder Behinderungen bewirken. Es streift unnütze Hüllen ab, die die Seele verdunkeln, und es läßt neue Räume entdecken. Es weicht Härten und verdeckende Schalen auf in Körper, Geist und Seele. Es harmonisiert die Ecken und Schärfen der Persönlichkeit, rundet und macht weich, und die Seele kann eine zunehmende Heiterkeit in sich selbst erfühlen.

Durch seine harmonisierenden Kräfte wird Kalium sulfuricum zu einem hilfreichen Mittel nicht nur
- bei jeder Art Herzeleid,
- bei Mißmut, Überempfindlichkeit, Niedergeschlagenheit und Ängstlichkeit, sondern auch bei psychischen Extremen wie
- Eifersucht, Haß, Lebenshaß, Unduldsamkeit bis hin zum Despotismus, Unterdrückungsmustern, Täter-Opfersyndrom, Ab-

hängigkeiten, Wutausbrüchen und sonstigen verkrampften Lebenssituationen,
* wenn die Fürsorglichkeit zu wünschen übrig läßt, sich selbst wie auch anderen gegenüber; jedoch auch bei übergroßer Fürsorglichkeit am falschen Platz oder zur falschen Zeit. Kalium sulfuricum hilft dabei, sich selbst wertzuschätzen, um solch neue Güte dann auch an andere Wesen auszustrahlen.

Körperliche Anwendungsbereiche
Kalium sulfuricum unterstützt uns dabei, auch in körperlichen Bereichen einer Mitte näher zu kommen: Es bringt alle Zellinformationen, Gewebe, Bindegewebe, Blutgefäße, Nerven in höchstmögliche Empfangsbereitschaft für steuernde Informationen. Auch die hormonelle Steuerung profitiert hiervon. Dieses Salz wird als Verwerter des Sauerstoffes in der oberen Schicht der Schleimhäute, der Oberhaut und in allen Zellen benötigt. Es unterstützt den venösen Blutkreislauf (Nr. 3 hingegen den arteriellen), hilft, Krankheitsstoffe über Haut und Schleimhäute auszuscheiden. Nach Kalium chloratum, dem Mittel für die zweite Phase einer Entzündung ist Kalium sulfuricum das Mittel für die dritte Phase einer entzündlichen Krankheit. Dr. Schüßler nannte dies die »Wiederherstellungsphase«. Kalium sulfuricum unterstützt die Leber als unser umfassendes Entgiftungsorgan, dient einer »Generalreinigung« und insgesamt der Ausheilung entzündlicher Erscheinungen und Schleimhautprozesse.

Auch ist es bei Krankheiten anzuwenden, die nach innen zu schlagen drohen: wenn Krankheitsprozesse stagnieren und die ihnen eigentümlichen Erscheinungen sich nicht ausprägen wollen, wie etwa die Hauterscheinungen bei Masern.

Auch die Muskelzellen benötigen Kalium sulfuricum zur Sauerstoffverwertung: Somit ist es bei Muskelkater, schweren Gliedern, Mattigkeit, nach »feuchtfröhlichen« durchfeierten Nächten nützlich und wird hierfür im Wechsel oder auch als Mischung mit Ferrum phosphoricum gegeben.

Kalium sulfuricum wird bevorzugt angewendet
* *beim dritten Grad der Entzündung* (besonders von Schleimhäuten) sowie für Körpererscheinungen, Absonderungen, Empfindungen und Schmerzen nachfolgender Art:

Kalium sulfuricum – Schlüsselmerkmale
Haut: gelblich • gelbgrün • ockerfarben • geschwollen • schuppend.
Absonderungen: schleimig • gärend • klebrig.
Empfindungen und Schmerzen: scharf, schneidend • schießend • explosiv • wandernd • drückend • beklemmend • dumpf • stockend • stauend • voll • gefüllt • Völle • stumpf • (wie) taub • schwindend • (wie) gelähmt • rasselnd • gurgelnd • bellend.
Zeitphänomene: akut, oft jedoch für chronische Erkrankungen, Krankheiten beendend, heilend-abschließend.

	Weiterhin wird Kalium sulfuricum angewendet bei
Augen	• Augen(bindehaut)entzündung,
Nase, Ohren	• Katarrhen, auch der Stirnhöhle und der Nebenhöhlen,
	• Ohrenbeschwerden, Taubheit durch Innenohrschwellung,
Kopf	• Kopfschmerzen und »Kater«-Gefühl, Gesichts-, Kopf-, Zahn-Neuralgien, geschwollenem Zahnfleisch und Parodontose,
Haut, Nerven	• Hautausschlägen, schuppigen Ekzemen, Neurodermitis und allen Hauterkrankungen (zur Bildung neuer Oberhaut),
Atmungsorgane	• Kehlkopfentzündungen, Krupp und Pseudokrupp, Keuchhusten (im letzten Stadium), chronischer Bronchitis, Asthma, Lungenentzündung,
Verdauungsorgane	• Magenbeschwerden, Druck- und Beklemmungsgefühl im Oberbauch, Gärungen, Blähungen, Leberbeschwerden, Leberentzündung, Gelbsucht,
Kreisl., Blut	• Blutvergiftung, nächtlichem Herzklopfen,
Bewegungssystem	• Muskelkater (mit Nr. 3), Rheuma, Gicht, Gelenkentzündung,
Niere, Blase	• Nieren- und Blasenentzündung,
Geschl.-org.	• Unterleibsbeschwerden,
Kinder	• Augenentzündungen der Neugeborenen und bei Kinderkrankheiten, wie Masern und Scharlach, um die Heilung abzurunden und zu vervollständigen.

> **Homöopathische Besonderheiten und Leitsymptome**
>
> **Allgemein**
> - Neigung zu Extremen.
>
> **Verschlimmerung**
> - durch Wärme,
> - im warmen Zimmer und geschlossenen Räumen,
> - am Abend.
>
> **Besserung**
> - im Freien und in frischer, kühler Luft,
> - im Hochgebirge.

Zur Potenzwahl
Kalium sulfuricum hat in D3 seine stärkste mittende Wirkung. Die D6 eignet sich wohl auch für seine körperlichen Indikationen, sie entspricht jedoch seinen Ordnungskräften nicht optimal und ist deswegen in dieser Dynamisierungsstufe weniger gut geeignet, seine seelisch mittenden Kräfte zu entfalten. In einer D12 wirkt Kalium sulfuricum vorrangig verteilend für andere Mittel. Verschiedene Potenzen können, zusätzlich zu ergänzenden Salzen oder anderen Heilmitteln, auch wechselnd gegeben werden.

Dosierung und Anwendung
1- höchstens 3mal tägl. 1 Tabl., auch bei starken Beschwerden möglichst nicht öfters. Ausnahme: kurzfristig, bei durchfeierten Nächten oder Muskelkater. Kalium sulfuricum sollte *stets* mit anderen passenden Mitteln kombiniert werden! Kleinkinder benötigen dieses Salz eher selten und wenn, dann kurzfristig bei Abschuppungsphänomenen, wie sie etwa nach Masern auftreten und stets auch ein Zeichen geistseelischer Häutungsphänomene sind. Sie zeigen an, daß das kleine Menschlein aus seiner alten Haut heraussteigt und neue Lebensbereiche erobern will.
  Auch dieses Salz wird optimiert, wenn es in kühlem bis lauwarmem, wer es verträgt, auch in heißem Wasser gelöst wird. Möglich ist bei diesem Mittel – das Verschlimmerung in warmen Räumen aufweist – eine Angst vor heißen Getränken; deshalb ausprobieren.
Achtung: Kalium sulfuricum sollte nicht für sich allein eingenom-

men werden (siehe weiter unten). Es ist, für sich allein gesehen, auch nicht kurgeeignet.

Beste Einnahmezeit
Abends bis Mitternacht und morgens sehr früh.

Bester Kurbeginn
Zur Wintersonnenwende und zu Weihnachten, zur Frühlings- wie auch zur Herbst-Tagundnachtgleiche, zum 1. Mai und zu Allerheiligen am 1. November entfaltet es besonders starke Kräfte. An diesen Eckdaten im Jahreskreislauf hat Kalium sulfuricum besonders stark regulierende und die innere Seelenwaage austarierende, mittende Heilwirkung. Dies sollte man zusätzlich (oder für einen optimalen Kurbeginn) nutzen, eventuell auch für die Gabe einer Hochpotenz, etwa einer D30 oder einer D200.

Was gut dazu paßt
Nr. 2, 3, 4, 7, 8, 11. Kalium sulfuricum verstärkt nahezu jede Heilanwendung, seien dies schulmedizinische oder homöopathische Mittel oder Pflanzenheilmittel oder was auch immer. Zusammen mit Pfefferminztee etwa stärkt es das Gedächtnis, mit Hagebuttentee reinigt es das Blut, mit schwarzem Tee macht es hellwach, klar und aufnahmefähig, und mit grünem Tee entschlackt es die Lymphe und wirkt stark entgiftend. Es paßt praktisch alles an Heilmitteln und Verfahren zu diesem Mittel, denn es hat eine katalytische – Prozesse beschleunigende – und verstärkende Wirkung auf alle Salze und auf fast alle Heilmittel, was ganz besonders für das Magnesiumsalz (Nr. 7) gilt.

Ernährung: Für die innere Zentrierung ist alles »Kernige« geeignet, wie Kernobst, Nußkerne (besonders Mandeln). Für die Lösung, Entgiftung und lichtvolle Erneuerung sind Orangen und Zitrusfrüchte geeignet. *Achtung*: bei Leberproblemen jedoch keine Rohkost und keine Zitrusfrüchte einsetzen!

Astrologische Zuordnung
Kalium sulfuricum hat eine Mittelpunktsstellung und zentrale Aufgabe für unser irdisches Leben, und man könnte es als eine der Ausdrucksformen des Christusgeistes bezeichnen. In seiner zentralen, herzwärmenden Position vermittelt es harmonisierende und

heilsame Kräfte, um das Bewußtsein des Menschen zu erweitern und auszuleuchten. Kalium sulfuricum wirkt wie ein strahlender und vermittelnder Stern, von dem vier verteilende Hauptkräfte ausgehen: Man könnte ihm »die vier Ecken der Welt« oder die vier tragenden Prinzipien eines Horoskops Stier, Löwe, Adler (Skorpion) und Wassermann zuordnen. Es besitzt jedoch keine besondere Zuordnung zu einem einzelnen astrologischen Symbol, Zeichen oder Haus (am ehesten noch zur Jungfrau).

Kalium sulfuricum fokussiert, verbindet und mittet stets innere mit äußeren Kräften. Es verbindet somit die Kräfte des Tages und der Sonne mit denen der Nacht, des Mondes und der Sternenwelten. Wenn wir ihm einen Begriff zuordnen wollen, könnten wir es *Sonnemondundsternesalz* oder, noch passender, *Stern-von-Bethlehem-Salz* nennen.

Wodurch es am meisten verbraucht wird und wem es nützt
- Durch Streitigkeiten und heftige Diskussionen,
- Lieblosigkeit, Liebesarmut,
- Kaffee, Rauchen und
- durchfeierte Nächte.
- Es nützt allen Menschen, denn es läßt die Liebe zu sich selbst und zugleich die Liebe zu anderen Menschen und allem Sein wachsen. Es läßt sich immer wieder einmal zwischendurch anwenden und verstärkt jede Heilung.

MAGNESIUM PHOSPHORICUM
Funktionsmittel Nr. 7

Hauptwirkungsrichtungen
Magnesium phosphoricum ist ein *Nervenmittel* ersten Ranges und wirkt regenerierend, entgiftend, entspannend, entkrampfend und lösend, wie auch erfrischend und anregend. Es ist ein großes *Schmerzmittel*, besonders auch auf neuralgische und Kolikschmerzen und es durchströmt Blockaden. Es wirkt auch auf Geist und Seele klärend, aufhellend und aufheiternd.

Persönlichkeitsbild
Die Magnesium phosphoricum-Persönlichkeit ist grundsätzlich eher heiteren Gemüts, offen, weltoffen und kontaktfreudig. Sie läßt sich womöglich leicht beeinflussen, lenken, führen, neigt zur Leichtgläubigkeit und etwas flacher Weltanschauung. Sie ist interessiert an allem Neuen, bis hin zur Neugierigkeit, kann Informationen aber schlecht bei sich behalten. Somit zählt Verschwiegenheit durchaus nicht zu ihren Tugenden – sie *muß* Informationen einfach weitergeben. Weil ihr Informationen einfach so »wegrutschen«, besitzt sie auch ein ziemlich schlechtes Gedächtnis und zählt auch nicht gerade zu den Lerneifrigen – denn die Beständigkeit, die zu intensivem Lernen notwendig ist, ist meist nicht so ausgeprägt. Auch stetes Erarbeiten und Erforschen sind ihr eher fremd, wie es ihr überhaupt an Beständigkeit mangeln kann. Auch ist sie leicht entflammt und kann sich für vielerlei Dinge begeistern, diese jedoch ebenso schnell wieder vergessen. Ihr Nervenkostüm weist eine grundsätzliche Erregbarkeit auf, und ihre Alarmglocken schrillen recht häufig. Sie ist übernervös, schmerzempfindlich, aufbrausend bis zitternd und kann auch zum Cholerischen neigen. Genügend Ruhepausen, entspannende und meditative Übungen sind für sie sehr wichtig.

Die Magnesium phosphoricum-Persönlichkeit braucht Wärme, Halt, Standfestigkeit, woraus sich auch die homöopathischen Leitsymptome ableiten, daß Wärme und Druck die Beschwerden bessern. Sie braucht aber vor allem auch innerliche Wärme, Rückenstärkung und gemütvolle Dinge, weswegen ihr Feiern im Familienkreis oder Freundeskreis ebenso gut tun, wie aber auch verhaßt sein können (denn hier gibt es so allerlei polare Möglichkeiten). Auch gut tun ihr solche Dinge, wie gefütterte warme Schuhe, warme Unterkleidung, Felle, ein wuscheliger, gemütlicher Lieblingssessel und ein kuscheliges warmes Bett, das auch optisch Wohlbehagen und Wärme ausstrahlt. Wenngleich sie doch Wolliges für solcherlei gut gebrauchen könnte, verträgt sie diese oft gar nicht, lehnt sie deswegen auch ab und antwortet gar mit einer Wollallergie.
• Die polare Persönlichkeit hingegen lehnt sich gerne zurück und läßt die Dinge der Welt an sich »vorbeirauschen«, beteiligt sich wenig daran, und wenn, dann aus einem erhöhten, überheblichen bis stolzen oder etwas einsiedlerischem Blickwinkel. Beide Persönlichkeits-

spektren können auch – bewußt oder unbewußt – miteinander gemischt sein.

Antlitzdiagnose
Ein Mangel an diesem Lebenssalz zeigt sich in einer unnatürlich erscheinenden Wangenröte von leichtem Rosa bis karmesinrot auf sonst blassem Gesicht. Die Magnesiumröte tritt oft nur als schwacher Hauch auf und sieht dann aus wie feinstes Wangenrouge, sie kann aber auch auch als Flecken auf Wangen, Stirn oder Hals erscheinen. Bei Lampenfieber, Reisefieber, Aufregungen, psychischen Belastungen, Streß und innerer Unruhe sind diese Flecken sofort zu diagnostizieren, sie treten jedoch auch bei angeregter Unterhaltung in Gesellschaft und bei freudiger Erregung auf.

Sonstige Körperzeichen
Rotflammende Erscheinungen, manchmal auch auf den Armen und Händen mit innerer, manchmal auch sichtbarer Zittrigkeit.

Geistseelische Anwendungsbereiche
Magnesium phosphoricum schenkt große innere und geistige Klarheit und Ruhe, gibt Auftrieb, mildert und lindert Spannungen.

Es ist sehr gut geeignet für geistige Arbeit, besonders auch in der Nacht, wie es überhaupt seine besten Kräfte *bei nächtlichen Beschwerden* und nachts entfaltet. Es ist ein hervorragendes Mittel gegen
- Streß und seelische Belastungen aller möglichen Art, Lampenfieber, Reisefieber, Aufregungen, innere Unruhe, vor und während Prüfungen (beim Zahnarztbesuch und ähnlichem), Reizbarkeit,
- Depressionen, Ängstlichkeit, Eigensinn, innere Zittrigkeit und krampfartige seelische Störungen, auch krampfartige Weinanfälle.

Es hilft,
- wenn der Schlaf durch schwere Träume gestört wird und bei Erwachen um 3 Uhr nachts.
- Aufgrund seiner *durchleitenden*, geradezu *abstreifenden* Fähigkeiten ist es jedoch auch zur (Sucht-)Entwöhnung – wovon auch immer – nützlich, zum Abstillen, bei Heimweh der Kinder, einem Umzug, einer neuen Arbeitsstelle. Es hilft, sich mit den neuen Gegebenheiten leichter anzufreunden und diese auch als freundlich und leicht(er) zu erfahren.

Körperliche Anwendungsbereiche
Magnesium phosphoricum regelt die automatische Tätigkeit innerer Organe im Sinne von Entkrampfung und Druckminderung. Als ein großes Drüsenmittel wirkt es auf alle Drüsen, besonders auch die Schilddrüse, harmonisierend und regelt die hormonelle Situation im Sinne von Entspannung, Durchlichtung und Aufheiterung. Es senkt den Cholesterinspiegel und hilft bei Thrombosen und Allergien. Es setzt die Spannung der glatten Muskulatur herab, ist nützlich bei Verstopfung und Koliken, besonders der Galle, stärkt Knochenhaut und Zahnschmelz und ist besonders *basenbildend*. Da die meisten Krankheiten aufgrund von Übersäuerungsphänomenen, durch falsche Ernährung, Streß und sonstiges »modernes« Leben hervorgerufen werden, kommt ihm auch aus diesem Grunde hohe Bedeutung zu.

Magnesium phosphoricum ist auch ein wertvolles Mittel zur Vorbereitung und während der Geburt. Es wird zu diesem Zweck schon etwa drei bis fünf Wochen vorher in einer Dosierung von 3mal täglich je 3 Tabl. D12 eingenommen. Für die Geburt selbst rüstet man sich am besten mit einer großen Thermoskanne heißen Wassers aus, in welchem etwa 25 Tabl. dieses Salzes in einer D12 gelöst wurden. Davon wird dann immer wieder schluckweise genommen. Zusätzlich können auch Umschläge gemacht werden, auch auf Gesicht und Arme. Man sollte allerdings die Hebamme (und den Arzt) – rechtzeitig! – über die Schüßler-Therapie aufklären, denn in *nicht* homöopathisch aufbereiteter, unpotenzierter Form wirkt Magnesium wehenhemmend und wäre somit kontraindiziert, ein interessanter Beweis für die homöopathische Umkehrwirkung!

Das phosphorsaure Magnesiumsalz ist *das* Entkrampfungs-, Entspannungs-, Lösungs- und Schmerzmittel der Biochemie. Es wirkt bevorzugt auf Nervenendigungen, ganz besonders auch diejenigen aller Hohlorgane (wie Magen, Darm, Blase, Gallenblase, Blutgefäße). Es ist wirksam bei Körpererscheinungen, Absonderungen, Empfindungen und Schmerzen nachfolgender Art:

Magnesium phosphoricum – Schlüsselmerkmale
Nerven, Hohlorgane: gestreßt • verkrampft oder auch gelähmt.
Absonderungen: gestaut.
Empfindungen und Schmerzen: anfallsartig • durchdringend • stechend • scharf • schneidend • bohrend • blitzartig • schießend • elektrisierend • zuckend • ausstrahlend • neuralgisch • krampfend, krampfartig • (wie) gelähmt • mit Pausen und Ortswechsel • kommend und gehend • sauer • säuernd • brennend • aufgebläht, aufgetrieben • blokkiert • gestaut • verstopft • verengert • zusammengezogen • verkrampft.
Zeitphänomene: für akute, aber auch (eher ergänzend) für chronische Erkrankungen; es hat Sofortwirkung, jedoch relativ wenig Tiefenwirkung.

Weiterhin wird Magnesium phosphoricum angewendet bei

Nerven:
Kopf,
Gesicht,
Augen,
Ohren,
Zähne
• Schmerzen und Neuralgien in allen Teilen des Kopfes (besonders auch im Hinterkopf, Genick und Nakken, die wie elektrische Schläge ausstrahlen können), Gesichtsmuskelkrämpfen, Lid- oder Mundwinkelzucken, Augen- und Ohrenbeschwerden, Migräne, Zahnschmerzen, Kiefersperre, Epilepsie,

Verdauungssystem
• Schluckauf, Kloßgefühl im Hals, saurem Aufstoßen, Magenkrämpfen (auch mit Sodbrennen), Blähungen, Magen-, Darm-, Gallen(stein)- und sonstigen Koliken, Darmträgheit, Leber-Galle-Problemen, zu hohem oder zu niedrigem Cholesterinspiegel, Diabetes, Gallenblasenentzündung, Verstopfung (auch mit Nr. 8 oder 10),

Atmungsorgane
• Keuchhusten (D12 bewährt, besonders nachts), Bronchialasthma (besonders nervösem), Erstickungsanfällen, Krampfhusten,

Herz-Kreislaufsystem
• Engegefühl in der Herzgegend, Herzkrämpfen und anfallsweisem Herzklopfen, Herzinfarkt (bis der Arzt kommt!),
• (Blut)gefäß-Krämpfen, zur Thrombosevorbeugung, bei zu hohem oder zu niedrigem Blutdruck, Kreislaufbeschwerden,

Niere, Blase	• Nieren- und Blasenschmerzen und -krämpfen, Harnverhaltung,
Geschlechtsorgane	• prämenstruellem Syndrom, Periodenkrämpfen, Scheidenkrampf, Krampfwehen, • Wechseljahrsbeschwerden (fliegende Hitze),
Bewegungssystem	• Schmerzen in Gelenken, Bandscheibenbeschwerden, Hexenschuß, Ischialgie, Muskelkrämpfen, rheumatischen Beschwerden,
Wadenkrämpfe	• Schreibkrampf, Wadenkrämpfen. Wer weiß, daß er beim Schwimmen zu Wadenkrämpfen neigt, sollte es vorsorglich einnehmen (und auch mitnehmen!).
Haut	• Bei Hautjucken und Altersjucken (auch Schuppenflechte) kann es hilfreich sein, wenn die besonderen und Leitsymptome auf das Mittel hinweisen.
Kinder	• Bei *Kindern* und Heranwachsenden bewirkt es einen bruchresistenten, gesunden Knochenbau und schlanken Wuchs. • Auch bei Krämpfen der Kinder, besonders, wenn sie zahnen, ist es das passende Mittel, ferner ist es nützlich beim • Abstillen und Entwöhnen der Brustkinder.

Homöopathische Besonderheiten und Leitsymptome

Allgemein
- ausgeprägte Frostigkeit und das Gefühl, als laufe die Kälte, wie ein kalter Guß Wassers, den Rücken herunter.

Verschlimmerung
- durch Fettgebackenes, fette Speisen, Käse (besonders fetter),
- durch Kälte in jeder Form (kalte Luft, Kaltwerden),
- durch Bewegung,
- auffallende Verschlimmerung nachts und am frühen Morgen,
- an der See,
- durch Zugfahrten und Autofahren;
- leise Berührung verschlimmert ...

Besserung
- ... aber fester Druck bessert.
- durch Wärme, besonders feuchte Wärme (Umschläge, Wickel),
- durch Zusammenkrümmen.

Zur Potenzwahl
D6, D12, gelegentlich auch Hochpotenzen D30 und höher zwischenschalten. Bei eindeutiger Indikation auch LM-Potenzen.

Dosierung und Anwendung
Je nach Veranlassung auch hoch dosieren, bis zu mehrmals täglich 5–10 Tabl. in heißem Wasser. Magnesium phosphoricum wird am schnellwirkendsten *heiß* getrunken! Man löst bis zu 10 Tabl. in einem Glas heißem Wasser auf und trinkt schluckweise – in kleinen Abständen – aus. Diese Anwendung kann bei Bedarf wiederholt werden, bis die Beschwerden nachlassen. Bei psychischen Belastungen, die man schon vorher kennt, wie Vorträge, eine fällige Auseinandersetzung, eine Gerichtsverhandlung, eine Prüfung, Klassenarbeit etc. nimmt man die »heiße Sieben« (das Salz Nr. 7) zweckmäßigerweise schon vorher. Einige Tabletten dieses Salzes steckt man sich noch zusätzlich in die Tasche und lutscht sie unauffällig während der Belastung.
Besondere Anwendung: Die heilsamen Kräfte des Magnesiumsalzes werden durch das Einatmen seiner Dämpfe unterstützt. (Sprühflasche, Verdampferlämpchen, Zimmerbrunnen). Auch ist es sehr gut zum Baden geeignet (auch Fuß- und Handbäder bis zum Ellenbogen). Für Wickel und Umschläge, aber *stets in wäßrigen Lösungen* (nicht so gut als Salbe) ist es zum Abschwellen von Verstauchungen und Schwellungen nützlich.

Tip: Für »Morgenmuffel« wirkt es am Morgen eingenommen erfrischend, am Abend jedoch beruhigend und schlaffördernd.
Magnesium phosphoricum ist hervorragend kurgeeignet!

Beste Einnahmezeit
Nachts, besonders zur Mitternacht, frühmorgens.

Bester Kurbeginn
Stets, besonders aber im Winter, zur Weihnachtszeit.

Was gut dazu paßt
Das Magnesiumsalz kann die Wirkung anderer Salze unterstützen, was besonders für Nr. 3 und 11 gilt. Im Rahmen seiner ihm eigenen *Spezialindikationen* Entspannung – Lösung – Straffung sollte es jedoch stets allein gegeben werden!
Ernährung: Alles Frisch-grüne: Frischkräuter (besonders die Brennessel), Salate; Algen.

Astrologische Zuordnung
Magnesium phosphoricum ist ein öffnendes, vermittelndes und transportierendes Salz. Es leitet Energie (in Hohlorganen, Blutgefäßen, Nervenbahnen usw.) und repräsentiert das Phänomen des Fließens eines elektrischen Stromes innerhalb eines Leiters sowie den Aufbau einer elektromagnetischen Spannung. Dieses Prinzip ist den Planeten Jupiter (erweitern) und Venus (strömen) in Zusammenarbeit mit den polaren Kräften von Mars (Aktivität) und Saturn (verengen) zugeordnet. Magnesium phosphoricum steht somit für die Prinzipien Kontaktschließen, öffnen und schließen, erweitern und verengen, woraus sich stets Spannkraft und Wechsel der Verhältnisse (»Wechselstrom«) ergibt.
   Alle diese Prinzipien sammeln sich im Zeichen des Stier. Der Planet Venus wirkt im Stier bevorzugt als *Morgenstern* und hat somit eine realitätsbezogene Ausprägung. Das *Venussalz* Nr. 7 wirkt verstärkend auf das *Marssalz* Nr. 3 ein. Es hat verbindende, ausgleichende Lichtleiter-Funktion (Venus-Jupiter), überbrückt und überspringt die Grenzen (Saturns), die Nervenausfälle (des Zwillings), wirkt austreibend (auf Steine, wie auch bei einer Geburt) und macht zudem locker, gelassen und fröhlich. Stiergeborene benötigen es kaum jemals, jedoch Widder-, Steinbock-und Zwillingsgeborene können das *Venussalz* oft gut gebrauchen.

Wodurch es am meisten verbraucht wird und wem es nützt
• Durch Streß, verkrampfte Lebenssituationen, Mobbing,
• Blockaden und Hemmnisse aller Art,
• elektromagnetische und geopathische Belastung,

- Schokolade, Kaffee, fetten Käse. Es nützt
- jenen, die in einsamen, isolierten, zurückgezogenen, verhafteten Lebensphasen oder -verhältnissen sind,
- jenen, die sich eine Sucht (Rauchen, Süßigkeiten) abgewöhnen oder aus einer Abhängigkeit lösen wollen, sowie
- zum Abstillen der Brustkinder.

NATRIUM MURIATICUM (CHLORATUM)
Funktionsmittel Nr. 8

Hauptwirkungsrichtungen
Natrium muriaticum zieht Wasser an, regelt den Wasserhaushalt des Organismus, entwässert und bewässert das Bindegewebe und spielt eine Hauptrolle bei der Neubildung der Zellen, vor allem auch der roten Blutkörperchen. Es wirkt blutbildend. Es ist ein Stoffwechselmittel, macht Toxine ausscheidungsfähig und bildet die im Magen erforderliche Salzsäure. Das homöopathisch aufbereitete Kochsalz ist ein großes Heilmittel und kann dauerhafte Heilungen auch von schweren Störungen des Geistes und Gemütes, von Depressionen oder Migräne bewirken.

Persönlichkeitsbild
Achtung: Das gesamte Persönlichkeitsbild und alle psychischen Symptome sind bei diesem Heilmittel Leitsymptome!

Die Natrium muriaticum-Persönlichkeit neigt zur Vereinzelung, Abschottung, Abgrenzung und Rückzug nach innen. Sie baut gerne eine Art von Wall um sich herum, der anderes und Fremdes nicht an sich heranläßt und Austausch verhindert. Sie kann recht eigenbrötlerisch sein – verschlossen, abweisend, in sich gekehrt –, macht »ihre Schotten dicht« und zieht sich in sich selbst zurück. Sie hört oft gar nicht richtig zu, wenn andere sprechen, besonders, wenn über Unnötiges gesprochen wird, denn sie hat wenig Sinn für Weltliches. Auch läßt sie mit Vorliebe Verschiedenes irgendwo liegen, besonders Schlüssel, Eingekauftes oder das Wechselgeld. Sie verschließt vielleicht ihre Börse, nachdem sie das Kleingeld eingesteckt hat und läßt die großen Scheine liegen. Manchmal versteckt sie Wertvolles, auch

Geldscheine, so gut, daß sie sie selbst nicht mehr wiederfindet. Sie benennt mit Vorliebe Dinge falsch oder kann die richtigen Worte nicht finden. Ganz besonders wenn es ihr schlecht geht, will sie niemanden sehen und hören und schon gar nicht sprechen. Tröstungsversuche und Zuspruch weist sie zurück, bzw. sorgt sie dafür, daß es gar nicht erst dazu kommt. Wenn sie seelische Verletzungen empfangen hat, so grübelt sie immerzu über diese nach und kann das, was ihr durch andere Menschen oder vom Schicksal »angetan« wurde, jahrelang nicht vergessen – und auch nicht vergeben. Sie erleidet all das Schreckliche, was sie erlebt hat – seien es kleine oder größere Ereignisse oder Verletzungen –, immer wieder aufs neue. Man kann sich das so vorstellen, als ob ein mit den Erlebnissen und Bildern gefüllter »Film« immer wieder nach innen, in die Seele hinein abgespult wird. Dadurch können die negativen Bilder von der Seele nicht »verdaut«, nicht verstoffwechselt und nicht ausgeschieden werden, zumal diese immer wieder neu projiziert werden. Die Natrium muriaticum-Persönlichkeit leidet und erleidet den Gedanken-Bilderfilm immer wieder als Wirklichkeit, und so leidet sie wirklich an sich selbst.

• Die polaren Persönlichkeitskräfte drücken sich bei diesem Heilmittel innerhalb seiner selbst aus: das Abschotten nach innen ist verbunden mit dem Verlieren und dem Nicht-behalten-Können von äußeren Dingen und Angelegenheiten.

Antlitzdiagnose

Bei langjährigem Mangel an diesem Lebenssalz ist das Gesicht wäßrig gedunsen, aufgeschwemmt, mit erweiterten Poren und feinen Unebenheiten der Hautoberfläche, teigig und schwammartig. Die **schwammige Beschaffenheit** beginnt auf einer etwa **talergroßen Fläche neben den Nasenflügeln**. Bei größerem Fehlbestand an Natrium muriaticum kann sich auf der Nase oder dem ganzen Gesicht eine punktartige, ölig-gelantineartige Ausschwitzung zeigen, besonders nach Sonnenbestrahlung. Auch wer gern die Stirn runzelt, überkritisch ist – auch mit sich selbst – und dadurch breite Querfalten auf der Stirn entwickelt hat, die »tiefschürfend« und beinahe wie narbig aussehen, hat meist einen Mangel an diesem Heilmittel. Der Haaransatz an der Stirn kann leicht grau werden. Wer einen weißen oder dunklen Punkt (auch zwei, drei) auf der Mitte der Nase(-nspitze) entdeckt, der nur so winzig wie ein Stecknadelkopf zu sein braucht, hat eine nahezu sichere Indikation für Natrium muriaticum. Auch ein Riß mitten auf der Ober- oder Unterlippe (auch vor Jahren einmal) ist ein Hauptindiz, daß dieses zentrale Salz des Lebens angezeigt ist.

Alles, was wäßrig aufgedunsen ist, besonders um die Augen herum, Hängelider, schlaffe, welke oder auch schmutzig aussehende, fahle Haut, unausgeschlafenes Aussehen sollte an Natrium muriaticum denken lassen. Die Augenlider sind häufig heller als die Umgebung und können den Eindruck einer fast weißen Schleimhaut hervorrufen. Manchmal wird durch scharfe Flüssigkeitsabsonderung das untere Augenlid geätzt und entzündet. Bei näherem Betrachten können die Augenwimpern aussehen, als würden sie etwas vereinzelt abstehen, sie können ebenfalls einen entzündeten Eindruck machen. Auch können sich, über das Gesicht verteilt, winzigkleine Pusteln oder verstopfte Poren, Mitesser, Talg und insgesamt eine unreine Haut finden.

Bei schlimmeren Gemütserregungen läuft das Hautgeschehen gerne ins Grünliche: grünliche Stirn und Schläfen – besonders am Haaransatz –, an der Nasenspitze, am Kinn. In schweren Fällen kann das Gesicht bis hin zu schmierig und unreinlich aussehen. Wenn es schon so weit gekommen ist, sollte zusätzlich viel Senf gegessen und die Bachblütenessenz »Mustard« eingenommen werden. Auch die Farbe Gelb, und zwar ein leuchtendes Zitronengelb in Kleidung und im Wohnumfeld, ist dann zusätzlich sehr hilfreich.

Sonstige Körperzeichen
Schwammig aufgedunsene, schlaffe Gewebe, oft mit blasser, fast bläulicher Haut. Die Konstitution kann hager, aber auch schwer und dicklich sein. Die Schultern können hängen. Stehen ist beschwerlich, der Rücken ist schwach und neigt zum Frieren. Stützen und ein festes Kissen in den Rücken zu stopfen ist hilfreich.

Geistseelischer Anwendungsbereich
Das Kochsalz, das *Salz der Erde* steht für ursächlichen Neubeginn (Leben), wie auch zugleich für Endlichkeit (Tod). Durch die Homöopathisierung (besonders durch Hochpotenzen, z. B. LM 30) freunden sich diese Gegensätze miteinander an und söhnen Leben und Tod miteinander aus. Dadurch können traumatische seelische Erlebnisse und psychische Themen ausgeglichen werden, besonders

Erlebnisse mit dem Tod (ganz besonders dem Tod eines eigenen Kindes). Dieses Lebenssalz wirkt zentrierend und konzentrierend und gibt der Seele eine Heimat in sich selbst. Es reinigt alte verwundete Seelenräume, verschließt und heilt sie, um anschließend neue Lebensräume zu öffnen. Es hilft, zu vergessen und zu verzeihen, Dinge endgültig abzuschließen und sie auf die Seite zu legen. Es lindert Schmerzen, eine seelische Verwundung, die mit seiner Hilfe nicht mehr so messerscharf erfahren und leichter erträglich wird. Es stärkt den Willen und die Ichkraft, erweckt Durchhaltevermögen, Ausdauer und Mut und hilft, Dinge ernsthaft in Angriff zu nehmen. Es hilft, klar, warm, gut und kraftvoll auf beiden Füßen zu stehen.

Natrium muriaticum wird eingesetzt
- bei zwanghaftem Festhalten an psychischen Problemen (mit Selbstvorwürfen) und wenn geradezu selbstzerstörerische, immerwiederkehrende, negative Gedankenabfolgen einfach nicht durchbrochen werden können; wenn auch nachts die belastenden (manchmal haßerfüllten) Gedanken nicht losgelassen werden können; bei Depressionen am Ende der Periode,
- bei Anfällen gänzlicher Hoffnungslosigkeit und Verzweiflung am Leben und an sich selbst; Teilnahmslosigkeit am Leben und Rückzug in eine selbstgewählte Einsamkeit; wenn einem »das Lachen vergangen ist«, man viel weint oder auch, wenn das Weinen nicht herauskommen kann; wenn alles von der schlimmsten Seite betrachtet wird und die Gedanken sich ständig mit Themen aus der Vergangenheit beschäftigen; aber auch, wenn Angst vor der Zukunft vorhanden ist,
- wenn Zuspruch oder Tröstung abgelehnt wird und sogar Wut oder Zorn erregen kann; wenn jemand weder selbst sprechen (wortkarg bis mundfaul ist) noch angesprochen werden will; träge, arbeitsunlustig bis arbeitsscheu ist; wenn jede Kleinigkeit zum Zorn reizt, bei Gereiztheit, Ärgerlichkeit, Verdrießlichkeit,
- wenn ein sehr schwaches Gedächtnis mit Zerstreutheit und Vergeßlichkeit vorhanden ist; wenn Fehler beim Sprechen gemacht werden; wenn Dinge gesagt werden, die nicht beabsichtigt waren; wenn falsche Antworten gegeben und falsche Worte benutzt werden; wenn das Namens- und Zahlengedächtnis besonders schlecht sind; wenn einem Kind das Sprechenlernen, Sprachenlernen, Konzentrieren und Gelerntes zu behalten schwer fallen;

- wenn am Tage Schläfrigkeit vorhanden ist und es große Überwindung kostet, morgens das Bett zu verlassen; wenn nachts verspätetes Einschlafen, Schlaflosigkeit oder häufiges Erwachen, besonders nachts um 2, 3, oder 4 Uhr, mit Durst oder auch lebhafte Träume von schrecklichen Dingen, Einbrechern, Dieben vorkommen;
- bei körperlichen Beschwerden und Erkrankungen *in Folge von*
- enttäuschter Liebe
- vermeintlicher oder realer Geringschätzung
- Verachtung
- Demütigung
- Enttäuschung
- schlechten Nachrichten
- Schreck
- Kummer
- Tod eines nahen Angehörigen, eines eigenen Kindes. Auch wenn die Ereignisse bereits Jahre bis Jahrzehnte zurückliegen, kann dieses große Heilmittel Krankheiten löschen, die in der Folge von solcherart Verursachungen entstanden sind!

Körperlicher Anwendungsbereich
Natrium muriaticum bringt eine Grundwärme in den Stoffwechsel und wirkt als mildes Tonikum. Es stärkt das Herz wie auch alle Organe und strafft sie. Es entlastet die Lymphe und ist
- bei Heufieber, Heuschnupfen, Nesselfieber, Nesselausschlag, Jukken und wäßrigem Schnupfen einzusetzen (mit Zincum metallicum D6; siehe S. 197). Es bewässert und entwässert das Bindegewebe, in dem sich viele Giftstoffe aufhalten. Es bindet auch metallische Gifte und jene des Tabakrauches und hilft, diese auszuscheiden, genauso, wie es Gifte von Insektenstichen (Umschläge mit Nr. 8 u. 3) ausleitet.
- Auch bei Verbrennungen ist es das Mittel der Wahl. Hierzu löst man sofort 20 Tabl. Natrium muriaticum D6 in kaltem Wasser und macht unentwegt Umschläge damit, bis die Schmerzen aufgehört haben. Innerliche Einnahme zusätzlich: 1 Tabl. D6, alle 30 Minuten.
- Natrium muriaticum ist ein Konstitutions-und Stoffwechselmittel bei rheumatischer Veranlagung. Es steht zum Knorpelgewebe in Beziehung, baut es auf und ist somit auch bei Gelenkrheumatismus, Gelenkgeräuschen usw. angezeigt.

- Es ist eines der besten Mittel gegen Anämie (Blutarmut), welche neben der auffallenden Blässe allgemeine Erschöpfung, Ermüdung, Kurzatmigkeit mit Herzflattern und Herzklopfen (besonders auch beim Treppensteigen) zeigt.
- Eine weitere große Heilanzeige sind klopfende, berstende, auch einseitige Kopfschmerzen und Migräne mit Gesichtsverdunkelung, Flimmern und Blitzen vor den Augen, Übelkeit und Schwindel. Jede Bewegung, besonders der Augen, verschlimmert. Die Kopfschmerzen beginnen meist bei Tagesanbruch, sind zu Mittag bei Sonnenhöchsstand am heftigsten und lassen bei Sonnenuntergang wieder nach oder verschwinden ganz. Das *Salz der Erde* ist das bevorzugte Heilmittel für Körpererscheinungen, Absonderungen, Empfindungen und Schmerzen nachfolgender Art:

Natrium muriaticum – Schlüsselmerkmale
Haut, Augen, Ohren, Nase, Mund: grindig • borkig • schorfig • honiggelbe, harzartige Krusten • trocken • unrein • juckend • entzündlich • eitrig • wund • geschwollen • verklebt • rissig.
Absonderungen: klebrig • harzig • ätzend • wäßrig • klar • durchsichtig • salzig • bitter • schleimig • dickflüssig • übelriechend • hart • krümelig.
Empfindungen und Schmerzen (besonders auch Haut, Augen, Ohren, Nase, Mund): trocken • rauh • kratzend • kitzelnd • juckend • Sandgefühl • Haargefühl • brennend • stechend • drückend • zuckend • verstopft • pulsierend • klopfend • zitternd • Kälte-, Zerschlagenheits- Taubheits- und Lähmigkeitsgefühl • schmerzempfindlich.
Zeitphänomen: unmittelbare Wirkung, oft jedoch auch für veraltete, lange zurückliegende Verursachungen. Tiefwirkend.

Weiterhin wird Natrium muriaticum angewendet bei

Haut
- Sonnenstich, Sonnenbrand, Verätzungen,
- Akne, Ekzemen, Hauterscheinungen (besonders an der Stirnhaargrenze, Kopfhaut, hinter den Ohren und an den Gelenkbeugen), Haarausfall,

Augen
- Augenbeschwerden und -entzündungen, Bindehautkatarrh, Gerstenkorn, Liderzucken, tränenden Augen (durch Wind, Zug, kalte Luft, Helligkeit und

Ohren
andere Reize hervorgerufen), Ohrenbeschwerden und -entzündungen, Fließschnupfen, verstopfter, wunder

Mund, Zunge	Nase, bitterem oder salzigem Geschmack, Verlust des Geruchs- und des Geschmackssinnes, rissigen, trokkenen, wunden Lippen, Herpes (Bläschenausschlag), Zungenbläschen, Brennen der Zungenspitze, Gefühl eines Haares auf der Zunge, rissiger Zunge (Landkartenzunge),
Hals, Rachen	• Rauhigkeit und Kratzen in Hals, Rachen, Kehle und Brust, Kitzelhusten, Husten,
Verdauungssystem	• Speichelfluß (zu viel oder zu wenig), Sodbrennen, Druck und Zusammenziehen im Magen, Magendrükken, -entzündung, -geschwür, Druckgefühl, Völlegefühl, Blähungen, chronischem Magen-Darmkatarrh, Diabetes, Durchfall oder Verstopfung, Afterbeschwerden (juckend usw.),
Herz-Kreislaufsystem	• Stechen am Herzen, ängstlichem Herzklopfen (schlimmer im Liegen, bessert sich durch höhere Kopfkissen oder Aufsitzen), Herzrhythmusstörungen, Kältegefühl, Zittern in der Herzgegend, Pulsieren durch den ganzen Körper, Klopfen in den Blutgefäßen, besonders nachts,
Bewegungssystem	• Rücken- und Kreuzschmerzen mit großer Schwäche und Zittern am ganzen Körper, Hinfälligkeit und Gebrechlichkeit, schmerzhafter Empfindlichkeit im Lendenbereich, Schmerzen aller Muskeln bei Bewegung,
Blase, Niere	• Blasenkatarrh, brennenden Blasenbeschwerden, Nierenentzündung,
Geschlechtsorgane	• Abneigung bis Widerwillen gegen das andere Geschlecht, gegen Geschlechtsverkehr, aber auch bei großem Gechlechtstrieb ohne Kraft (Potenzschwäche), Pubertätsschwierigkeiten, Rückenschwäche nach Geschlechtsverkehr, Periodenbeschwerden mit Kreuzschmerzen, Trockenheit der Scheide,
Füße	• Kribbeln und Taubheit in den Zehen,
Kinder	• Entwicklungsrückstand der Kinder (die spät laufen und sprechen lernen) wie auch bei Rachitis.

Homöopathische Besonderheiten und Leitsymptome

Allgemein
- großes Verlangen nach Salz (salzt alles nach) und nach salzigen, scharfen, pikanten Speisen, Essig, Pfeffer, auch nach Fisch und Austern,
- brennender Durst, besonders nach bitteren Getränken,
- Abneigung gegen Schwarzbrot, eventuell auch Gier darauf,
- Heißhunger mit schneller Sättigung,
- Abneigung gegen Speisen trotz Heißhunger,
- Abneigung gegen Gesellschaft; gegen das andere Geschlecht,
- kann in Gegenwart anderer keinen Harn lassen,
- »Morgenmuffel«.

Verschlimmerung
- durch körperliche wie geistige Anstrengung,
- durch Kälte und kaltes Wetter,
- durch Hitze und Sonnenbestrahlung, große Schwäche und Ohnmächtigkeit,
- durch Ärger,
- vom Frühjahr bis Herbst, in der warmen Jahreszeit,
- am Ende der Periode,
- durch Geschlechtsverkehr,
- nachts von 3 bis 5 Uhr,
- mit Beginn der Dämmerung und morgens nach dem Aufstehen,
- morgens zwischen 9 und 11 Uhr,
- am Meer, besonders an Sandküsten (manchmal Besserung).

Verbesserung
- spätnachmittags bis abends, bei Sonnenuntergang,
- durch frische, sauerstoffreiche, kühle, oder trocken-warme Luft,
- im Hochgebirge,
- gelegentlich auch am Meer, jedoch meist dort Verschlimmerung,
- durch festen Gegendruck, festes Binden, festes Kissen oder Polster gegen den Rücken, feste Bandagen oder Binden.

Auffallend
- Beschwerden steigen an und fallen mit dem Sonnenlauf,
- Haß, auch gegen sich selbst,
- Kinder lernen langsam sprechen und spät gehen,
- Verlust des Willens,
- man beißt sich leicht in die Zunge, hat
- Angst vor Einbrechern, Träume von Einbrechern,
- Angst vor der Zukunft,
- Lachen über ernste Dinge.

Zur Potenzwahl
D6. Für tiefgreifende seelische und körperliche Heilprozesse gegebenenfalls auch LM-Potenzen, z. B. LM 30 einsetzen (nur mit fachkompetenter Begleitung!).

Dosierung und Anwendung
1–3 Tabl. tägl., dabei mit Fingerspitzengefühl an die rechte Potenz und Dosierung herantasten. In akuten Fällen (Verbrennung, Rauchvergiftung usw.) auch höhere Dosierung (mehr Tabl. und öfters anwenden). LM-Potenzen höchstens (!) einmal täglich und stets nur bis zur Besserung anwenden.

Natrium muriaticum ist höchst sensibel und diffizil anzuwenden und stellt damit eine Ausnahme dar: Es ist das Einzige unter den zwölf Salzen, das genauso schnell eine homöopathische Erstverschlimmerung (siehe hierzu S. 187) hervorrufen kann, wie es sich als ein ganz hohes Heilmittel erwiesen hat. Es ist ratsam, sich achtsam auf Besserung wie auch auf eventuelle Verschlimmerung hin zu beobachten. Meine Erfahrung ist,
- daß Natrium muriaticum oft nur einmal täglich und am besten morgens sehr früh und in Ruhe eingenommen werden sollte;
- daß es oft auch nur alle drei bis vier bis sieben Tage eingenommen zu werden braucht (1 Tabl. oder eine Gabe einer LM-Potenz), um einen Heilerfolg zu erzielen;
- daß gerade diesem Salz die Verbindung mit anderen Salzen ganz besonders gut bekommt. Die Mischungen (besonders mit Nr. 3) wirken gegenseitig ergänzend und mildern zugleich die besondere Subtilität von Natrium muriaticum – weswegen sie für die Laienanwendung besonders gut geeignet sind!

Achtung:
- Dieses Lebenssalz allein nur bei eindeutiger Indikation anwenden!
- Als allgemeine Vitalisierungskur halte ich es – jedenfalls für sich allein – als nicht geeignet für die Laienanwendung!
- Ohne therapeutische Erfahrung oder Begleitung höchstens vier Wochen lang einnehmen. Nach dieser Zeit für mindestens vier Wochen pausieren.
- Unpassende oder zu lange Einnahme *kann* die vorhandenen Beschwerden verstärken. (Falls das einmal geschehen sollte, das Mit-

tel einfach absetzen. Viel Zitrusfrüchte essen. Die Erscheinungen klingen dann von selbst wieder ab.)

Beste Einnahmezeit
Nachts, in der Morgendämmerung, morgens sehr früh. Am besten in Ruhe oder meditativ 10 bis 15 Minuten wirken lassen. Nicht in Hektik oder Streß einnehmen. Niemals zum Sonnenhöchststand einnehmen. Im Hochsommer meiden.
Besonderheit: Wer Migräne oder (Kopf-)schmerzen hat, die morgens noch während der Dunkelheit oder in der Dämmerungszeit (im Liegen) beginnen, sollte sich darauf einstellen (kann trainiert werden), bei den ersten Anzeichen aufzuwachen. Nun wird das Heilmittel eingenommen, anschließend sollte man jedoch sofort aufstehen. Dies ist oft eine große Hilfe gegen die Migräneanfälle und läßt eventuelle Müdigkeit gerne in Kauf nehmen.

Bester Kurbeginn
Im Winter.

Was gut dazu paßt
Nr. 3, 7, 11, 19. Zincum metallicum D10 (siehe S. 197).
Ernährung: frische Früchte, Zitrusfrüchte, grüne Salate, frische Kräuter, Algen.

Astrologische Zuordnung
Natrium muriaticum – das homöopathisierte Kochsalz – ist das Salz des Lebens an sich und *das* Salz unseres Planeten Erde. Es ist zugleich auch dem Planeten Pluto zugeordnet: dessen Prinzip des Einschließens (durch Innendruck) bewirkt, daß sich die Zelle abigelt und dadurch nach außen zu wenig Austausch und Kommunikation aufweist. Skorpiongeborene und auch diejenigen, deren Geburtsmond im Skorpion steht, brauchen das *Plutosalz* besonders oft. Ähnliches gilt für den Neumond: Dies ist die Mondphase, in welcher der Mond sozusagen ganz in sich selbst »eingeschlossen« ist, das Licht der Sonne nicht empfängt und auch kein Sonnenlicht zurückstrahlt (jedenfalls von der Erde aus gesehen, also für uns Erdenbewohner). Diese Sonnenlosigkeit von Natrium muriaticum, verbunden mit einer Art von magnetischem »Zurückwerfen« immer wieder auf sich selbst, gilt für Zellen und Gemüt. Wer das *Plutosalz* benötigt, für den

sind durch die plutonischen Kräfte Sonne und Mond oft zugleich verdunkelt. Viele der Gemüts- und Geistessymptome dieses großen Heilmittels werden mit solchem Wissen besser verständlich.

Wodurch es am meisten verbraucht wird und wem es nützt
- Durch Rauchen, durch Schokolade, durch Gifte aller Art.
- Häufig sind es Frauen und Mütter, die dieses Mittel benötigen, vor allem, wenn sie eine Sommer- und Sonnen-Unverträglichkeit haben. Es nützt jenen, die
- ein besonders trauriges und schwerwiegendes Verlusterlebnis (auch Liebesverlust) durchstehen mußten oder müssen,
- die Trauerarbeit leisten, wie auch allen
- die unter besonderen Druckverhältnissen, Erschwernissen, Gefangenschaft, Ausweglosigkeit, Abhängigkeiten (geistig, seelisch, körperlich) leben oder arbeiten müssen
- und hilft diesen allen, sich aus solcherart Situationen, so möglich, zu lösen.

NATRIUM PHOSPHORICUM

Funktionsmittel Nr. 9

Hauptwirkungsrichtungen
Natrium phosphoricum neutralisiert die Überproduktion von Säuren im Organismus, auch überschüssige Magensäure. Es regt den Stoffwechsel an und ist bei Übergewicht nützlich. Es fördert die Ausscheidung von Sandablagerungen in Niere, Blase und Galle und wirkt durch Unterstützung des physiologischen Verbrennungsprozesses positiv auf die allgemeine körperliche Leistungsfähigkeit positiv ein. Es wirkt auf Geist und Seele im Sinne von Durchwärmung, Lösung und Durchlichtung ein.

Persönlichkeitsbild
Die Natrium phosphoricum-Persönlichkeit besitzt eine natürliche innere Würde. Dies ist ihr Hauptkennzeichen, gleichgültig auf welcher Ebene sie sonst charakterliche oder körperliche Mangelzustände oder Besonderheiten haben mag. Wer zu kristallinen Ablagerungen oder Säureprozessen seines materiellen Organismus neigt,

hat im allgemeinen auch einen hellwachen bis kristallklaren Verstand. Er ist imstande, zu unterscheiden und zu entscheiden, er weiß, wer er ist und wo er steht. Aus dieser Position heraus, mag sie noch so materiell und wenig vergeistigt sein, hat er eben diese natürliche menschliche Würde.

Wer Position und Stellung beziehen kann, wer zu finden ist, wo man ihn sucht, auf wen man sich verlassen und wem man vertrauen kann, der besitzt die Würde des Natrium phosphoricum-Menschen. Die kristallisierenden Säuren seines Organismus kennzeichnen den festen Platz innerhalb einer gefügten Ordnung, den diese Persönlichkeit einnimmt, und diese Ordnung durchdringt alles, was sie beginnt und anfaßt. Die Natrium phosphoricum-Persönlichkeit hat somit Identität, Profil, klaren Ausdruck, Vertrauenswürdigkeit, gleichgültig, auf welcher gesellschaftlichen Ebene sie sich auch befindet und unabhängig davon, welche Mängel ihr Gemüt womöglich aufweist. Eben das gibt ihr den Namen »Mensch« zu Recht. Wer zu kristallinen Ablagerungen neigt, könnte sich dieser Würde vielleicht auch einmal unter diesem Blickwinkel bewußt werden, und es kann ihm helfen, die Einschränkungen und Krankheiten des Menschengeschlechtes (die in den Mythen als die »Büchse der Pandora« bezeichnet werden) als Tribut menschlicher Ichwerdung zu betrachten.

Die Natrium phosphoricum-Persönlichkeit sorgt für das, was ihr anvertraut wurde, wenn es »nur« im materiellen Bereich ist. Sie läßt nicht so leicht los und gibt nicht so schnell her, was sie sich erarbeitet hat und was zu ihr gehört – nicht ihre Familie, Freunde, einen Besitz, eine Arbeit. Zur Helligkeit des Verstandes gesellen sich Standfestigkeit, Stabilität und Sinn für Recht und Ordnung.

• Wenn die polare Natrium phosphoricum-Persönlichkeit jedoch vergißt, für andere da zu sein, Bindungen einzugehen und auch einzuhalten, vereinsamt sie und kann gar dogmatisch im Denken werden. In ihre fixierenden Denkstrukturen bezieht sie womöglich weniger ihre Familie und alles Anvertraute mit ein, sondern betrachtet alle Dinge vorrangig auf sich selbst bezogen. Die kristallinen Ablagerungen ihres Organismus finden sich bevorzugt in der Galle und in den Gefäßwänden. Aus Stabilität kann dann Unverrückbarkeit bis hin zum Starrsinn werden. Möglicherweise ist solche Verhärtung des Körpers mit verhärtenden Denkweisen anderen Lebewesen gegenüber verbunden. Die Umwelt mag sich womöglich über mangelnde Freundlichkeit und Sensibilität beklagen.

Mit zunehmender, stetiger Lichteinflutung durch dieses Lebenssalz »verflüssigt« und verlebendigt sich das mineralische Reich innerhalb eines solchen Organismus. Das Gemüt und die im Kristallreich gefangene Seele, wie auch die Umwelt können zunehmend aufatmen.

Antlitzdiagnose
Die Kennzeichen der **fettigen Ausschwitzung**, des speckigen Glanzes der Gesichtshaut und der Neigung zu schnell fettenden Haaren, die Natrium phosphoricum in der Antlitzdiagnose zugeschrieben werden, zeigen sich meist nur in der Jugend, manchmal auch noch im mittleren Alter. Treten sie im höheren Alter auf, sind sie entsprechend ernst zunehmen. Dasselbe gilt auch für die Unreinheiten der Gesichtshaut, die zu Mitessern und Akne neigen kann. Eine gelbliche, eher fahle (nervös wirkende) Haut und ein wie eingesunken wirkendes Antlitz findet sich bei Mangel an diesem Salz jedoch in jedem Alter.

Sonstige Körperzeichen
Eher mager, trotz ausreichender bis reichlicher Nahrungszufuhr.

Geistseelischer Anwendungsbereich
Natrium phosphoricum schenkt Kraft und Souveränität, es reichert Zellen und Gewebe mit Wärme an, macht klug, in sich gefestigt und kraftvoll, hilft bei Betrübnis und schlechter Laune, läßt die Sonne wieder scheinen und bringt ins »Hier und Jetzt«. Auch bei Nervosität ist es hilfreich.

Körperlicher Anwendungsbereich
Natrium phosphoricum ist das Mittel, um die Übersäuerung und die Kristallisierungen abzubauen, die ein Kennzeichen unserer Zeit sind. Übersäuerung kommt zustande durch denaturierte Nahrungsmittel, Fast food, zuviel Fleisch, Käse und tierisches Eiweiß, zu viel Weißmehl, Kuchen, Süßigkeiten, Cola und sonstige »moderne« Getränke, aber auch durch Streß, zuviel Arbeit sowie durch Überbelastung der Verstandestätigkeit. Meditation ist eines der »Gegenmittel« für unsere oft so hektische Zeit und hilft, neben dem Einsatz von Natrium phosphoricum, zuviel Kristallines in unserem Leben und unserem Organismus zu lösen.

Natriumphosphat ist in den Nervenfäden enthalten und kann bei Mangel Nervenschmerzen, Neuralgien und Rheuma hervorrufen, es bindet die im Stoffwechselabbau übriggebliebene Kohlensäure (CO_2), beseitigt die Ursache von Eiterungen und versetzt die Galle in die Lage, Fette zu verseifen. Es ist das bevorzugte Heilmittel für Körpererscheinungen, Ausscheidungen, Empfindungen und Schmerzen nachfolgender Art:

Natrium phosphoricum Schlüsselmerkmale
Haut: fettig • schwitzig • pustelig • unrein • sauer • eitrig • krustig.
Ausscheidungen: goldgelb • honiggelb • rahmartig • gelbgrün • dünnflüssig • sauer • brennend • ätzend • scharf.
Empfindungen und Schmerzen: sauer • brennend • scharf • ätzend.
Zeitphänomene: bei akuten Übersäuerungs-Problemen und in der Jugend oft schnellwirkend. Bei über die Jahre angesammelten Ablagerungen langsam und tief wirkend.

Natrium phosphoricum wird angewendet bei

Haut	• Akne (mit Nr. 3, 4, 8, 11 oder sonstig fehlenden Salzen), Hauterkrankungen mit Pusteln, Mitesser,
Augen	• Augenentzündung,
Lymphe	• Lymphdrüsen-, Mandelschwellung, Eiterungen,
Kopf	• Kopfschmerz (oben auf dem Kopf, auch mit Magenbeschwerden), Leber-Galle-Migräne (durch Leber- oder Gallenprobleme hervorgerufen),
Zähne	• Zähneknirschen (besonders nachts),
Stoffwechsel	• saurem Körpergeruch, Schweiß – besonders auch bei Aufregung,
	• Beschwerden nach übermäßigem Fettgenuß,
	• Übergewicht, Fettstoffwechselstörungen,
Verdauungssystem	• saurem Geschmack – Aufstoßen, Erbrechen, Sodbrennen, sauren Magen-Darmstörungen, Durchfällen, Hämorrhoiden,
	• Gallenmangel, -steinen, -gries, Gelbsucht,
Bewegungssystem	• Harnsäureüberschuß in Blut und Gewebe, Gelenkerkrankungen, rheumatischer Veranlagung, Rheuma, Gicht, Hexenschuß, Ischias,

Niere, Blase	• Nierenentzündung, -gries, -steinen, • Blasenentzündung, -steinen, scharfer, saurer oder verminderter Harnausscheidung (oft dunkel und mit Bodensatz),
Brust	• Brustdrüsenentzündung,
Venen, Beine	• Venenentzündung, Krampfadern,
Kinder	• Augenentzündung der Neugeborenen, Milchschorf, Schnupfen.

Homöopathische Besonderheiten und Leitsymptome

Verschlimmerung
• durch fettreiche Nahrungsmittel.

Verbesserung
• durch Licht, durch Höhensonne.

Zur Potenzwahl
Meist die D6, in akuten Fällen auch D3, alle 2 Std. Die D6 *kann* möglicherweise hungrig machen. Die D12 macht satt und zufrieden, ist aber nicht für jeden gleich gut passend. Bitte selbst ausprobieren und Notizen machen.

Dosierung und Anwendung
1–4mal tägl. 1 Tabl. Natrium phosphoricum muß meist über längere Zeit – mindestens über Monate – hinweg gegeben werden, um eine Umstimmung des Stoffwechsels zu erreichen. Auch ist es angebracht, nach Ernährungsfehlern und Genußmittel-Mißbrauch zu suchen und diese abzustellen oder zumindest abzuschwächen. Am besten wirkt es meist in heißem Wasser aufgelöst.

Beste Einnahmezeit
Natrium phosphoricum D6 bewirkt nicht nur Lösung kristalliner Ablagerungen, sondern auch eine feurige Durchlichtung und erquickende Erfrischung. Sobald die Sonne untergegangen ist, entfaltet es bevorzugt lunare (mondische) und damit erfrischende, erquickend durchströmende Kräfte. Ab Sonnenuntergang paßt es deshalb her-

vorragend zu unten angegeben Salzen und entfaltet erquickende Fähigkeiten auf Nerven, Gemüt und Geist, besonders auch für Geistes- und Nachtarbeiter.

Bester Kurbeginn
In einer ruhigen klaren Stunde, im Winter, nachts oder auch zu Vollmond.

Was gut dazu paßt
Nr. 1, 2, 3, 7, 10, 11, 12.
Ernährung: frische Früchte, besonders Kiwis (Gifte abbauend, Sauerstoff vermittelnd, ausleitend, vitaminreich); alles basisch Wirkende und Frische, wie junge Kartoffeln, Reis, Frischkräuter, Gemüse, Salate, Wurzeln (Kohlgemüse, mit Ausnahme von Chinakohl: meiden!)

Astrologische Zuordnung
Natrium phosphoricum sendet seinen phosphorigen Lichtstrahl aus einer geistigen Welt ins Irdische hinein. Es ist in der Lage, in einem Organismus stets die Säuren und damit die Fokussierungspunkte und die kristallisierenden Elemente aufzufinden. Es sucht sich sozusagen überall im Organismus die Spitzen, Ecken und Kanten der Materie heraus. Über diese Eckpunkte leitet es seine homöopathischen Lichtinformationen ein, die über den Phosphor als Träger eingeschleust werden. Für das Übertragen des Phosphors sind in jedem tierischen und menschlichen Organismus bevorzugt die Nerven und hier besonders die Nervenendigungen zuständig: Sie leuchten und glühen durch das phosphorige Element auf und übertragen dieses weiter an den gesamten Organismus. Natrium phosphoricum hat somit in der beschriebenen Weise eine Hauptübertragungsfunktion für das Licht. Auf Grund dieser Lichtleiterfunktion ist es höchst nützlich, um andere Salze, wie besonders auch andere Homöopathika, in den Organismus einzuschleusen, und zwar ganz besonders solche, die auf Ablagerungen auflösend einwirken.

Ein natürliches Symbol der Entsprechung von Natrium phosphoricum ist die Schlange. Denn um seine Lichtleiterfunktion bis in die äußersten Ecken kristalliner Materie hinein zu erfüllen, bedarf dieses Salz solcher elastischer, schwingend-kreisend-schlangenhafter Funktionen, die in der Natur nur von diesem Tier wahrgenommen werden können. Die doppelte Schlange ist daher auch zum Symbol der Heilkraft an sich geworden und bereichert den *Äsculap-Stab* – das Symbol der Heilkunde – mit ihrer feurigen Lebenskraft, die alle Polaritäten zusammenführt, mittet und heilt und deshalb auch *von einer Sonne gekrönt* wird. Und so ordnen wir dieses Lebenssalz astrologisch auch dem sonnenstrahlenden Prinzip zu.

Seine Heilkräfte können besonders all jene gebrauchen, die im Steinbock oder in der Jungfrau geboren sind oder deren Sonne oder auch deren Mond Saturn-Aspekte aufweist. Mit dem *Sonnensalz* Natrium phosphoricum, diesem magischen, das Licht schlangenartig leitenden Mineralsalz, kann der Mensch einen neuen Zugang zu seiner eigenen Magie, der Würde seines Menschseins finden. Er sollte dabei nur bedenken, daß zu allem Strahlen auch das Empfangen und die Sensibilität des Seelischen, Mondischen gehört. So kommt es, daß gerade das *Sonnensalz* seine beste Wirkung während der Nacht und bei Vollmond entfaltet, damit sich auch der Mensch der Heilkraft alles Verbindenden besinnt.

Wodurch es am meisten verbraucht wird und wem es nützt
- Durch Kaffee, Schwarztee, Zucker, Eiweiß, Süßigkeiten und sonstige säurebildende Nahrungsmittel, Fast food. Es nützt
- jenen, die viel geistig anstrengende Arbeit zu leisten haben
- und jenen, die einsam sind, sich vom fließenden Leben getrennt und sich nicht vertrauensvoll umarmt fühlen.

NATRIUM SULFURICUM
Funktionsmittel Nr. 10

Hauptwirkungsrichtungen
Natrium sulfuricum reguliert die Gewebsflüssigkeit, entzieht den abzubauenden Stoffen das Wasser, bringt sie so zum Zerfall und sorgt auch für den Abbau der weißen Blutkörperchen. Es regt die Absonderung des Gallensaftes an, wirkt auf die Tätigkeit des Dickdarms ein, ist am Leber- wie am Zuckerstoffwechsel beteiligt und ist generell überall da anzuwenden, wo der Stoffwechsel daniederliegt. Natrium sulfuricum ist das wichtigste Ausscheidungs-

mittel der Biochemie und verdient als Leber- und Gallenfunktionsmittel die größte Beachtung. Es verändert auch das Gemüt in Richtung umbauender und für sich selbst besser sorgender Kräfte.

Persönlichkeitsbild
Die Natrium sulfuricum-Persönlichkeit ist sehr wachsam und kann geradezu »das Gras wachsen« hören. Sie kann eine Art von »Feuerwehr« für die gesundheitlichen, seelischen oder sonstigen Probleme der Menschen ihrer Umgebung sein. Sie greift in Prozesse ein, die sie nicht unbedingt etwas anzugehen bräuchten oder jedenfalls viel weniger, als sie es als selbstverständlich annimmt. Sie mischt sich gern ein, weiß alles besser und hindert auf diese Weise ihre Mitmenschen am eigenen Lernen. Sie kann gelegentlich auch anmaßend bis überheblich sein und gibt ihre Überzeugungen gern in postulierender Form von sich. Selbst wenn sie aus ihrer Sicht »Recht haben« sollte, macht sie sich doch dabei ganz schön unbeliebt. Denn immer alles besser zu wissen kann für ihre Umgebung unglaublich penetrant werden und die vorhandenen Schwierigkeiten weiter verstärken, statt diese zu verbessern. Da sie sich so sehr im Recht *glaubt* – *Glauber*salz –, ist es auch nicht so leicht für sie, einzusehen, daß es ihr guttun würde, sich mehr mit sich selbst zu beschäftigen und die äußeren Problembereiche mangels Aufmerksamkeit so von selbst zum Verschwinden zu bringen. Natrium sulfuricum hilft, das Feuer wieder nach innen, in den Kern der Persönlichkeit und in die Mitte des Stoffwechsels zu verlagern, es beseitigt Blockaden und läßt den Menschen nach innen wachsen.
• Natrium sulfuricum paßt jedoch auch für entgegengesetzte Gemütszustände und für eine Persönlichkeit, die alles an sich abgleiten läßt und sich wenig an ihrer Umwelt beteiligt.
Sie kann mit Antriebslosigkeit, Mattigkeit und vielerlei Erschwernissen in ihrem Lebens zu kämpfen haben. Manchmal ist die Natrium sulfuricum-Persönlichkeit sich selbst nicht gut und müht sich wie mit einem schweren Gewicht durchs Leben. Sie kann auch zu widerspenstigen, zähen Krankheiten neigen, bei denen sich trotz therapeutischer Bemühungen »nichts rührt«. Natrium sulfuricum sorgt dann dafür, daß »die Dinge wieder in Bewegung kommen«. Die Frostigkeit und das innerlich ungenügende Feuer wird an die Peripherie ihres Lebens und damit auch auf die Haut des Gesichtes projiziert. Dort treten dann feurig-rote und entzündliche Erscheinungen auf.

Antlitzdiagnose
Der Mangel an Natrium sulfuricum ist erkennbar entweder an **grünlich-gelber Gesichtsfarbe** oder an **entzündlicher Röte** oder auch an beiden Färbungen zugleich.

Die grünlich-gelbe Gesichtsfarbe ist an größeren oder kleineren Gesichtsflächen, besonders auf den Wangen, vor den Ohren und um den Mund herum erkennbar, sie kann aber auch das gesamte Gesicht ergreifen. Die Stärke der Färbung ergibt den Grad des Mangels.

Die entzündliche Röte bedeckt vorzugsweise die Nasenspitze, den Nasenrücken, die Nasenflügel, die gesamte Nase, breitet sich jedoch auch über die Wangen aus. Die Röte kann einen leicht bläulichen Einschlag aufweisen. Oft kommen Mischformen von entzündlicher Röte mit grünlich-gelber Farbe vor.

Sonstige Körperzeichen
Knacken in den Gelenken, Neigung zu Schuppen, struppigem, sprödem, »widerborstigem« Haar, aufgesprungenen Lippen, kleinen Warzen, die plötzlich erscheinen und wieder verschwinden. Manchmal rötliche Haare, Augenbrauen und Wimpern, wasserhelle, sommersprossige Haut. Die Konstitution kann zu Schwere und Fettansatz, Leberstörungen, Diabetes und Schwächezuständen neigen.

Geistseelischer Anwendungsbereich
Das Feuer ist die Mitte, die Kraft und Magie allen Lebens. Nicht umsonst war in früheren Kulturen das Hüten des Feuers eine wichtige Aufgabe. Im menschlichen Organismus fällt der Schilddrüse eine solche steuernde und hütende Funktion zu, aber auch jedem roten Blutkörperchen, der Milz, dem Herzen, der Leber und dem Kern jeder Zelle. Bei einem Mangel an diesem Lebenssalz stehen Zellen und Stoffwechsel unter starkem innerem Druck. Dadurch wird das Bewußtsein und die Aufmerksamkeit immer wieder nach außen projiziert. Die Anwendung dieses Salzes wird deshalb höchst heilsam von meditativen Energieübungen unterstützt, mit denen diesem »Verschiebungs-Phänomen« leichter auf die Spur zu kommen ist.

Natrium sulfuricum baut die Leber nach reduzierenden und seelischen Belastungen wieder heilsam auf, denn Wesen und Seele sind unmittelbar mit der Leber verbunden: Alles, was über die Seele »läuft«, läuft auch über die Leber. Jede Einschränkung, jeder ungute

Gedanke, jedes negative Wort, alles Destruktive wie auch alle Lebensängste werden von der Leber empfangen. Natrium sulfuricum ist nicht nur ein Stoff*wechsel*salz, sondern auch ein seelischer *Verwandler* und *Umwälzer*, und wir sollten es deshalb in hohen Ehren halten! Es stärkt unsere Kraft und unseren Willen. Es macht wieder aufs Leben neugierig, wo Dunkelheiten, Kälteprozesse, Ablagerungen, Dichte und Schwere dies eingeschränkt hatten. Es bringt zunehmend schöpferische Lebenswärme, hilft wechseln und wandeln, und zu allem schenkt es auch noch Ausdauer. Es wird bevorzugt angewendet bei Antriebslosigkeit, Denkblockaden, Lebensüberdruß bis hin zu Selbstmordgedanken, verstimmtem, mißvergnügtem, reizbarem, mißmutigem, melancholischem Gemüt oder wenn man sich in Muster von Einschränkung und Unterdrückung verstricken ließ.

Körperlicher Anwendungsbereich
Natrium sulfuricum hat eine hohe katalytische Funktion: Es beschleunigt Stoffwechselprozesse, es baut um, wandelt um, verteilt und verbrennt Ablagerungen. Es erweckt Leber, Galle und Nieren zu ihren besten Fähigkeiten. Dieses feurige *Lebenssalz* ist ein *Lebersalz*. Die Leber ist geradezu eine *Lebensspenderin* und zugleich ein hohes Stoffwechselorgan. Glücklicherweise ist sie leicht regenerierbar – besonders nachts, in der Wärme und in der Ruhe – jedenfalls dann, wenn wir uns *rechtzeitig genug* um sie bemühen.

Natrium sulfuricum zieht das Wasser aus den Zellen, um es zu entgiften und auszuscheiden. Es hilft, Flüssigkeitsansammlungen und Ödeme aufzulösen, die der Körper aus Not anlegt, um das Übermaß an Giftstoffen (auch psychische Gifte) »unterzubringen«, und es unterstützt die Tätigkeit der Ausscheidungsorgane, z. B. Darm, Nieren, Blase. Es hilft, Alkohol abzubauen, auch solchen, der aufgrund von Gärungsprozessen entsteht – z. B. aufgrund ungenügend gekauter Rohkost mit anschließendem Zucker- oder auch Obstgenuß.

Natrium sulfuricum ist bevorzugt angezeigt
- zur Ausscheidung von Giftstoffen aller Art, auch solchen von Genußmitteln, von Narkosegiften (mit nachfolgenden Beschwerden, wie etwa Geruchs- oder Geschmacksverlust), bei Juckreiz, wie auch bei Medikamentenvergiftung sowie für Körpererscheinungen, Ausscheidungen, Empfindungen und Schmerzen nachfolgender Art:

Natrium sulfuricum Schlüsselmerkmale
Haut: gelbgrün • gallig • grünlich-fleckig • rot entzündet.
Absonderungen: gelblich-grünlich (gallig) • bräunlich-grünlich, eitrig.
Empfindungen und Schmerzen: stechend • durchdringend • brennend • bitter • matt • unklar • geschwollen • wäßrig • gebläht • verstopft.
Zeitphänomene: auf akute Probleme auch unmittelbar und schnell wirkend. Auf chronische und tiefsitzende Erkrankungen tiefe Wirkung bei langdauernder Einnahme.

Weiterhin ist es bevorzugt angezeigt bei

Augen
• Bindehautkatarrh, -entzündung, Augenentzündungen, Lichtscheu, Schnupfen, Ohrenbeschwerden,

Haut
• Neigung zu kleinen Hautauswüchsen und Hautwucherungen,

Drüsen
• Drüsenschwellungen, Abszessen,

Nervensyst.
• Neuralgien, Ischias, neuralgischen Kopfschmerzen,

Bewegungssystem
• rheumatisch-gichtischer Anlage, stechenden Gelenkschmerzen,

Atmungssystem
• Abgeschlagenheit vor, während und nach Grippe, lockerem, jedoch sehr schmerzhaftem Husten, Asthma, auch der Kinder (D12),

Verdauungssystem
• Leberschwellung, -schmerzen, -schweregefühl, -empfindlichkeit, -entzündung, Diabetes, Gallensteinen, -stauung, -grieß, Leber-Galle-Migräne, Magen-Darmstörungen, wäßrigen, galligen, kolikartigen Durchfällen (besonders morgens) mit Rumpeln, Poltern, Schneiden im Leib, Bauchschmerzen, Blähungen,

Stoffwechsel
• unterstützend bei Abnahmekuren,

Niere, Blase
• Nierenerkrankungen, Aufgeschwemmtheit, Ödemen, Blasenentzündung, Inkontinenz, Cellulitis,

Knie, Füße
• stechendem Knie- oder Fersenschmerz (besonders am Morgen),

Kinder
• Bettnässen der Kinder (fast immer gestörter Bettplatz, auf Wasseradern untersuchen lassen!).

Homöopathische Besonderheiten und Leitsymptome

Allgemein
- frostig, wird nachts im Bett nicht warm.

Verschlimmerung
- bei naßkaltem Wetter, feuchtem Klima, in feuchten Wohnungen, bei Nebel,
- an Teichen, Seen, Binnenseen und in sumpfigen Gegenden,
- nach Genuß von wasserreichen Nahrungsmitteln und von Fischen,
- nachts, frühmorgens.

Verbesserung
- in trockener, warmer Luft, durch Wärmeanwendungen.

Zur Potenzwahl
D6 ist die Normalpotenz für die meisten körperlichen Indikationen. Die stärkste Kraft, wenn innere Prozesse angeregt werden sollen oder man sich gezielt mit sich selbst beschäftigen will, entfaltet Natrium sulfuricum in der D3. Es kann auch in dieser Potenz mehrmals täglich verwendet werden (jedoch nicht länger als eine Woche!). D12 hat sich bei Asthma bewährt.

Dosierung und Anwendung
Ein- bis mehrmals täglich 1–3 Tabl., bis zur Besserung. Akute Zustände: viertelstündliche Einnahme von 3 Tabl.
Kurmäßige bis langdauernde Anwendung. In heißem Wasser aufgelöst wirkt es oft am besten.

Beste Einnahmezeit
Abends, nachts.

Bester Kurbeginn
Herbst und Winter.

Was gut dazu paßt
Zincum metallicum D3, D6 (siehe S. 197); Nr. 11 D12 und Nr. 8 D6 unterstützen das Wachstum von außen nach innen; Nr. 3 hilft, das innere Feuer durch seine sauerstoffübertragende Fähigkeit noch bes-

ser zu entzünden. Für chronische Prozesse: im Wechsel mit Nr. 6 D12 und Nr. 3 D3, D6, je 2mal täglich.

Früchte: Bananen, Kiwis, Mangos (bei Leberproblemen: Rohkost generell und Zitrusfrüchte insbesondere meiden!).

Astrologische Zuordnung
Natrium sulfuricum hat eine Beziehung zum Prinzip des Planeten Jupiter, welcher wiederum der Leber – unserem Lebensfeuer – zugeordnet ist. Dies findet seine Analogie in der Prometheussage. Als *Jupitersalz* wirkt es besonders stark anfeuernd und wärmend vom 21. November bis zum 21. Dezember, wenn sich die Sonne im Zeichen des Schützen befindet. Auch wirkt es optimal, wenn sich der Mond im Schützen aufhält, welche Zeit besonders für die Anwendung einzelner Gaben von Hochpotenzen (D30, D200) geeignet ist.

Oft benötigen die Wassermann-, Schütze- und auch die Löwegeborenen das *Jupitersalz*, doch auch die Fische- und Skorpiongeborenen können es sehr gut gebrauchen. Nicht nur, wessen Sonne, sondern ganz besonders, wessen Mond im Geburtshoroskop im Schützezeichen steht, gelangt am leichtesten und schnellsten in Mangelzustände an diesem Lebenssalz.

Wodurch es am meisten verbraucht wird und wem es nützt
- Alkohol, Zucker, Kaffee, Rauchen, Suchtmittel, wie auch
- alles, was die Leber belastet. Dazu gehört nicht nur jede Giftstoffbelastung, sondern auch jede Art destruktiver psychischer Lebensverhältnisse, wie:
- sich unterdrückt, ausgenutzt, ausgebeutet zu fühlen, Mobbing, suchtartige Abhängigkeiten, Opferhaltung und vieles mehr.
- Auch Fernsehen, Nähen, anstrengendes Autofahren und angestrengtes Arbeiten mit den Augen verbraucht dieses Lebenssalz.
- Außerdem wird Natrium sulfuricum bei jeder Art von Diätkur, besonders bei Abnahmediäten, wie auch beim Fasten benötigt, da die hierbei einsetzenden Entgiftungsprozesse ganz besonders viel von diesem Salz aus dem Körper entnehmen.

SILICEA
Funktionsmittel Nr. 11

Hauptwirkungsrichtungen
Silicea ist ein bedeutendes *Nervenmittel*, ein Stärkungsmittel und ein Regenerationsmittel, das auch die Widerstandsfähigkeit gegen Reize aller Art steigert. Silicea ist zudem ein Stoffwechselmittel, das neben all seinen generell aufbauenden auch resorbierende (aufsaugende) Kräfte auf entzündliche Gewebsprozesse besitzt. Es hat einen außerordentlich umfassenden Wirkungskreis mit einer Vielzahl von Heilanzeigen. Silicea wirkt schützend, ordnend und stärkend auf Geist und Seele.

Persönlichkeitsbild
Die Kräfte der Silicea-Persönlichkeit sind vorrangig nach außen gerichtet. Sie neigt zu oberflächlicher Lebensbetrachtung und einer feinen, leicht-zarten und oberflächlichen Atmung. Alles an ihr selbst ist fein-leicht-zart, und auf dieselbe flinke und zart-feine Weise wirkt sie auch in ihre Umgebung und in ihre Tätigkeiten hinein. Sie ist freundlich und entgegenkommend, neigt jedoch dazu, sich selbst viel zu sehr zurückzunehmen und setzt sich aus Überfreundlichkeit und Überrücksicht nicht genügend durch. Sie ist abhängig von Lob, guten Worten und Dankbarkeit. Dies kann ihr geradezu zu einem Lebenselixier werden, da sie im Inneren zu wenig Eigenidentität besitzt. Sie ist auch fast immer guten Willens und auch stets »mit der Nase im Wind«, gern vornedran und mittendrin im weltlichen Geschehen. Silicea-Persönlichkeiten werden von anderen leicht belächelt, weil sie einfach zu gefällig sein wollen. Dadurch schaut keiner zu ihnen auf, und sie werden »klein gehalten«. Natürlich jedoch halten sie sich selbst klein. Und so wäre es sinnvoll für sie, immer wieder einmal einen Schritt zurückzutreten und in eine innere Reserviertheit zu gehen, um sich das Geschehen draußen mit Abstand zu betrachten.
• Es gibt jedoch auch recht polare Silicea-Persönlichkeiten: Sie haben eine »spitze« Zunge und können damit andere sehr gezielt an ihren verletzlichen Punkten treffen, neigen zu Übertriebenheiten, auch übertriebener Selbstdarstellung, bis hin zu Größenwahn, übertriebe-

nem Körperkult (z. B. Bodybuilding, Kleidung, Kosmetik, mehrfachem Duschen täglich) u. ä. Auch Neigung zu »Haarspaltereien« oder zu »kleinkariertem« Denken können vorhanden sein. Oft mischen sich auch diese beiden so unterschiedlichen Persönlichkeitsanteile, so daß die Silicea-Persönlichkeit genauso leicht und schnell andere verletzt (gezielt oder auch unbewußt), wie sie sich wiederum selbst verletzt fühlt.

So oder so, die Silicea-Persönlichkeit ist jedenfalls an schnellem Wachstum ins äußere Leben hinein interessiert, und sie richtet alle ihre Bemühungen und ihre Konzentration darauf. Dadurch vergißt sie jedoch, ihre Erfahrungen zu reflektieren, aus diesen eine Ernte einzuholen und in Gemüt und Seele einzulagern. Sie macht sich wenig bis keine Gedanken um die inneren Resultate ihrer nach außen gerichteten Aktivitäten, hat somit wenig Veränderungspotential, und es ist kaum möglich, sie für seelische und Bewußtwerdungsprozesse zu interessieren. Dadurch wächst sie nicht gleichermaßen in ihrer Kernpersönlichkeit, kann den Boden unter ihren Füßen verlieren und im Lauf der Zeit scheu bis kontaktarm oder auch überkontaktend oder aggressiv werden, alles Zeichen dieser Unausgewogenheit. Das homöopathisierte Silicium, unser Schüßlersalz also, kann somit hilfreich dabei sein, solche Art vorrangig nach außen gerichteten Wachstums mit den notwendigen reflektierenden Denkvorgängen kurzzuschließen, das Geistige im Menschen zu erwecken und sich damit auf die Suche nach seinem Gemüt und seiner Seele zu begeben.

Antlitzdiagnose
Bei der Silicea-Persönlichkeit kann sich eine hauchdünne Siliciumschicht wie ein schützender Mantel auf der Oberfläche der Haut, der Netzhaut der Augen, auf Augenwimpern und Haaren ablagern und dort einen **glasklaren firnisartigen Film** bilden, der das Licht bricht und zu einem geradezu strahlendem Glanz des Antlitzes (oder der Haare) führt. Oft ist zuerst ist die Nasenspitze (die Nase vornedran haben!) von dem Silicium-Glanz betroffen, von wo aus sich der Glasurglanz über die Wangen und schließlich das ganze Gesicht, sogar bis zu den Ohren verbreiten kann. Jedoch ist auch gerade das Gegenteil davon zu finden, nämlich hagere, eingefallene, bleiche, blasse Gesichter mit **Hauterschlaffungen, Runzeln und Falten**, besonders auch neben den Ohren, wodurch der Eindruck erweckt werden kann, als hinge »das Fleisch lose am Knochen«. Die Augen

liegen rund und etwas hervorstehend in den Augenhöhlen, die eingesunken sein können. Die Augen glänzen, genauso wie die Wimpern oft lang und glänzend erscheinen. Auch die Zähne können diesen Glanz aufweisen. Meist sind solche Fältchen seitlich der Augen zu finden, *die am äußeren Augenwinkel fokussiert beginnen* und sich strahlenartig zu den Schläfen und Wangenknochen hin ausbreiten. Der Volksmund spricht dann von »Krähenfüßen«.

Sonstige Körperzeichen
Silicea-geprägte Menschen haben manchmal einen seifigen Geschmack im Mund und neigen zu Bindegewebsschwäche, schlaffen Muskeln und krumm wachsenden Nägeln. Auch haben sie oft das Gefühl, zuwenig Kraft zu bekommen – als stehe nicht genügend Luft und Licht für sie zur Verfügung, was mit ihrer flachen Atmung zusammenhängt.

Geistseelischer Anwendungsbereich
So, wie Silicium die Erdkruste mitbildet und damit den Planeten als Ganzes abrundet, ihn *ummantelt* und gegen Einflüsse aus dem äußeren Universum schützt, wirkt Silicea auch im Menschen im Sinne von abdichtender, schützender Rundung nach außen und gleichzeitiger ordnender, strukturierender und organisierender Heilung nach innen. Silicea strafft und organisiert Gemüt und Gewebe und läßt mehr Zugang zur Profilierung der eigenen Persönlichkeit, wie auch zunehmende innere Standfestigkeit finden.

Im nervlichen und seelischen Bereich wird es eingesetzt bei
- reizbarer Verschlossenheit, gereizten Nerven, Überempfindlichkeit, Zerstreutheit, großer Schreckhaftigkeit bei unbedeutenden Anlässen, innerer wie äußerer Ruhelosigkeit, nervöser »Flipprigkeit«, Ängstlichkeit und niedergedrückter Stimmung, bis hin zu Lebensüberdruß. Weiter ist es nützlich für jene, die nah «am Wasser gebaut» haben, überduldsam und dabei weinerlich sind. Aber auch für entgegengesetzte Gemütszustände ist es angebracht: wenn der Mensch keinerlei Widerspruch erträgt, aggressiv, »spitz« oder ausfallend wird und kein erkennbarer Anlaß dafür besteht. Beide Zustände können auch miteinander abwechseln.

Silicea ist das bevorzugt angezeigte Mittel
- bei extremer Geräuschempfindlichkeit, schreckhaftem Zusammenfahren bei geringsten Anlässen,

- Angst vor Mißerfolg, vor verantwortlichen Aufgabenbereichen und Herausforderungen, aber auch bei unangemessener Sorglosigkeit, Zerstreutheit, Antriebslosigkeit, Mutlosigkeit,
- bei Verdunkelungen des Gemüts, Ungerechtigkeit oder übersteigertem Rechtsbedürfnis, Lebensüberdruß, Schwermütigkeit, Vergeßlichkeit, besonders der richtigen Worte und Ausdrücke. (Das bildhafte – eidetische – Gedächtnis ist jedoch meist hervorragend.)

Weiterhin ist es angezeigt bei
- nervösem Augenzwinkern, Gesichtszucken, wer nicht ins Helle oder in die Sonne schauen kann, sich schnell geblendet fühlt (auch bei nächtlichem Autofahren),
- unruhigen, schweren, schrecklichen Träumen, Alpträumen, morgendlicher Unausgeschlafenheit, Schläfrigkeit nach dem Essen,
- schwerem Kopf, Kopfschmerzen über Augen und Schläfen mit Lichtempfindlichkeit, Herzrhythmus- und Reizleitungsstörungen aufgrund nervöser oder psychogener Ursache,
- Schwindel, Krämpfen (auch epileptischen Anfällen) nach Schreck und Gemütserregungen (auch der Kinder; besonders nachts und bei Mondwechsel). Zudem werden diesem Salz auch hilfreiche Kräfte bei Trunkenheit oder zu deren Vorbeugung zugeschrieben – was ja jeder im Bedarfsfall einmal ausprobieren kann!

Körperlicher Anwendungsbereich
Silicea ist *das* Schönheits- und Verjüngungsmittel für den gesamten Körper und für die Haut, besonders die Gesichtshaut, die es strafft, klärt und reinigt, wobei es das Gesicht insgesamt zu runden, zu glätten und samten zu machen bestrebt ist. Es rundet die Augen und macht sie glänzender und gibt insgesamt der menschlichen Erscheinung ein neues »Timbre«, eine interessantere Ausstrahlung und mehr Kraft im Auftreten. Überall dort, wo es auf unorganisierte und chaotisierende Erscheinungen trifft, ist es bestrebt, diese zu ordnen.
- Als ein wichtiger Bestandteil der Haare ist Silicea ein Stärkungs- und Schönheitsmittel für die Haare, ein Nährmittel bei brüchigen, splitternden Nägeln und Haaren und ein gutes Vorbeugungsmittel gegen Haarausfall und graue Haare. (Es geht sogar das Gerücht um, es könne solcherart bereits eingetretene Phänomene wieder zurückentwickeln, wenn es nur mit der notwendigen Ausdauer eingenommen werde.)

- Silicea strafft alle Gewebe und die Bindegewebe, verbessert den Zahnschmelz und kann (zusammen mit Nr. 1, 2, 7) Zahnverfall wieder stabilisieren.

Langjährige Übersäuerung des Organismus ist die Hauptursache für die meisten modernen Zivilisationskrankheiten. Auch die Leitfähigkeit der Nerven wird durch Übersäuerung gestört. Durch Nr. 9 und 11 werden Säureüberschüsse, harnsaure Ablagerungen, Gichtablagerungen, Nierensteine usw. leichter abgebaut, und auch die Nerven können ihre Leit- und Übermittlungsfunktionen wieder besser wahrnehmen. Diese beiden Lebenssalze arbeiten somit Hand in Hand und sollten auch abwechselnd oder gemeinsam gegeben werden.

Silicea hilft, abzubauende Substanzen mit dem Schweiß über die Haut auszuscheiden. Schweiß – z. B. mit Deodorants – zu unterdrücken kann mit eine Ursache für schwere innere Erkrankungen sein. Wird Silicea regelmäßig eingenommen, kann ein unterdrückter Schweiß wieder hervorgerufen werden und eine nach innen gewendete Krankheit sich langsam wieder auflösen.

Silicea ist das bevorzugte Heilmittel für
- verschleppte, alte, hartnäckige und therapieresistente Krankheiten,
- alle Prozesse, die langsam verlaufend sind,
- Folgen von Überanstrengung, Durchnässung und unterdrückten Körperregulativen, wie z. B. Impfvergiftung,
- sowie für Körpererscheinungen, Absonderungen, Empfindungen und Schmerzen nachfolgender Art:

Silicea – Schlüsselmerkmale
Haut, Nerven, Sinnesorgane: überempfindlich • leicht verletzlich • leicht entzündet • leicht eitrig • geschwürig • fistelbildend • blutend • juckend • rissig • brüchig • narbig • verhärtend • zäh • hart • gestaut • stockend • ablagernd • kristallin.
Absonderungen: übelriechend • stinkend.
Empfindungen und Schmerzen: sauer – ätzend – scharf • wundmachend – nässend – juckend • übelriechend – faulig • entzündlich – feurig – gerötet • hitzig – geschwollen – brennend • reißend – ziehend – wandernd • stechend • schneidend • krampfend • spitz – verengt – zusammenschnürend • fadenartig • zerbrechend – zersplitternd – zerreißend • schwächend – schwach • kraftlos.

> *Zeitphänomene*: unterdrückte, nicht hervorkommende, träge und reaktionsschwache, nicht ansprechende, veraltete Erscheinungen oder Erkrankungen; Krankheiten über Jahre bis Jahrzehnte aufgebaut; langsam und tiefgreifend wirkend.

Entzündungen	• Silicea wirkt resorbierend und leitet Entzündungsprodukte, Blutergüsse, eiweißhaltige Ergüsse und Eiter aus,
Drüsen **Haut, Schleimhaut**	• findet Anwendung bei Drüsenerkrankungen, Schleimhautkatarrhen, Geschwüren und Fisteln aller Art. Falls ein Eiterungsprozeß schon zu weit fortgeschritten ist, fördert es die Reifung und Eiterbildung, z. B. bei Akne, Abszessen, Furunkeln und Karbunkeln. Weiterhin wird es angewendet bei • Hitzebläschen, Flechten, Warzen, Wunden, Rissen, Rhagaden, Einrissen, Hautausschlägen aller Art, Narben,
Augen, Ohren, Nase	• Gerstenkörnern, Lid-, Hornhaut-, Bindehaut- und sonstigen Augenentzündungen und -erkrankungen, Ohrgeräuschen und -entzündungen, Stockschnupfen, Geruchs- oder Geschmacksverlust, juckender Nasenspitze, Anlage zu Nasenbluten (charakteristisch!),
Kopf	• Kopfschmerz, Migräne, die sich vom Rücken über Nacken und Kopf verbreitert und sich (bevorzugt) rechts über dem Auge festsetzt (mit Übelkeit und Erbrechen während und Harnflut nach dem Anfall),
Zähne	• Zahnwurzelabszeß, Karies, Zahngeschwüren und -schmerzen,
Mund	• Mundfäule, brennender Zunge(nspitze), Mandelentzündung,
Atemwege	• Heiserkeit, erschütterndem, bellendem Husten, Bronchitis,
Herz	• wenn das Herz nach jeder Bewegung hämmert,
Verdauungssystem	• bei ungutem Mundgeschmack, • Blähungen (die schwer abgehen), Verstopfung, Hämorrhoiden, Aftereinrissen und -fisteln,
Stoffwechsel	• Rheuma, Gicht,
Harnwege	• Ablagerungen im Harn, öfterem Harnlassen (besonders nachts),

Bewegungssystem	• schwachen, kraftlosen, leicht einknickenden, schmerzhaften Gelenken, Sehnenleiden, Knochenschmerzen, -verkrümmung, -erweichung, -entzündung, -entkalkung, Zerschlagenheits- und Verrenkungsschmerz, Steifheit in Rücken und Gliedern, • schlaffen Muskeln, Muskelzuckungen,
Nervensyst.	• Neuralgien, Rückenleiden, Phantomschmerzen,
Geschl.-org.	• Periodenbeschwerden, Ausfluß,
Beine, Füße	• Krampfadern und Wundwerden zwischen den Zehen.
Kinder	• Silicea ist ein Nervenaufbau- und Nährmittel für *Kinder* und nützlich bei körperlicher oder geistiger Entwicklungsverzögerung, • »Bettnässern« und »Nestflüchtern«, die stets in Mamas Bett ausweichen (in diesem Fall liegt so gut wie immer eine geopathische Belastung vor, also das Bett verstellen!) und bei Kindern, die gerade in eigensinnigen, unwilligen Trotzphasen stecken. Und schließlich ist es hilfreich für wunde Kinderpopos (auch als Salbe) und wenn die Kinder bei Spiel und Sport kleinere Verletzungen davongetragen haben. • In D3 ist es nützlich bei Heimweh (nicht nur der Kinder).

Homöopathische Besonderheiten und Leitsymptome

Allgemein
- Frostigkeit als Ausdruck des Mangels an Lebenswärme, ständiges Frösteln,
- Beschwerden von unterdrückten Absonderungen, von unterdrücktem Schweiß,
- Überempfindlichkeit der Haut und Schmerzempfindlichkeit des ganzen Körpers,
- Überempfindlichkeit gegen alle Sinneseindrücke,
- fühlt jede Wetterveränderung,
- Neigung zum Schwitzen, besonders am Kopf, nachts und früh,
- gichtisch-rheumatische Konstitution,
- mag kein Fleisch,
- Eiterungen,

- Folgen von Erkältung und Durchnässung,
- Folgen von Impfvergiftung.

Auffallend
- Empfindlich gegen spitze, auf sie gerichtete Gegenstände,
- schüchtern beim Auftreten in der Öffentlichkeit,
- empfindlich gegen hohe Töne,
- Verlangen nach Unverdaulichem,
- Gefühl eines Haares auf der Zunge,
- Gefühl von innerlicher Schwere,
- Gefühl von Zusammenschnüren der Körperöffnungen.
- Beschwerden im Zusammenhang mit den Mondphasen.

Verschlimmerung
- durch Kälte, Nässe, Wetterwechsel,
- durch kalte Luft,
- nach dem Haareschneiden,
- im Winter,
- abends und nachts,
- bei Bewegung,
- bei leisester Berührung,
- zur Zeit des Neumondes, aber auch des Vollmondes.

Verbesserung
- durch Wärme und Warmeinhüllen.

Zur Potenzwahl
Silicea kann mit Vorteil in verschiedenen Potenzen, auch abwechselnd, gebraucht werden, um die Beschwerden abzudecken. Bei chronischen Prozessen und zur Umstimmung können Hochpotenzen in seltenen Gaben zur Anwendung kommen, z. B. D30, C30 (alle 8-14 Tage), während man für die rheumatische Veranlagung die mittleren Potenzen D6, D12 hilfreich findet, in Einzelfällen aber auch bis zur D2 heruntergehen kann.

Dosierung und Anwendung
1–3 und mehr Tabletten täglich.

Zur Anwendung
Silicea ist ein Mittel, das langsam wirkt. Wenn man es aber lange und kontinuierlich genug nimmt, wirkt es sehr tiefgreifend. Bei schwereren Erkrankungen ist mit einer Drei- und auch mit einer Sechs-

Monatskur noch wenig erreicht. Erst, wenn die Kontinuität der Einnahme über ein, zwei Jahre und länger hin gewährleistet war, kommt es zu tiefgreifenden Dauerwirkungen, die dann auch persönlichkeitsverändernd wirken im Sinne von Heilung. Silicea ist ein Mittel, das man wie ein Sandkorn zum Bau eines Hause einsetzen sollte: Korn um Korn, Stein um Stein wird dieses neue Haus gebaut. Wer sich jedoch darauf einläßt, dem erwächst eine neue Geborgenheit in sich selbst.

Auch Silicea finde ich in heißem Wasser am schnellsten wirksam. Bei Schmerzen, besonders Kopf- und Nackenschmerzen jedoch eher kühl anwenden (ausprobieren).

Beste Einnahmezeit
Morgens früh, abends, nachts. Silicea ist das einzige Schüßlersalz, das auch über die Mittagszeit – den Sonnenhöchststand – mit Vorteil eingenommen werden kann.

Bester Kurbeginn
Zu Vollmond.

Was gut dazu paßt
Zu Silicea passen alle anderen Salze bestens. Zincum metallicum D6 (siehe S. 197) kann mit Vorteil damit verbunden werden.

Ernährung: Vollwert-Getreideprodukte aller Art, Salzletten (sie bilden eine Leitschiene für schnellere Wirkung!), Trockenobst, Mandeln (entgiftend, gemüts- und nervenheilend), Spinat (erdet), Sellerie (kräftigt).

Astrologische Zuordnung
Silicea ist das *Merkursalz*. Zwillingsgeborene (auch wessen Ascendent im Zwilling steht) benötigen es so gut wie immer. Wessen Geburtsmond im Zwilling steht, braucht es weniger oft.

Das *Merkursalz* Silicea hat eine Beziehung zum materiebindenden, verharrenden, frostigen und ausdauernden Steinbockzeichen, dessen Energie es beschleunigt und durchwärmt, sowie zum Planeten Saturn, dessen kristallisierende Kräfte es verflüssigt. Weiterhin hat Silicea eine Beziehung zum Skorpionzeichen, dessen tiefschürfende (manchmal vergiftende) Energie es löst und ausleitet, sowie zum Planeten Pluto, dessen massebindende und unterdrückende

Kraft es öffnet. (Für astrologisch Ausgebildete: Wer das gesamte Arzneimittelbild von Silicea hiermit vergleicht, wird selbst noch viele Zuordnungen finden können!)

Silicea kann jedoch nicht nur den Kräften unseres Sonnensystems zugeordnet werden, sondern in seiner geradezu universellen Heilkraft ist ihm auch das ganze Sternenfirmament zugestimmt.

Wodurch es am meisten verbraucht wird und wem es nützt
- Durch ständige Computerarbeit, durch rechnerische Arbeit. Es nützt jenen, die viel mit Zahlenkolonnen umgehen müssen, z. B. Buchhaltern oder Steuerberatern,
- jenen, die viel denken oder sprechen müssen, z. B. Studenten, Geistesarbeitern, Rechtsanwälten, Vertretern, Lehrern, Lektoren, Moderatoren, Reportern,
- jenen, die im (merkurisch) kommunikativen Bereich tätig sind: z. B. in einer Redaktion, im Journalismus, an der Börse, in der Politik,
- jenen, die viel Wechselndes und Verschiedenes mit den Augen aufnehmen müssen oder viel Bilder zu betrachten haben, z. B. Comic-Zeichnern, Cuttern, Computerdesignern,
- jenen, die beruflich ihre Hände viel im Umgang mit sehr kleinen Dingen bewegen, wie auch
- jenen, die einfach die kalte und dunkle Jahreszeit mit ihren kurzen Tagen nicht leiden können und die wenig Zugang zu den stärkenden Kräften dieser Zeit (bevorzugt des Steinbocks) haben; sie kommen mit Silicea dann besser über den Winter, wobei für diesen Fall auch Hochpotenzen angezeigt sind.

CALCIUM SULFURICUM
Funktionsmittel Nr. 12

Hauptwirkungsrichtungen
Calcium sulfuricum klärt die Lymphe, entfernt Abbauprodukte aus dem Körper und ist ein Hauptmittel bei Eiterungen, Abszessen und bei Blasen- und Nierenentzündungen. Es reinigt, regt den Stoffwechsel an und unterstützt die Blutgerinnung.

Es reinigt und kräftigt ganz besonders auch die Psyche und stärkt den Willen, sich selbst als schöpferisches Wesen zu erfahren.

Persönlichkeitsbild
Die Calcium sulfuricum-Persönlichkeit neigt zu Verschwommenheit, Verwaschenheit und Undeutlichkeit und kann ihre Gedanken schlecht präzisieren. So sagt sie selten, was sie denkt. Sie weiß auch oft nicht so genau, was sie eigentlich will und hat deshalb wenig Kraft, ihren Willen durchzusetzen. Sie ist schwer zu packen, schon gar nicht festzunageln und entschlüpft einem aus der Hand wie ein Fisch, wenn man ihn gefangen glaubt. Diese ihre Eigenschaften, die zielorientierten Menschen so auf die Nerven gehen, resultieren jedoch aus einer liebevollen, zärtlichen, weichen, sensiblen Seelengrundhaltung. Die Calcium sulfuricum-Persönlichkeit kann einfach nicht anders. So sucht sie sich in fürsorglichen helfenden Berufen (öfters in eher untergeordneten Aufgaben- und Verantwortungsbereichen) zu verwirklichen. Alles, was jedoch klar strukturierender und auch die Zeit ordnender Kräfte bedarf, ist nicht gerade ihr Metier. Wenn es der Calcium sulfuricum-Persönlichkeit gelingt, ihre sensible Kreativität mit genügender Zielorientiertheit zu verbinden und auf den Punkt zu bringen, kann sie sich jedoch in künstlerisch schöpferischen Prozessen oder künstlerischen Berufen hervorragend verwirklichen.
• Die polare Persönlichkeit neigt dazu, sich in Abhängigkeiten zu verstricken, sich unterdrücken zu lassen oder sich in die Rolle des Opfers zu begeben. Solcherlei seelische Phänomene resultieren alle aus unbewußten Mustern von Selbstunterdrückung und ziehen deshalb solche Situationen und Menschen an. Eine Auflösung kann nur durch Anschauen der eigenen psychologischen Muster und anschließende Eigenveränderung geschehen. Die Therapie mit Calcium sulfuricum stellt eine ganz erhebliche Unterstützung für diesen Bewußtwerdungsprozeß dar!

Antlitzdiagnose
Bei Mangel an diesem Lebenssalz zeigt das Gesicht eine **gelbliche Tönung** und sieht nicht so ganz gesund aus, besonders um Mund und Nase herum. Auch die Haut wirkt mit ihrer grau-zart-bleichen Farbe mit ihrem gelblichem Unterton etwas kränkelnd. Hinzu kommen graue, erweiterte Poren, die nicht so fein-klein-zart sind, wie die

Psyche dieser Persönlichkeit meist ist, sondern eher etwas grob und dunkel.

Sonstige Körperzeichen
Gelbliche Fingernägel

Geistseelischer Anwendungsbereich
Die körperlichen Themen für dieses zwölfte Mineralsalz brauchen nicht ausgeprägt oder auch gar nicht vorhanden zu sein. Die psychischen Zeichen sind vorrangig und führen elegant zur Mittelfindung! So ist Calcium sulfuricum das Mittel bei sanftmütigem, feinsinnigem, gutem Naturell, zuviel Sanftmut bis hin zu Passivität und Opferhaltung, wie auch bei Abhängigkeits- und Unterdrückungsmustern. Der klare Selbstausdruck ist eingeschränkt bis blockiert und sucht sich so in seelisch-körperlichen Eruptionen einen Ausweg. Dies findet im körperlichen Bereich durch tiefsitzende Eiterungen, die nicht, zu wenig oder nur durch Fistelbildung abfließen können, seine Entsprechung.

- Calcium sulfuricum D6 ist wie ein warmer Ofen im Zellgeschehen und stärkt auf natürliche Weise das Selbstvertrauen und die Ich-Kraft, die hier, ähnlich einer Wasserlilie, aus einer wurzelnden Seelentiefe kommt. Dadurch wird auch übertriebenes und übersteigertes Kopfdenken ruhiggestellt und das Rad der Gedanken zum Stillstand gebracht, weswegen dieses Lebenssalz auch zum Einschlafen und bei Schlafstörungen nützlich ist. Durch Calcium sulfuricum D6 werden Hormone angeregt, welche die innere Wärme und die Verträglichkeit mit sich selbst schützen, ein Auslaufen von Energie vermindern und den Menschen in seinen Urgrund zurückbringen.
- Durch Calcium sulfuricum D12 kommt mehr schäumende Lebendigkeit ins Geschehen, vor allem ins Seelenleben, wie jedoch auch in die Zelle. Die Lebensenergie verlagert sich mehr auf die Peripherie der Zelle. Hier findet eine Ionisierung und damit ein Schub neuer Gedanken statt, die aktivierende und schöpferische Ideenkräfte in sich enthalten. Hier findet Zeugung statt, und Himmel und Erde tanzen und schäumen sprudelnd miteinander – es ist wie bei der »Geburt der Venus«, die dem Schaum des Meeres entsteigt. Deshalb ist mit diesem Salz ein hohes ganzheitliches und auch seelisches Selbstvertrauen verbunden. Die Kraft zur schöpferi-

schen Veränderung von Lebensumständen kann auf diesem Boden entdeckt werden. Auch die Empfängnisbereitschaft – bei Kinderwunsch – wird gestärkt. Meditation und Bewußtseinsarbeit ist bei all diesem äußerst nützlich.

Wer aber zur Trägheit neigt, sollte dieses Mittel in dieser Potenz nicht allein nehmen, sondern es mit Nr. 3 und anderen passenden Mitteln kombinieren! Alles jedoch, was nach erschöpfenden Prozessen oder Krankheiten aufgebaut werden muß, profitiert von diesem Salz. Calcium sulfuricum ist das Mittel bei

- übersteigerter Selbstdisziplin und »Katzenjammer«, wenn nicht alles gleich gut läuft.
- Wenn es irgenwo »brennt«, leitet es körperliche wie auch seelische (Stoffwechsel-)Rückstände aus. Es ist hilfreich,
- die Ich-Kraft und den Willen zu gestalten, sich durchsetzen zu lernen, *seine Kraft auch zu halten* und seine Lebensumstände neu zu ordnen. Es paßt ganz besonders gut zu Nr. 2, wodurch sich die Eigenschaften beider Salze gegenseitig verstärken. Auch, wenn sich das Leben wie gestaut anfühlt und man das Gefühl hat, in einer Krise zu stecken, deren Auflösung blockiert ist, sollte man dieses Mineralsalz einsetzen.
- Wenn Kinder »schwirig« sind oder schwierige Lebensphasen durchmachen, weil sie »zahnen«, sei es real oder im übertragenen Sinne, ist Calcium sulfuricum ein höchst nützliches Mittel.

Körperlicher Anwendungsbereich
Calcium sulfuricum findet bei Entzündung und Schwellung der Schleimhäute – z. B. im Rachenbereich oder im Magen – mit Eiterung und besonders bei eitrigen Augenentzündungen sowie bei eitrigen Prozessen im Bereich der Geschlechtsorgane Einsatz. Ein Mangel an diesem Lebenssalz kann unter Umständen auch eine Ursache für Unfruchtbarkeit sein. Calcium sulfuricum ist wertvoll gegen Eiterungen, die nicht zu alt sind und bereits einen Abfluß gefunden haben, wie zur Beschleunigung der Reifung von Abszessen. Es ist das Mittel für Körpererscheinungen, Absonderungen, Empfindungen und Schmerzen nachfolgender Art:

Calcium sulfuricum – Schlüsselmerkmale

Haut: eitrig • krustig • fistelbildend.
Absonderungen: gelbgrün-blutig-eitrig • reichlich • dickflüssig • eitrig-schleimig • krustig.
Empfindungen und Schmerzen: eher sanft, wie fließend, manchmal auch stechend.
Zeitphänomene: für akute Krankheitserscheinungen, doch auch tiefgreifend – auf unterdrückte Gifte – wirksam.

Haut, Nägel	Calcium sulfuricum wird vorwiegend angewendet bei • eitrigen Ausschlägen der Haut, Ekzemen, Fisteln, Furunkeln und anderen eitrigen Entzündungen, die nicht ausheilen wollen, • Nagelbett-Eiterung,
Kopf, Zahn- und Kieferbereich	• Beherdung von Zähnen, Nebenhöhlen, Stirnhöhle (die nicht zu alt sind), eitrigen Prozessen im Zahnwurzel-, Zahn- und Kieferbereich,
Au., Oh., Na.	• eitrigen Augen-, Ohren- und Nasenkatarrhen,
Hals, Atemwege	• Halsentzündung, eitriger Mandelentzündung, Mandel- und anderen Abszessen (nach der Eröffnung), Husten mit Auswurf,
Verdauungssystem	• Magen- und Darmgeschwüren, Durchfall (chronisch),
Geschlechtsorgane	• Unfruchtbarkeit von Männern wie Frauen (durch entzündliche Prozesse), Eierstock- und Prostata-Abszeß,
Niere, Blase	• Blasen- und Nierenbeschwerden (oft mit seelischem Hintergrund), chronischer Blasenentzündung,
Stoffwechsel	• Rheumatismus, • Verbrennungen (unterstützend zu Nr. 2, 3, 8), Milchschorf, Ausschlägen, Wundsein, eitrigem
Kinder	Schnupfen, laufender Nase der *Kinder*.

Homöopathische Besonderheiten und Leitsymptome

Verbesserung
- Wärme,
- alles, was die eigene Kraft stärkt (z. B. Yoga, Körpertherapien), oder auch die Erfahrung, sich behauptet zu haben,
- sich aus Abhängigkeiten schrittweise lösen.

Verschlimmerung
- Opferhaltung,
- Gefühl der Abhängigkeit, es »nicht zu schaffen«,
- Unsicherheit.

Zur Potenzwahl
D3, D6, D12 und Hochpotenzen.

Dosierung und Anwendung
3–5mal tägl. 1 Tabl. Im akuten Fall auch öfters.

Am besten wirksam ist Calcium sulfuricum in heißem Wasser oder, noch besser, in heißem Pfefferminztee. Denn die Pfefferminze hat geistig kräftigende, kühlende und nach außen führende Eigenschaften und unterstützt dieses Mineralsalz in seiner lösenden, herausziehenden Wirkung optimal.

Beste Einnahmezeit
Morgens früh und je nach Stärke des Falles den ganzen Tag über. Zur Nieren- und Blasenzeit (ab 15 bis 19 Uhr) und am Abend findet sich jedoch eine der stärksten Heilwirkungen. Blasen-Entsprechung: Seele, Wesen, Inwendigkeit, innere Wahrheit, Dienen und Herrschen. Wer Blasenprobleme hat, ist meist in seinem Selbstausdruck eingeschränkt bis unterdrückt und sollte seine Opferrolle und diverse Abhängigkeiten von anderen Menschen untersuchen. Nieren-Entsprechung: Kommunikation, Austausch, Ich-Du-Themen, Partner-Probleme. Wer Nierenprobleme hat, wird von seinem Körper darauf aufmerksam gemacht, daß er seine Beziehung zur Umwelt und sein Ausgleichsbestreben neu betrachten, bewerten und womöglich verändern sollte. Das homöopathische Heilmittel *Berberis*

D3 paßt gut zu diesem therapeutischen Thema und stärkt die Blasen-, Nieren- und Ausscheidungs-Wirksamkeit dieses Salzes.

Bester Kurbeginn
Jederzeit. Vollmond und abnehmender Mond sind jedoch optimal für einen Kurbeginn.

Was gut dazu paßt
Wenn Nr. 9 und Nr. 11 bei tiefliegenden Eiterungen nicht genügend Hilfe bringen, könnte dieses Lebenssalz die Wende bringen. Calcium sulfuricum folgt gut auf Nr. 11 – dieses eröfffnet dem Eiter den Weg –, es kann jedoch auch im Wechsel oder zusammen gegeben werden. Nr. 3 und 5. Alle nierenwirksamen Heilmittel.
Ernährung: Alles Keimende, Frische, Junge, Grüne: junge Erbsen, junge Bohnen usw., Keime und Sprossen, Gersten- und Weizengrassäfte (siehe Literaturverzeichnis). Die Pfefferminze. Senf.

Tip: Ein Wochenende oder Urlaub am sandigen Meeresufer, an schäumenden Wassern und an der Meeresbrandung, mit Möwen, Muscheln und Meeresgetieren wirkt heilend, so daß die Seele alte Verletzungen vergessen und abschließen kann und neue Kräfte aufgebaut werden. Jodhaltige Meerestiere, Meeresfische, Muscheln, Algenpräparate, Jodpräparate sowie frische grüne Gemüse und Salate und Früchte unterstützen diesen Prozeß. Nr. 11 in allen Potenzen paßt optimal dazu.

Astrologische Zuordnungen
Calcium sulfuricum hat eine Zuordnung zu den Wasserzeichen – den Fischen, dem Krebs und dem Skorpion – und entfaltet bei jenen, die in diesen Zeichen geboren sind, besonders erneuernde, aufbrechende und entgiftende Kräfte. Seine befreienden und verjüngenden Energien durchdringen die Abschottungen und Grenzsetzungen des Planeten Saturn und sind allen Planeten jenseits Saturn (den sogenannten transsaturnischen Planeten), ganz besonders jedoch der übergeordneten Liebe des Neptun zugeordnet. Das *Neptunsalz* Calcium sulfuricum öffnet die Seele, entbindet von Verhaftungen und läßt sie ein höheres Licht ahnen. Der Planet Neptun hat auflösende und destrukturierende Kraft, die immer wieder einmal benötigt wird, bevor sich die Fähigkeit zu neuer Strukturierung richtig entfal-

ten kann. Deshalb paßt dieses Salz auch so besonders gut zu Silicea, dem ordnenen Mineral.

Sonderstellung von Calcium sulfuricum
Dr. Schüßler hatte dieses Salz zuerst unter seine Funktionsmittel aufgenommen, es später jedoch wieder ausgesondert, da es ». . . nicht in die konstante Zusammensetzung im Organismus eingeht«.

Calcium sulfuricum hat nun nicht nur eine Sonderstellung in der Weise, daß es vorrangig für seelische (aber auch für bioplasmatische Prozesse) geeignet ist, sondern es verbraucht sich auch nicht in der Weise wie die anderen Salze. Sein *Da-Sein* durchdringt die Grenzen der Zeit und klärt unsere Seelenfenster auch in Richtung des beginnenden neuen (Wassermann)-Zeitalters. Und so kann sich wirklich jeder, der es wünscht, seinen wundersamen, leichten und lichten Kräften öffnen!

Die elf biochemischen Salben

Die Schüßlermittel Nr. 1 bis Nr. 11 sind auch als Salbe zu erhalten. Die biochemischen Salben können die Einnahme der passenden Salze unterstützen und ergänzen. Sie können, etwa bei Bienenstichen, Sonnenbrand oder wunden Babypopos vorsichtig und dünn aufgetragen werden, bei rheumatischen Erscheinungen auch einmassiert werden, oder sie können messerrückendick für Salbenverbände Verwendung finden, etwa bei Verstauchungen.

Achtung: Offene Wunden und offene Hautstellen sind niemals für eine Salbenbehandlung geeignet! Ihre Salbenbehandlung ist kontraindiziert! Salbe nicht auf die behaarte Kopfhaut auftragen!

Tip: Die Tube vor der Behandlung in warmes Wasser legen, die Salbe wird dann geschmeidiger.

Calcium fluoratum
Biochemische Salbe Nr. 1
Sie wird angewendet
- bei Erschlaffung der elastischen Gewebe und Bänder, z. B. auch der weiblichen Brust,
- Verhärtungen, zum Beispiel der Lymphknoten,
- Kropf (äußerst vorsichtig auftragen),
- Krampfadern (äußerst vorsichtig auftragen),
- Rissen, Schrunden, Hämorrhoiden,
- zur Straffung der Gesichtshaut: im Wechsel oder gemischt mit Salben Nr. 2 und Nr. 11.

Calcium phosphoricum
Biochemische Salbe Nr. 2
Sie wird angewendet
- zur Straffung der Gesichtshaut im Wechsel mit Salben Nr. 11 und Nr. 2,
- bei Gelenkergüssen,
- Taubheitsgefühl der Gelenke bei kaltem Wetter,

- Schleimbeutelentzündungen,
- verzögerter Knochenheilung,
- Lymphdrüsenschwellung,
- Rückenschwäche,
- chronischem Ekzem mit Krustenbildung sowie
- Ernährungsstörungen der Haut, z. B. bei bettlägerigen Dauerpatienten.

Ferrum phosphoricum
Biochemische Salbe Nr. 3
Sie wird angewendet
- *für das erste Entzündungsstadium,*
- als Wundsalbe,
- bei entzündlichen, geröteten, geschwollenen Verletzungen, Quetschungen, blauen Flecken, Verstauchungen,
- juckenden, nässenden Hautauschlägen,
- Brennen und Spannungsgefühl der Haut,
- Verbrennungen ersten Grades,
- Sonnenbrand,
- brennenden, angestrengten Augen (vor dem Schlafengehen die angewärmte Salbe dünn und zart auf die geschlossenen Augenlider auftragen).
- Zur Resorption (Aufsaugung) von wäßrigen Ergüssen zusammen oder im Wechsel mit Salbe Nr. 11
- und als Massagemittel bei kalten Füßen.

Kalium chloratum
Biochemische Salbe Nr. 4
Sie wird angewendet
- *für das zweite Entzündungsstadium,*
- bei Verletzungen mit wäßrigen Schwellungen,
- Bläschen-Ausschlägen (herpesartig) oder Ausschlägen mit Borkenbildung,
- Kopfschuppen,
- Schuppenflechte,
- Warzen, Hühneraugen,
- Frostbeulen und für
- Sehnenscheidenentzündung. Mit der Salbe Nr. 2 abwechseln oder mischen.

Kalium phosphoricum
Biochemische Salbe Nr. 5
Sie wird angewendet
- bei Nervenschmerzen, Tennisarm,
- als Herz- und Nervensalbe,
- bei Ischias,
- Beingeschwüren,
- Hautschäden mit übelriechenden Absonderungen,
- Muskelschwäche, Muskelkrämpfen, Wadenkrämpfen, Überanstrengungen.

Kalium sulfuricum
Biochemische Salbe Nr. 6
Sie wird angewendet
- bei dem dritten Entzündungsstadium,
- Hautschäden nach Verbrennungen 2. Grades,
- als Hautpflegemittel bei unreiner, trockener oder brennender Haut,
- bei Hautjucken und Hautschuppen und bei
- wandernden rheumatischen Schmerzen.

Magnesium phosphoricum
Biochemische Salbe Nr. 7
Sie wird angewendet
- bei reißenden, schießenden, stechenden Schmerzen,
- allen Arten von Krämpfen und Krampfzuständen (kräftig einmassieren),
- Neuralgien aller Art, zusammen mit Salbe Nr. 3,
- Migräne, Kopfschmerzen, Nackenschmerzen,
- Altershautjucken und
- bei Schuppenflechte.

Tip: Im akuten Fall haben feuchte Umschläge mit zehn aufgelösten Salztabletten oft eine schnellere Wirkung!

Natrium muriaticum (chloratum)
Biochemische Salbe Nr. 8
Sie wird angewendet
- bei wäßrigen oder auch trockenen, weiß-schuppigen Absonderungen und Ausschlägen der Haut,
- Wundsein der Babys,
- Insektenstichen,
- Gürtelrose,
- Lippenbläschen,
- Talgdrüsenekzem, Akne, Pusteln, Mitessern,
- Nagelfalzeiterungen, spröden Fingernägeln,
- harten Drüsenschwellungen,
- Afterfissuren,
- Ergüssen und teigigen Schwellungen der Gelenke.

Natrium phosphoricum
Biochemische Salbe Nr. 9
Sie wird angewendet
- bei fetter Haut, Mitessern, Pickeln, Akne, zusammen mit Salbe Nr. 11,
- Furunkeln,
- Milchschorf, zusammen mit Salbe Nr. 2,
- Wundrose, zusammen mit Salbe Nr. 10,
- bläschenartigen Hautausschlägen mit gelbem Inhalt,
- weichen Lymphdrüsenschwellungen und
- bei rheumatischen Gelenkschwellungen.

Natrium sulfuricum
Biochemische Salbe Nr. 10
Sie wird angewendet
- bei eitrigen Hautausschlägen mit gelblich-grünen Absonderungen, zusammen mit Salbe Nr. 8 und 9,
- Frostbeulen,
- Hühneraugen,
- Wundrose, zusammen mit Salbe Nr. 9 und bei
- Nervenschmerzen.

Silicea
Salbe Nr. 11
Sie wird angewendet
- zur Hautpflege bei Alterungserscheinungen der Haut oder um diesen vorzubeugen, kombinieren mit Salbe Nr. 1 und Nr. 2,
- zum Ausreifen von Eiterungen und Abszessen,
- bei Geschwüren,
- Karbunkeln, Furunkeln,
- Fisteln, nässenen Ekzemen,
- schlecht heilenden Wunden,
- Hühneraugen sowie
- Verhärtungen und Narbenbildungen, hierzu kombinieren mit Salbe Nr. 1.

DIE ZWÖLF BIOCHEMISCHEN ERGÄNZUNGSMITTEL

Im Verlauf der Nachfolge Dr. Schüßlers wurden weitere Mineralsalze im menschlichen Gewebe und Blut gefunden, denen ebenfalls heilende Bedeutung zukommt. Es sind die sogenannten zwölf Ergänzungsmittel, und sie tragen die Nummern 13 bis 24.

Die Ergänzungsmittel sollten für die Laienanwendung erst dann in Betracht kommen, wenn Erfahrungen mit den zwölf biochemischen Salzen erworben wurden. Sie werden hier nur kurz besprochen. Für ihre Anwendung: Keine Dauertherapie! Im Zweifelsfall eher seltenere und eben ergänzende Anwendung! Immer wieder Pausen von Tagen oder Wochen einlegen. Bevorzugte Potenzen: D6, D12.

Nachfolgend ihre wichtigsten Wirkungsspektren:

Kalium arsenicosum
Ergänzungsmittel Nr. 13
Juckendes Ekzem, anämische, asthmatische und Schwächezustände, Abmagerung, wäßrige Durchfälle und schwierig zu beeinflussende Hautleiden. Leitsymptom:
• Empfindlichkeit gegen Kälte.

Kalium bromatum
Ergänzungsmittel Nr. 14
Beruhigungsmittel, Schlaflosigkeit, nervöse Sehstörungen, Depressionen, Erregungszustände, Drüsenstörungen, besonders der Schilddrüse, Vergeßlichkeit, juckende Hautausschläge, Akne, Reizung der Schleimhäute. Leitsymptom:
• Kann Wärme nicht vertragen.

Kalium jodatum
Ergänzungsmittel Nr. 15
Gelenkschwellung, Rheuma, chronische Infekte, kalte, rote Hände, Schildrüsenstörungen, erhöhter Blutdruck, Verkalkung, Alterserscheinungen.

Lithium chloratum
Ergänzungsmittel Nr. 16
Kopfschmerzen, die durch Essen gebessert werden, Depressionen, chronische Gelenkversteifung, Rheuma, Blähungen, Katarrhe und Entzündungen der ableitenden Harnwege, Alterserscheinungen.

Manganum sulfuricum
Ergänzungsmittel Nr. 17
Nervenschwäche, Muskelzittern, Zirkulationsstörungen, Ermüdungszustände, Gedächtnis- und Nervenschwäche, bei Blutarmut in Verbindung mit Nr. 3 und 8, Alterserscheinungen.

Calcium sulfuratum (Hahnemanni)
Ergänzungsmittel Nr. 18
Milchschorf (kombinieren mit Nr. 2), krustige Ekzeme, Erschöpfungszustände.

Cuprum arsenicosum
Ergänzungsmittel Nr. 19
Kopfschmerz schießend, Dröhnen und Läuten in den Ohren, Muskelkrämpfe, Wadenkrämpfe, Keuchhusten, Nierenkoliken, Ischias, Magen-Darm-Beschwerden.

Kalium aluminium sulfuricum
Ergänzungsmittel Nr. 20
Kopfschmerzen und Hustenanfälle am Morgen, Schwindelgefühl, Erschöpfungs- und Blähkoliken, Nervenstörungen, trockener Mund.

Zincum chloratum
Ergänzungsmittel Nr. 21
Kopfschmerzen und Druck auf der Nasenwurzel, Nervenschwäche, Schlaflosigkeit, Gedächtnisschwäche, Depression, Geräuschempfindlichkeit, Hitze an den Fußsohlen, Hautjucken, Alterserscheinungen.

Calcium carbonicum
Ergänzungsmittel Nr. 22
   Kopfschmerz (als ob der Kopf platzt), Lymphknotenschwellung, chronische Schleimhautkatarrhe, häufiges Harnlassen, Bettnässen, Kindernährmittel, zur Umstimmung bei chronischen Erkrankungen (z. B. allergische Veranlagung, wie etwa Heuschnupfen).

Natrium bicarbonicum
Ergänzungsmittel Nr. 23
   Dunkles, trägfließendes, mit Harnsäure überladenes Blut, träger Stoffwechsel mit ungenügender Entschlackung, Fettsucht, Rheuma. Leitsymptome:
- Durst,
- Widerwillen gegen Fleisch und Fett,
- kann Gemüse und Milch nicht vertragen,
- Nachtschweiß,
- Frostigkeit.

Arsenum jodatum
Ergänzungsmittel Nr. 24
   Schlechter Mundgeschmack, starker Durst, Heuschnupfen, Asthma, Spasmen der Bronchien, nässendes Ekzem, Akne, zur Resorption entzündlicher Ergüsse.

Teil III
Zur praktischen Anwendung

1. Schüsslersalze – für wen und wofür?

Die zwölf Mineralsalze sind für alle Menschen geeignet:

Für Babys
- Solange die Mutter noch stillt, gibt es die Möglichkeit, daß sie selbst die Salze – in der Erwachsenendosierung – für ihr Baby einnimmt. Auch der Mutter tun die Salze, die sie dann an ihr Baby weitergibt, gut.
- Eine andere Möglichkeit ist es, die Salze in abgekochtem Wasser aufzulösen und sie dem Baby handwarm in der Flasche zum Trinken zu reichen (die Mineralsalztabletten lösen sich nach einigen Minuten Einwirkungszeit und anschließendem Rühren auch in kaltem wie lauwarmem Wasser; wenn man die noch trockenen Tabl. zuvor mit einem Messerrücken zerdrückt, geht's noch schneller!).
- Was Babys gerne mögen: eine halbe Milchzuckertablette mit dem Messer feinst zerdrücken, den angefeuchteten Schnuller in das Pulver drücken und dem Baby zum Saugen geben (es sei denn, die Mutter hat sich gegen den Schnuller für ihr Baby entschieden).
- Die Schüßlersalze-Salben für wunde Babypopos, rauhe Haut und sonstige Indikationen verwenden.
- Im Kinderzimmer – unter Aufsicht – ein Verdampferlämpchen mit aufgelösten Salzen aufstellen.

Für Kleinkinder
Die Salze in warmem Wasser auflösen. Die Kinder – am besten mit einem Spiel oder einer passenden Geschichte – dazu anleiten, die Schlucke jeweils ein wenig im Mund zu behalten.

Für Kinder
Größeren Kindern kann man die Milchzuckertabletten auch unaufgelöst geben. Sie nehmen sie meistens ausgesprochen gerne. Die Tabletten sollen so lange wie möglich im Munde behalten werden und natürlich nicht im Ganzen heruntergeschluckt werden. In Was-

ser gelöst sind die Mineralsalze allerdings meist noch wirksamer. Der Mineralsalzdrink schmeckt angenehm erfrischend, je nach aufgelöster Tablettenanzahl schwach süß, und man kann seine Kinder leicht daran gewöhnen. Das Notfallsalz Ferrum phosphoricum sollte jedes Kind – spätestens zum Schulbeginn – auch selbst kennen, Zugang dazu haben und es auch allein anwenden dürfen. Es kann niemals schaden, dafür aber unglaublich hilfreich sein. Meine eigenen Kinder kannten seine Anwendung und erlebten seine Wirkung – ab sechs Jahren – immer wieder aufs neue; voller Begeisterung, versteht sich! Heute würde ich sie noch früher mit diesem »Zaubersalz« vertraut machen, denn es werden nicht nur eigene wertvolle Heilerfahrungen dabei gemacht, sondern auch die Beobachtungsgabe geschult und das Selbstvertrauen gestärkt.

- Aus etwa fünf bis zehn aufgelösten Milchzuckertabletten in einer Schüssel Wasser läßt sich eine Salzlösung für Verbände, Umschläge und Wickel zubereiten.
- Die homöopathischen Salben sind – zusätzlich – bei blauen Flekken, Insektenstichen, Verbrennungen und all den kleinen Unfällen der Kinderjahre nützlich.

Für Erwachsene

Am besten selbst ausprobieren, welche Anwendungsweise am sympathischsten ist. Am hilfreichsten, schnellstwirkendsten und auch am spürbarsten ist meist der heiße Salzdrink am Morgen, direkt nach dem Aufstehen: Wasser aufkochen, auf Trinktemperatur abkühlen lassen, die Salze darin auflösen und schluckweise, langsam, jedoch so heiß wie möglich trinken. Die ersten Schlucke können mehrmals durch die Zähne gezogen und anschließend ausgespuckt werden, wodurch sie besonders entgiftend wirken (auch auf die Zähne, die sich über Nacht mit geopathischen Störstrahlungen anreichern). Die weiteren Schlucke jeweils etwas im Mund behalten.

Oder und auch zusätzlich: ein Glas des jeweiligen Mineraldrinks mit kaltem Wasser zubereiten, es neben den Arbeitsplatz stellen und den ganzen Tag lang immer wieder einmal einen Schluck davon nehmen.

Oder: die Tabletten am besten auch direkt nach dem Aufstehen oder am Abend im Munde zergehen lassen. Wer zu den Kaffeetrinkern gehört: soviel zeitlichen Abstand wie möglich zwischen den

Salzdrink und den Kaffee legen! Generell gilt: die Schüßlersalze etwa eine halbe Stunde vor oder nach dem Essen einnehmen.

Achtung: Diabetiker müssen größere Dosierungen von Milchzuckertabletten auf ihre erlaubten Einheiten anrechnen!

Für werdende Mütter
Wer sich ein Baby wünscht oder bereits eines erwartet, braucht nicht auf die vitalisierenden und heilsamen Salze verzichten, im Gegenteil: sie steuern Stoffwechsel und Nerven optimal. Durch die Hormonumstellungen kann es, gerade am Beginn und Ende der Schwangerschaft, mancherlei Schwierigkeiten geben, z. B. Sodbrennen, schwere Beine, Hautprobleme, Gemütsveränderungen, sogar Depressionen. Das werdende Menschlein strapaziert den Mineralstoffhaushalt der Mutter natürlich besonders; deswegen eignen sich alle Schüßlersalze hervorragend gerade auch zur Einnahme während der Schwangerschaft. Man schlägt im Register unter den Indikationen nach und verwendet die Normaldosierung für Erwachsene. Während der Entbindung könnten sich etwa die Salze Nr. 1, 3, 4, 5, 6, 8 als geburtserleichternd erweisen. Besonders das Salz Nr. 7 ist krampflösend, schmerzlindernd und entspannend, was sich auf die Entbindung nur günstig auswirken kann. Die Salze werden in heißem Wasser gelöst, in einer (besser zwei, denn Nr. 7 wirkt am besten allein) Thermoskanne aufbewahrt und schluckweise in kurzen Abständen, eventuell abwechselnd, eingenommen. Vorher jedoch mit der Hebamme und dem Arzt absprechen – und auf die homöopathisierte Form der Salze hinweisen, da Magnesium in unhomöopathisierter Form als kontraindiziert für Entbindungen gilt!

Für werdende Väter
Wer leicht in Streß gerät oder bei der Entbindung dabei sein will, mag sich vielleicht die Hosentasche mit Nr. 7, dem Antistreß-Mineral, füllen.

Für Umstellungszeiten und ältere Menschen
Gerade das Klimakterium und das Alter sind Lebenszeiten, in denen die Schüßlersalze ihre heilsamen Kräfte entfalten können. Manchmal dauert es länger, bis eine Heilwirkung erkennbar wird, denn der Stoffwechsel ist langsamer, und die Salze müssen sich womöglich Schicht

um Schicht durch Ablagerungen, Gifte oder auch Gefühlsblockaden hindurcharbeiten. Gerade deswegen sollte man Ausdauer beweisen und die passenden Salze monatelang bis jahrelang einnehmen.

Für Haustiere und Tiere
Die Schüßlersalze sind auch für Tiere sehr wirksam. Die Heilanzeigen brauchen nur nachgeschlagen und entsprechend angewendet werden. Die Salze werden am besten in Wasser aufgelöst und in den Trinknapf gegeben. Neugeborene oder sehr schwache Tiere bekommen ihre Salzlösung in einem Spezialfläschen mit Schnuller.

Für Pflanzen
Ab und zu oder kurmäßig können auch die Zimmerpflanzen mit Schüßlersalzlösungen gegossen werden, um kräftig, glänzend und widerstandsfähig zu werden. Pflanzen lieben homöopathisierte Mineralsalzlösungen! Es eignen sich besonders: Nr. 2, 3, 7, 11. Auch für ein gelegentliches Sprühen mit Hilfe einer Pflanzensprühflasche sind ihre Pflanzen sehr dankbar. Es lohnt sich, bei schwachen oder kranken Gartenpflanzen oder Bäumen mit den Salzlösungen zu experimentieren, wobei man sich ein wenig von seiner Intuition führen lassen könnte. Dosierungsempfehlung: 1–3 zu Pulver zerdrückte Tabletten auf eine mittelgroße Gießkanne Wasser.

Für Früchte, Gemüse und Salate
Daß unsere Nahrung auf vergifteten, ausgelaugten oder überdüngten Böden wachsen muß und eine Vielzahl von Toxinen aufweist, ist heute sicherlich jedem bekannt. Wer nun nicht stets im Bioladen einkaufen kann, hat mit den Schüßlersalzen auch die Möglichkeit, seine Gemüse, Salate, Frischkräuter und Früchte aufzuwerten.

Gemüse und Salate aufbewahren: in ein nasses Papier oder Tuch wickeln, das mit einer aufgelösten Tabl. von Nr. 2, 3, 7 oder 11 getränkt wurde. Aktivieren: ins letzte Waschwasser eine Tablette des aufgelösten Salzes geben und die Salatblätter etwa 30 Minuten oder länger darin liegen lassen. Das Wasser sollte nicht eiskalt, sondern »überschlagen« sein. Wer es ausprobiert, wird feststellen: der Salat wird super-knackig und frisch wie vom Feld. Die Salatblätter saugen sich mit den heilsamen Salzen voll und aktivieren durch die Homöopathisierung ihre besten Eigenschaften.

Früchte aktivieren: mit Papier abreiben, unter fließendem Wasser abwaschen und zuletzt in eine Mineralsalzlösung, wie oben, legen. In Italien werden Früchte stets in einer wassergefüllten Glasschüssel serviert, was attraktiv aussieht und Lust auf gesundes Früchteessen macht. Verbinden wir solche Sitte doch einmal mit der Aufwertung durch unsere Schüßlersalze!

2. Wann haben die Schüsslersalze ihre beste Wirksamkeit?

Im Tageslauf:
- frühmorgens,
- abends,
- nachts (ist jeweils angegeben).
- Der Mittag ist nicht gerade ihre beste Zeit. (Nur Silicea kann auch beim Höchststand der Sonne gute Wirkung entfalten.)

Im Jahreslauf der Sonne:
- im zeitigen Frühjahr,
- im Spätherbst,
- ganz besonders nach dem ersten Frost und
- im Winter. Diese Zeiten sind besonders gut geeignet, die vitalisierenden Kräfte der Salze kurmäßig einsetzen. Der Sommer ist nicht ihre Zeit, da wirken sie am schwächsten und sollten nur bei Bedarf und im Krankheitsfall eingenommen werden. Vom Frühsommer bis zum Herbst bringt die Natur vielerlei heilsame Kräuter, Heilpflanzen und heilende Früchte und Gemüse hervor, deren Kräfte man zu dieser Zeit vorziehen sollte.

Im Mondlauf:
Die Anwendung der Salze im Mondlauf ist beim einzelnen Salz jeweils angegeben.

Die Mond-Salz-Kur
Eine besonders schöne und dazu einfache Kuranwendung ist die *Mond-Salz-Kur:* alle (etwa) zweieinhalb Tage wechselt der Mond in ein neues Tierkreiszeichen. Für diese Zeit lang nimmt man nun das entsprechende Salz in einer Dosierung von 6–12 Tabl. tägl. ein, mit Ausnahme von Nr. 8, von dem 1–3 Tabl. tägl. verwendet werden (siehe hierzu auch die Abbildung auf S. 204). Die Energie des jeweiligen Mineralsalzes korrespondiert mit der Energie des zugeordneten Tierkreiszeichens im Mondlauf und erfährt damit eine

Optimierung. Nach einem Mondmonat von etwa 28 Tagen hat man dann alle zwölf Salze zu ihrer jeweils besten Zeit eingenommen! Diese Kuranwendung macht besonderen Spaß, und es gelingt viel leichter, sich mit den Energien des jeweiligen Salzes und dazu gleich mit der entsprechenden Zeit des Mondlaufes vertraut zu machen. Ein Schüßersalze-Tagebuch dazu zu schreiben – auch die Träume aufzuschreiben – ist eine wunderbare Möglichkeit der Selbsterfahrung, der Erweiterung von Bewußtsein, der Hilfe bei Problembereichen und der Begleitung auf dem ganz persönlichen Weg zur Heilung.

Ein Tip: Mondkalender und -bücher gibt es heute in jeder Buchhandlung. Mein eigenes Mondbuch, *Das magische Wissen vom Mond* enthält neben den Besprechungen der Sonnen- und Mondenergien viele naturheilkundliche und seelische Hinweise, die auf die Schüßlersalze optimal abgestimmt sind, dazu eine homöopathische Hausapotheke und einen minutengenauen Mondkalender (siehe im Literaturverzeichnis).

3. Wie wenden wir die Mineralsalze an?

... im Munde zergehen lassen
Man läßt die Milchzuckertabletten so langsam wie möglich im Munde zergehen.

... in Wasser kalt gelöst
Beispielsweise bei manchen Kopfschmerzen oder dann, wenn Kälte eindeutig die Beschwerden verbessert. Am besten von Fall zu Fall ausprobieren (die Tabl. lösen sich in kaltem Wasser schneller, wenn man sie zuvor zu Pulver zerdrückt).

... in heißem Wasser
Der morgendliche Vitaldrink
Die jahrelange Erfahrung hat gezeigt, daß die Schüßlersalze, gelöst in einem großen Glas heißem Wasser, oft ihre schnellste, kraftvollste und spürbarste Wirkung besitzen. Diese Anwendung wirkt sehr aktivierend und kann oft direkt als eine Art von energetisierender Flutung im Körper gefühlt werden. Ein kräftiges Aufrühren der heißen Mineralsalzlösung führt zu verstärkter Entwicklung ionisierter Dämpfe, die eingeatmet werden, was die Heilkraft nicht unerheblich verstärkt. Der Vitaldrink schmeck angenehm (schwach süß) und ist zudem so erquickend, daß man diesen Lebensquell bald nicht mehr missen will.

Achtung: Für das Aufkochen des Wassers sollte man einen metallfreien Topf und zum *Auflösen* der Mineralsalztabletten in Wasser einen metallfreien Löffel verwenden, denn: Metalle stören die Heilwirkung!

... in Fruchtsäften
Wer seine Fruchtsäfte aufwerten möchte, kann die Milchzuckertabletten mit einem Messer zerdrücken und in seinen Saft einrühren. Diese Anwendung gilt jedoch nur für Vitalisierungskuren, nicht für eindeutige Heilanwendungen bei Krankheiten!

... in Tee
Auch in Kräutertee lassen sich die Salze lösen. Hierbei können jedoch positive wie negative Veränderungen der besonderen Heilkraft der Salze vorkommen, weswegen sich eine solche Anwendung somit mehr für allgemeine Aufbau- oder Entgiftungskuren eignet (besonders gut passende Teekombinationen sind jeweils angegeben). Wer eine Krankheit mit dem geeigneten Mineralsalz – *dem Simile* – heilen will, muß jedoch eine Veränderungsmöglichkeit ausschließen.

... als Dampfanwendung
Alle Salze lassen sich hervorragend verdampfen. Hierfür kann ein Topf mit dem Mineralsalzwasser aufgestellt und die aufsteigenden Dämpfe – etwa bei Husten, Erkältung, Bronchitis und anderem – inhaliert werden. Dosierung: etwa 6 Tabl. auf einen großen Topf mit Wasser.

... zur Raumklimatisierung
Auch zur Verbesserung des Raumklimas eignen sich die Mineralsalze. Hierzu gibt es vielerlei Möglichkeiten: Wir geben drei oder mehr Tabletten
- in ein Verdampferlämpchen,
- in ein Verdampfergefäß (an oder auf der Zentralheizung),
- in ein elektrisches Verdampfergerät oder auch
- in das Wasser eines Zimmerspringbrunnens.

Bitte täglich erneuern.

... am Computer
Ein solches Verdampferlämpchen – wie es sonst für ätherische Öle verwendet wird – kann auch wunderbar am Computer-Arbeitsplatz aufgestellt werden und entfaltet dort seine reinigenden und aktivierenden Kräfte. Wer mag, kann zusätzlich ein wenig von seinem ätherischen Lieblingsöl mit hinzugeben. Auch Bachblüten sind hierfür geeignet. Wer zu den Edelsteinliebhabern gehört: eine Kristalldruse mit etwas Mineralsalzpulver bestreuen und mit Wasser besprengen. Die Druse direkt vor den Computerbildschirm plazieren. Immer wieder mal etwas Wasser darüber sprengen.

... als Sprüh-Elixier
Eine besonders attraktive Lösung ist es, wenn wir uns in der Apotheke eine medizinische Flasche in der bevorzugten Größe (z. B. 50 oder 100 ccm) samt einem Sprühkopf besorgen (bestellen, wenn nicht vorrätig). Auch ausgediente kosmetische Sprühflaschen, die gründlich gereinigt wurden, eignen sich. Wir lösen ein bis zwei Tabletten des bevorzugten Salzes in abgekochtem Wasser auf, füllen es ein und fertig ist das Elixier für die Anwendung. Dieses Spray sollte allerdings in wenigen Tagen verbraucht werden. Zum Haltbarmachen geben wir etwas Alkohol hinzu. Auch Bach-Blüten-Essenzen oder Edelsteinessenzen können zugefügt werden.

Eine solche mineralsalzhaltige Sprühessenz kann uns ihre erquickenden Kräfte in vielen Lebenslagen schenken. Sie kann am Arbeitsplatz stehen, neben dem Computer, im Autohandschuhfach, und eine Kleinausführung eignet sich auch für die Handtasche. Die Salze, die sich stets dafür eignen sind: Nr. 1, 2, 3, 7, 11, 12, die übrigen Salze sollten nach persönlichem Bedarf ausgewählt werden. Mit diesem Sprühelixier kann der Raum an sich energetisiert werden, es eignet sich jedoch auch für das Einsprühen von Händen, Gesicht, Stirn, Haaren, Füßen, beim Autofahren, im Wartezimmer, im Kinderzimmer und vielerlei mehr. Nicht vergessen, die verwendeten Salze auf das Flaschenetikett zu schreiben! Wäre schade, wenn eine gute Wirkung festgestellt wurde, aber die Namen der Salze vergessen wurden!

... zum Baden
10–20 Tabletten des anzuwendenden Salzes auflösen und in das einlaufende Badewasser geben. Auch den ionisierten Wasserdampf einatmen. Den metallenen Duschschlauch aus der Wanne nehmen!
• Zum Aktivieren und für abendliches Ausgehen: Nr. 1, 2, 3, 7.
• Zum Entstressen, Entspannen, bei Kopf- und Nackenschmerzen: Nr. 7.
• Vor einer Prüfung: Nr. 2, 7, 11.
• Für die Schönheit: Nr. 11, 12.
• Bei Depressionen: Nr. 3, 8, 11.

... für ein Fußbad
3–5 Tabletten des Mineralsalzes in heißem Wasser auflösen und in die Fußbadewanne geben. Die Füße nehmen die Salze besonders gut auf, deswegen nicht überdosieren. Fußreflexzonenmassage paßt super dazu, bzw. danach!

... für Kompressen, Umschläge und Wickel
Auf eine Schüssel Wasser gibt man zehn oder mehr Tabletten des gewählten Mineralsalzes: Für kühle Umschläge die Salze mit einem Messer zu feinem Pulver zerdrücken und in dem Wasser auflösen. Eine Mullkompresse wird mit dem Mineralsalzwasser getränkt und aufgelegt, mit Watte überdeckt, mit einer Mullbinde locker befestigt, und, je nach Indikation, so lange liegen gelassen, bis sie getrocknet ist. Bei hitzigen Erscheinungen, Verbrennungen, Sonnenbrand, Insektenstichen kann man feuchte Umschläge verwenden, die immer wieder neu, frisch und kühl aufgelegt werden. Wickel können kühl und heiß, je nach Indikation, angelegt werden. Man deckt das nasse, gut ausgedrückte Leinentuch mit einem wärmenden Stoff ab und hält solange Bettruhe.

... kosmetische Kompressen
Ein feuchtes Tuch mit mineralsalzhaltigem Wasser – Nr. 2, 3, 8, 11, 12 eignet sich gut – auf das Gesicht geben und eine Zeitlang ruhen. Entspannt und kräftigt Haut und Nervenkostüm!

Achtung: Keine Metallschüssel und keinen Metallöffel zum Rühren verwenden! (Metalle sind Stromleiter und wirken damit entladend auf die elektromagnetische Spannung in einer *wäßrigen Lösung*. Den trockenen Mineralsalztabletten können Metalle hingegen nichts anhaben.)

... ein feuchtes Bettuch aufhängen
Wer ein Kind mit Asthma, Krupp oder Pseudokrupp-Erkrankung hat (zusätzlich zur ärztlichen Therapie, zum Ausprobieren): über Nacht ein Bettuch im Kinderzimmer aufhängen, das mit der passenden Mineralsalzlösung sehr gut feucht gemacht wurde.

... auftragen
Etwa bei Insektenstichen: eine Tabl. Nr. 3 und Nr. 8 zerdrücken, mit einigen Tropfen Wasser anfeuchten und auf den Stich auftragen. Eine leichte, feuchte Mullbinde darüberwickeln. Öfters erneuern. Auch die Salben verwenden!

... unterwegs, bei Ausflügen, Sport
Das Energiesalz Nr. 3 je nach Dauer der Anstrengung (bei einer Bergwanderung etwa bis zu einer kleinen Handvoll) griffbereit bei sich haben, z. B. in einem Zellophantütchen in der Hosentasche. Das Notfallsalz ist nicht nur »Treibstoff« und beugt Muskelkater vor, sondern ist zugleich das Salz für Wunden, Quetschungen, Stiche, Verletzungen, Schmerzen und Entzündungen unterwegs. Und wer von einem Regen überrascht wird, hat gleich sein Vorbeugungsmittel gegen Schnupfen mit dabei!

... für die Urlaubsapotheke
Nr. 1 • Für Wanderurlaub, Fahrradurlaub, Skiurlaub: 8 Wochen vorher tägl. 3 Tabl. für mehr Elastizität (plus Salbe),
Nr. 2 • bei Reiseüberanstrengung, Sonnenbrand, Fieber,
Nr. 3 • Entzündungs-, Fieber- und Notfallmittel, bei Erkältung, zur Vorbeugung von Muskelkater, bei (Höhen-)Wanderungen.
Nr. 3 • bei langen Autoreisen, in halbstündlichem Wechsel mit Nr. 5.
• bei Sonnenbrand: 3 Tabl. D3 in einem Glas Wasser lösen und immer wieder 1 Teel. einnehmen. Dazu: 3 Tabl. in ½ l Wasser lösen und Umschläge machen, mehrmals wiederholen (auch Nr. 8 und Nr. 11 zusätzlich).
Nr. 4 • bei Schnupfen, Bronchitis, Halsentzündung.
Nr. 5 • bei Erschöpfung.
Nr. 6 • bei verdorbenem Magen (im Wechsel mit Nr. 3 und Nr. 21, über den Tag verteilt),
• bei Kater nach durchfeierter Nacht (mit Nr. 3).
Nr. 7 • bei Schmerzen, zur Entspannung und Entkrampfung, auch bei Schlaflosigkeit nach langer Reise (die »Heiße Sieben«!),
• wenn die Kinder quengelig sind (auch auf der Fahrt),
• bei nächtlichem Bauchweh der Kinder,

- Nr. 8
  - bei Verstopfung durch Reiseumstellung,
  - bei Insektenstichen, Verbrennungen (Sonnenbrand),
  - wenn zuviel geraucht oder Kaffee getrunken wurde.
- Nr. 9
  - bei Sodbrennen, Blähungen, nach ungewohnten oder zu fetten Mahlzeiten (auch mit Nr. 3),
- Nr. 10
  - bei Darmstörungen, für die Verdauung, wenn zu viel oder Falsches gegessen wurde,
  - zum leichten Umgewöhnen auf eine Kur,
  - bei Ernährungsumstellungen,
  - unterstützend zum Abnehmen.
- Nr. 11
  - Nervenmittel zum Umstellen auf gute Erholung,
  - für den Schutz von Haut und Haaren (durch Sonnenbestrahlung, Seewasser usw.).
- Nr. 12
  - für gute Laune und als Jungbrunnen (zusammen mit Nr. 19, fördert die Heiterkeit).

4. Auswahl und was sonst noch wichtig ist ...

Wie finden wir die richtigen Salze, und wie geht man am besten vor?
Das biochemische Mittel wird vorrangig nicht durch den medizinischen Namen der Krankheit, sondern durch die *Krankheitserscheinungen* bestimmt und ausgesucht. Wer die Biochemie anwendet, benötigt keine medizinischen Kenntnisse, dafür jedoch eine Kenntnis des *Wesens* jedes der Lebenssalze.

Somit empfiehlt es sich, das vorliegende Buch einmal ganz durchzuarbeiten und sich dabei Anmerkungen und Notizen in einem eigens dafür angelegten Therapieheft zu machen. Ist es zu Beschwerden oder einer Krankheit gekommen, schreibt man sich alle Krankheitszeichen und Symptome nach dem Schema:

Gemüt (Geist, Seele)
und dann
von Kopf bis Fuß

auf. Nun schlägt man die *Krankheitserscheinungen* im Repertorium nach, vergleicht das eigene Symptomenbild mit der Symptomatik der angegebenen Salze und schreibt sich hinter die Symptome das jeweilige Salz (ergänzend können Erkrankungen auch unter ihrem medizinischen Begriff nachgesehen werden). Die erhaltenen Salze verwendet man am besten abwechselnd.

Worauf es dabei besonders ankommt ...
- Die Besonderheiten des Krankheitsbildes werden notiert: Wann und wodurch und wobei *verbessert* sich der Zustand? Wann und wobei und wodurch *verschlechtert* er sich? Was ist sonst auffallend? Welche geistig-seelischen Besonderheiten gibt es? Manchmal können Familienmitglieder oder Freunde wertvolle Hinweise beisteuern. Alles dieses wird mit den in Frage kommenden Mitteln verglichen und leitet zum rechten Salz oder auch zu mehreren.
- Die Auswahl des oder der heilenden Salze geschieht aufgrund des gesamten Wesens- und Symptomenbildes, wobei den Geist-, Ge-

müts-, den individuellen, eigenheitlichen und den besonderen Symptomen – den »Leitsymptomen« – im Zusammenhang mit den Beschwerden oder der Erkrankung der Vorzug gegeben wird. Unter »Schlüsselmerkmale« sind bei jedem Salz die besonderen Erscheinungen, die Farbe und Art von Absonderungen, die besondere Art der Schmerzen und Empfindungen sowie auch die Zeitphänomene herausgearbeitet: Damit bekommt der Anwender eine weitere und zusätzliche Hilfe für das gezielte Auffinden des passenden Mittels. Es kommt stets darauf an, *wie* eine Krankheitserscheinung, *wie* eine Empfindung, *wie* ein Schmerz ist! Beispiel: ist ein Kopfschmerz pulsierend oder stechend oder reißend oder krampfend oder elektrisierend usw., siehe die Tabelle auf S. 198–201.
- **Besonders wertvoll sind die geistig-seelischen Befindensstörungen, also die Gemütssymptome. Sie haben oft Leitfunktion.**
- Es müssen keinesfalls alle Symptome eines Mineralsalzes abgedeckt werden, um das Krankheitsbild heilsam zu beeinflussen oder zu heilen, sondern **es genügen einzelne, wenige, aber dafür gut passende Symptome.** Je ausgefallener ein Symptom ist – z. B. »Haargefühl auf der Zunge« (Nr. 11), oder: »kann in Anwesenheit anderer keinen Harn lassen« (Nr. 8), oder: »leichter Druck verschlimmert die Beschwerden, jedoch fester Druck verbessert sie« (Nr. 7) – desto klarer und sicherer führt es zum rechten Heilmittel.
- Die Leitsymptome haben sich bei vielen Menschen als solche erwiesen, die zum heilenden Mittel hinleiten, was jedoch nicht heißt, daß diese im Einzelfall vorhanden sein *müssen*. Sie können nicht bewußt sein, verdeckt sein oder auch gänzlich fehlen. Vergleichen der Leitsymptome: siehe S. 8, Inhaltsverzeichnis!
- Das Persönlichkeitsbild kann ebenfalls als Hilfe dienen. Es kann ziemlich eindeutig mit einer Befindensstörung oder einer Krankheit übereinstimmen, es braucht nur ein oder zwei Symptome abzudecken, kann jedoch auch keine Ähnlichkeit aufweisen!

Ein Salz oder mehrere Salze anwenden? Mit Salzen ein »Heilnetz« bilden
Dr. Schüßler verwendete stets nur ein Salz für die Therapie. Dies ist einer der Wege, Mineralsalztherapie zu betreiben, besonders dann, wenn der Salzmangel und das Arzneimittelbild eindeutig ist und wenn auf die Einnahme Besserung eintritt. Viele Menschen haben heute jedoch einen Mangel an mehreren Lebenssalzen und benöti-

gen mehrere Salze zur Heilung. Zudem leben wir in einer gänzlich anderen Zeit. Jede Zeit hat ihren Zeitgeist, ihren Genius *(epidemicus)*, ihre bevorzugt heilenden Mittel und deren Anwendungen.

Wer sich selbst Erfahrung mit den Salzen erwirbt, wird somit immer wieder feststellen, daß sich Mischungen bewähren, wo Einzelmittel versagen, aus welchem Grund auch immer (z. B. wenn das Hauptmittel übersehen wurde). Wenn mehrere Salze auf das Krankheitsbild zutreffen und die Leitsymptome zu mehreren Mitteln hinführen, können mit Vorteil auch mehrere Salze kombiniert und als Mischung eingenommen werden. Manche Salze können sich gegenseitig in ihrer Wirkung etwas abschwächen, jedoch auch optimieren. Wer ersteres ausschalten will und sich durch die zusätzliche Aufmerksamkeit nicht von der regelmäßigen Anwendung abbringen läßt – denn dies ist bei weitem das Wichtigste –, verwendet die Salze *abwechselnd* (in stündlichem, mehrstündigem, täglichem oder mehrtägigem Wechsel, wie es am besten in den persönlichen Tageslauf paßt). Salzmischungen sind an mehr als 200.000 Patienten in 90 Prozent der Fälle erfolgreich erprobt! (Siehe auch: Dr. Jochen Schleimer, Buchtip im Anhang.)

So ist es also (für die Laienanwendung) durchaus sinnvoll, mit mehreren Salzen zu arbeiten, wenn sich Überschneidungen der Arzneimittelbilder ergeben oder wenn man sich nicht sicher ist, welches Salz denn nun in Frage kommt. Damit sind die Salze hervorragend für die Selbstanwendung geeignet, und man kann freudvoll mit ihnen experimentieren! (Experten arbeiten natürlich gezielter.) Auch empfiehlt es sich – gelegentlich und zwischendurch – auch jene Salze einmal einzuschieben, die nicht für eine spezielle Heilanwendung ausgewählt wurden. Dadurch werden auch eventuelle Salzmängel abgedeckt, die man womöglich übersehen hat.

Wir können uns bildhaft vorstellen, daß die Mineralsalze eine Art von – stromleitendem – Netz, ähnlich einem Fischernetz, in unserem Organismus bilden und daß die heilenden Salze genau dort einspringen, wo das Netz durch Beanspruchung ist zerrissen ist und die Stromleitungen somit unterbrochen sind. Geben wir nun die passenden *Elektrolyte*, so »flicken« wir damit das Netz und stellen die heilenden Netzverbindungen wieder her. Mit dem gelegentlichen zusätzlichen Einschub der Salze, die wir nicht unbedingt brauchen, stärken wir die noch ganzen und »gesunden« Maschen des Netzes, so daß auch sie bei Beanspruchungen nicht so leicht zerreißen.

5. Welche Potenzierung wofür?

Dr. Schüßler verwendete weitgehend die D6, bei akuten Zuständen auch die D3 und bei den schwer löslichen Salzen Ferrum phosphoricum, Calcium fluoratum und Silicea die D12.

Die mineralischen Salze werden auch heute vorrangig in den Potenzen D3, D6 und D12 verordnet und haben sich so vielfach bewährt.

- Bei akuten Krankheiten wählt man öfter tiefere Potenzen: D3, D6.
- Bei chronischen und seelischen Krankheiten wählt man öfter höhere Potenzen: D12 und höhere sowie LM-Potenzen.
- Ist ein Salz gut und übereinstimmend ausgewählt, ohne die erwünschten Heileigenschaften zu entfalten, wählt man eine höhere oder tiefere Potenz desselben Mittels.
- Ändert sich das Symptomenbild, ändert man das Heilmittel oder die Potenz!

Generell gilt: Je höher die Potenz gewählt wird, desto feinstofflicher sind die Wirkungen und reichen damit auch zunehmend feiner in Gemüt, Seele und Geist hinein. Potenzen etwa von D30, D200 sind ausgesprochene Hochpotenzen. Diese, wie auch C-Potenzen und LM-Potenzen, nur mit therapeutischer Begleitung anwenden!

6. Welche Dosierung wobei?

- Die Häufigkeit der Gaben richtet sich nach dem Symptomenbild, jedoch auch nach dem Mineralsalz. Entsprechende gesonderte Hinweise sind jeweils dort zu finden.
- Die mittlere Dosierung für chronische Erkrankungen ist 3 bis 5mal tägl. 1 Tabl. pro Salz. Bei starken Salzmängeln – die heute fast der Normalzustand geworden sind – und somit der Anwendung auch mehrerer Salze können hierbei durchaus 12-15 und mehr Tabletten zustandekommen. An solche Dosierungen muß sich manch einer erst einmal gewöhnen – sie sind jedoch bewährt. Die mittlere Dosierung für Kinder unter zwölf Jahren ist 1 bis 3mal tägl. 1 Tabl. pro Salz. Kinder über zwölf Jahren erhalten die Erwachsenendosierung.
- Bei akuten Erscheinungen, etwa Fieber, starken Schmerzen, Koliken, können sich mehrfache Gaben in drei-, fünf- bis zehnminütigen Abständen hintereinander als sinnvoll erweisen. Dies gilt nicht nur für Kinder und Kleinkinder, sondern auch für kranke Tiere. (Dr. Schüßler ließ z. B. schwerkranke Patienten – auch Kinder – eine ganze Nacht lang jede Viertelstunde 6 Tropfen der entsprechenden Salzlösung einnehmen. Dasselbe gilt für Tiere.) Mit zunehmender Besserung vergrößert man die Abstände auf 20 Minuten, eine halbe Stunde und länger und geht dann wieder auf Normalgaben von etwa 3mal täglich zurück.

7. Zur Therapie

Mit der Therapie beginnen
Hat man die Salze für die Therapie notiert, wählt man deren Potenz und die Häufigkeit der Anwendung nach den Anleitungen aus, notiert diese ebenfalls und beginnt mit der Therapie. Es kann sich als wertvoll erweisen, die besten Zeiten für einen Therapiebeginn und -verlauf auszusuchen. Sie sind bei jedem Mittel angegeben.

Den Therapieverlauf aufschreiben
Alle diese Angaben werden (möglichst in einem hierfür angelegten Therapieheft) notiert. Dies ist eine große und unverzichtbare Hilfe: für das Beobachten und den Verlauf der Erkrankung selbst, für eine eventuelle Veränderung der Dosierung des Mittels oder der Potenz, für Beobachtungen von Verbesserungen oder von Verschlimmerungen (im Mondlauf, in der Tageszeit, der Jahreszeit), für das Erwerben von Erfahrung und ganz besonders auch zum zeitsparenden späteren Nachschlagen bei Beschwerden und Krankheiten.

Die Therapie ändern
Es kann sein, daß sich nach einigen Tagen, Wochen oder Monaten der Therapie das *Krankheitsbild* verändert. Auch die antlitzdiagnostischen Zeichen und Färbungen verändern sich dann mit. Dies sind Hinweise, daß sich zusätzliche oder andere Salze in den Vordergrund geschoben haben und daß sich womöglich tieferliegende, bisher verborgen gewesene Salzmängel zeigen. Nun werden diese neuen Krankheitserscheinungen betrachtet und erneut mit den Arzneimittelbildern verglichen, die Therapie wird also verändert. Alles dies wird notiert – und auch das Datum nicht vergessen! Später einmal kann bei Bedarf in diesem persönlichen Therapieheft nachgeschlagen und wertvolle Hilfe gefunden werden!

8. Was man noch wissen sollte

Freiheit von Nebenwirkungen, aber Ausscheidungsvorgänge
Die Schüßler-Therapie besitzt keine Nebenwirkungen wie die schulmedizinischen – allopathischen – Medikamente. Der Körper beginnt jedoch durch ihre entgiftenden Eigenschaften seine Toxin-Reservoirs zu öffnen und nach und nach Schlacken, Ablagerungen, Stoffwechselmüll und auch seelische Gifte auszuscheiden. Solche Ausscheidungsvorgänge mögen ungewohnt und gelegentlich etwas beeinträchtigend sein – kommen aus meiner Erfahrung bei der Schüßlertherapie auch selten vor –, sie sind jedoch im Grunde nur zu begrüßen. Falls eine Beeinträchtigung einmal überhand nehmen sollte, reduzieren Sie die Dosis oder machen eine kleine Einnahmepause von ein bis zwei Tagen. Der Körper kann so seine Giftschleusen etwas gebremst öffnen und die Toxine etwas langsamer ausscheiden. Vielleicht müssen Sie auch mehr trinken: klares Wasser natürlich (mindestens 1,5 Liter täglich), nicht etwa Kaffee, Cola oder sonstige »modernen« Getränke!

Folgende Entgiftungserscheinungen *können* auftreten, Sie brauchen aber bitte nicht darauf zu warten: Hautausschläge (gelegentlich), verstärktes Schwitzen, üble Gerüche in Schweiß, Harn (auch einmal öfters) und Stuhl, Müdigkeit, Schlaflosigkeit, Unruhegefühl bis hin zur Nervosität, ein Gefühl von Aufruhr oder eine Art von »Brummen« im gesamten Organismus (Aktivierungserscheinungen). Weiterhin: Herzklopfen (selten), Schwindel (selten), Schnupfen oder Durchfall. Aber auch seelische Erscheinungen, die zuvor unterdrückt gewesen waren, können an die Oberfläche auftauchen: Angst, Wut, Zorn, Weinen, sogar vorübergehende – unterdrückte! – Depressionen. Alles kein Wunder, wenn die abgelagerten Giftstoffe nun – aufgerührt – im Körper kreisen, bevor sie verbrannt, ausgeschwemmt und ausgeschieden werden. Eigentlich sollte man sich darüber freuen, denn: Körper und Seele befreien sich! Die Therapie wirkt. Der Organismus reagiert. Spazierengehen, frische, sauerstoffreiche Luft, frische Früchte und Salate, Bewegung und auch genügend Ruhe und Schlaf sind dann hilfreich.

Die Seele entlasten – in den »Jungbrunnen« eintauchen – seelische Verletzungen und Giftstoffe »aufspulen«
Der Körper, genauso wie die Seele, arbeitet sich mit Hilfe der heilsamen Salze durch die Zeit rückwärts: Zuerst löst er die jüngsten Belastungen, Blockaden, Erschwernisse und körperliche wie seelische Toxine und Verletzungen auf, dann folgen die weiter und weiter zurückliegenden Themenbereiche. Der Heilquell der Schüßlersalze lädt uns ein, in seine reinigenden Fluten einzutauchen, die Zeit nach rückwärts aufzuspulen und so langsam Schicht um Schicht von abgelagertem Körper- wie Seelenmüll zu lösen. Damit verjüngen wir sozusagen die Zeit, unsere Zellen, unsere Psyche und unser gesamtes Sein. Wer die Lebenssalze über längere Zeit – am besten für sein ganzes Leben – immer wieder kurmäßig anwendet, kann sie wirklich als eine Art von »Jungbrunnen« auf vielerlei Ebenen erfahren.

Mit diesem Wissen und der richtigen Einstellung kann es ein Erlebnis sein, zu beobachten, wie – eventuell, selten und für kurze Zeit! – alte Krankheitszustände wieder auftauchen, etwa alte Hauterscheinungen wieder aufflammen, wie durch allopathische Medikamente unterdrückte Hilferufe des Körpers wieder gehört werden, wie ein etwa mit kosmetischen Präparaten unterdrückter Fußschweiß wieder auftaucht, wie frühere seelische Verletzungen wieder ins Bewußtsein gelangen, wie Träume anzeigen, daß wir auch nachts mit dem Bearbeiten beschäftigt sind! Was unterdrückt war und so ans Licht gelangt, kann anschließend echt geheilt werden. Deshalb ist die Schüßlertherapie eine optimale Begleittherapie bei allen Arten von Seelentherapien, und deswegen könnte einige Stunden einer guten Gesprächs- oder sonstigen Psychotherapie auch eine gute Ergänzung zur Schüßlertherapie sein, wenn es um die Bearbeitung wichtiger Lebensthemen geht.

Homöopathische Erstverschlimmerung – was ist das?
Homöopathische Heilmittel können, wenn sie besonders gut und treffend gewählt werden, eine sogenannte *homöopathische Erstverschlimmerung* hervorrufen. Das Arzneimittelbild paßt dann ganz besonders gut auf das Krankheitsbild und deckt dieses nicht nur ab, sondern ruft zusätzliche, für das Arzneimittelbild stehende weitere Arzneimittelsymptome oder eben Verschlimmerungen der vorhandenen Symptome auf. Bei den Schüßlersalzen gibt es aus meiner

Erfahrung nur ein einziges Salz, welches für dieses Phänomen überhaupt in Frage kommt: das homöopathisierte Kochsalz, Natrium muriaticum (chloratum).

Falls sich also ein vorhandenes Krankheitsbild einmal verschlimmern sollte, ist dies stets ein Zeichen dafür, daß das Mittel besonders gut paßt, daß jedoch entweder eine andere Potenz gewählt werden oder die Dosis verringert werden muß. Man setzt das Mittel in diesem Fall ab, wartet zwei bis drei Tage bis zum Verklingen der zusätzlichen Erscheinungen – und beginnt, langsam und sachte, mit genügend Zeitabständen zwischen den Einnahmen, von neuem. Eventuell kombiniert man auch die Einnahme zusätzlich mit anderen passenden Salzen. Mit Ausnahme dieses Salzes (Nr. 8), bei Beachtung der in diesem Buch zu findenden Wissensgrundlagen sowie Einsatz des gesunden Menschenverstandes können (meiner Erfahrung nach) die Schüßlersalze nicht »überdosiert« werden und auch nicht schaden.

Übrigens: über die Zusendung von Erfahrungsberichten freue ich mich!

9. Zur Analyse, Testung und Kontrolle

Der »Hunger der Zelle« – den stärksten Mangel zuerst ausgleichen
Wenn wir von der biochemischen Nährwirkung der Salze im Organismus ausgehen, so dürfte jedem klar sein, daß das am meisten fehlende Salz zuerst und vorrangig ausgeglichen werden muß, wenn die weniger mangelnden Salze genügend Wirkung entfalten sollen. Ist das hauptsächlich mangelnde Salz nicht in der Therapie dabei, können die anderen Salze nicht genügend Wirkung entfalten! Deshalb empfiehlt sich die Antlitzdiagnose und auch die Angewohnheit, immer wieder einmal Salze in die Therapie einzuschieben, die man nicht bevorzugt ausgesucht hat.

Die Antlitzdiagnose nach Hickethier
Sowohl für die Feststellung der Mangelzustände, als auch für die Verlaufskontrolle und eventuelle Veränderung der Therapie ist die Antlitzdiagnose ganz hervorragend geeignet. Die Zeichnungen und Färbungen sind in diesem Buch bei jedem Salz gründlich beschrieben. Dennoch ist ein Kurs in der Antlitzdiagnose empfehlenswert (Kursangebot s. Anhang). Wer sie beherrscht, bekommt aus dem Gesicht vielerlei Hinweise: welche Salze fehlen, wie stark der Salzmangel ist, welches Salz am meisten fehlt, welche Kombinationen von Salzen fehlen, wie die Zeichen sich verändern, wie also der Therapieverlauf und ob die jeweilige Dosierung ausreichend ist. Mit diesem zusätzlichen Wissen wird das Therapieren mit den Schüßlersalzen um eine sehr interessante Diagnosemöglichkeit bereichert. Und Freude macht sie obendrein!

Elektrolytische Ströme fühlen
Mit ein wenig Übung und Aufmerksamkeit kann man der Wirkung nachspüren: Dadurch, daß schon während des Trinkens der Salzlösung der Elektromagnetismus des Körpers verändert wird, sind die kühl erfrischenden Strömungen erfühlbar. Wer seine Empfindungen beim Trinken des Mineraldrinks und beim Einatmen der Dämpfe

beobachtet, kann auch über diese Beobachtungen durchaus therapeutische Hinweise bekommen: Über die am eindeutigsten wahrnehmbaren Salze ist der Körper am meisten erfreut, und es könnten auch die heilendsten sein!

Zu Testungsverfahren
Es gibt mancherlei Testungsverfahren, die hier jedoch nicht weiter besprochen werden sollen: Wer wirklich – professionell – testen kann, wird es tun, um die durch Wissen und Erfahrung ausgewählten Salze zusätzlich zu bestätigen. Wobei auch dann zu berücksichtigen ist, daß am Morgen womöglich ganz andere Salze getestet werden können als am Mittag oder am Abend, bei Tag andere als in der Nacht, bei Neumond andere als zu Vollmond, im Sommer andere als im Winter!

10. ... UND WENN DIE HEILWIRKUNG AUF SICH WARTEN LÄSST?

Wenn gut und passend ausgesuchte Salze oder Mischungen nicht die erhoffte Heilwirkung entfalten:
- verwendet man die nächst höhere oder tiefere Potenz: D3, D6, D12, D30, D200 (für die Anwendung von Hochpotenzen den Rat eines Schüßlertherapeuten oder Homöopathen einholen),
- gibt man zu den ausgesuchten Salzen Nr. 12 hinzu, welches die Wirkung verbessert,
- gibt man zu der Salzmischung Nr. 6 hinzu, welches die Wirkung besser fokussiert,
- wenn auch dann noch keine Besserung eintritt, sollte professionelle Hilfe gesucht werden: Nun, hierfür gibt es dann eben erfahrene Schüßlertherapeuten, Homöopathen, Antlitztherapeuten, Heilpraktiker und Naturheilärzte, die auf Jahre an Erfahrung zurückblicken und die hinzu auch noch eine Palette anderer Heilverfahren in petto haben oder auch passende Begleittherapien einsetzen können, wenn es geraten ist. Es gibt in der Homöopathie und in der Naturheilkunde wirksame Mittel, die tiefliegende Blockaden (siehe Teil I) ausräumen und therapieresistente Krankheiten doch noch »umkehren«, die spezielle Giftstoffe mittels Nosoden (homöopathisierten Giftstoffen) ausleiten, die das Körpermilieu und das Blut mit Hilfe der Symbioselenkung nach Prof. Enderlein heilsam verändern; es gibt die sehr wirksamen Schlangenpräparate einzusetzen und noch vielerlei mehr an Möglichkeiten. Auch könnten es tiefliegende seelische Themen sein, die – durch professionelle Hilfe – an die Oberfläche geholt und bearbeitet werden wollen, bevor sich eine Blockade löst und der Körper überhaupt wieder bereit ist, auf Heilungsversuche anzuspringen! (Zum Thema Adressen s. Anhang!)

Von der Kuranwendung zur Langzeitanwendung
- Wer die Salze vorbeugend oder als Vitalisierungs- oder Schönheitsmittel einsetzen will, sollte sie kurmäßig anwenden, beispielsweise vier Wochen kuren, drei Wochen pausieren. Oder zwei bis drei Monate kuren, zwei Monate pausieren.
- Es gibt schnellwirkende Salze, wie Nr. 3, und es gibt langsam wirkende Salze, wie Nr. 1 oder Nr. 11. Etliche Salze müssen monatelang und jahrelang gegeben werden, um ihre tiefgreifendsten und umfassendsten Wirkungen zu entfalten. Deshalb: nicht zu früh das Handtuch werfen! Bei langdauernder Einnahme könnte man den Sommer zum Pausieren verwenden und während dieser Zeit auf heilsame Pflanzen und Früchte zurückgreifen.

Quellsalze und andere Mineralien
Vitamine und auch Mineralpräparate gibt es heute schon im Supermarkt. Auch gibt es Mineralsalze und -mischungen über Bioläden, Reformhäuser, Versandhandel und Vereine zu erwerben. Weiter gibt es Mineralsalzpräparate, die durch Verdampfen aus Heilquellen gewonnen wurden. Alle diese Mittel können sich als heilsam in mancherlei Hinsicht erweisen. Sie entsprechen jedoch nicht den original biochemischen Heilmitteln nach Dr. Schüßler, **die stets homöopathisch potenziert sind, die die besprochenen Potenzbezeichnungen (z. B. D6, D12) tragen und von den Vorschriften des Gesetzgebers her in Deutschland ausschließlich in Apotheken zu erhalten sind** (apothekenpflichtig)! Nicht potenzierte Mineralsalze können die umfassenden homöopathischen Heilbilder und entsprechend umfassenden Heilkräfte auf geistiger, seelischer und körperlicher Ebene nicht entfalten!

Heilung durch original Schüßlermittel
Wenn wir wirklich Schüßlertherapie betreiben wollen, dann müssen wir uns auch die originalen, also die homöopathisierten Schüßler-Heilsalze besorgen und sie »lege artis« – nach den Regeln der homöopathischen Heilkunst also –, wie in diesem Buch in seinen Grundzügen vorgestellt, anwenden.

11. Wo sind die Schüsslersalze erhältlich?

Die originalen homöopathisierten Schüßler-Mineralsalze sind in Apotheken rezeptfrei erhältlich. Sie sind preiswert. Nennen Sie dem Apotheker das Salz und die Potenz: z. B. »Ferrum phosphoricum D6«. Es gibt verschiedene Hersteller der originalen Schüßlersalze: Vielleicht mögen Sie sich deshalb vom Apotheker einen Preisvergleich geben lassen, bezogen auf die Größe und den Inhalt der jeweiligen Packungen. Wer weiß, daß er die Schüßlersalze längere Zeit einnehmen will, sollte Großpackungen wählen, sie lohnen sich!

Ein Tip noch ...
Es hat sich optimal bewährt, sich in der Küche, so nah wie möglich neben dem Wasserkocher oder dem Herd einen ständigen Platz für die Schüßlersalze herzurichten: Ich habe mir ein Regal unter dem Küchenoberschrank, direkt neben dem Wasserkocher dafür anfertigen lassen. Wenn man morgens in die Küche kommt, sind die Salze übersichtlich und griffbereit genau da, wo man sie braucht. Dasselbe gilt für den Abend. Womit dann die besten Einnahmezeiten der Mineralsalze abgedeckt sind!

Zuletzt: eine neue Gewohnheit bilden
Wir brauchen nicht zu warten, bis wir uns unwohl fühlen oder krank sind. Wir können uns der flutenden, vitalisierenden, elektrolytischen Kräfte der Salze versichern, um unsere Jugendlichkeit zu erhalten oder zu stärken, unserem Körper genügend anorganisches Baumaterial für alle seine organischen Tätigkeiten zur Verfügung zu stellen und zu den Quellen des Lebens zurückkehren. Morgens und abends täglich, im Rahmen von immer wiederkehrenden Kuren! Machen wir doch eine angenehme Gewohnheit daraus und vergessen einfach, daß wir hier medizinisch oder therapeutisch wirken. Trinken wir Leben. Fluten wir Leben. Lassen wir unsere Seele tanzen und fröhlicher werden. Ich wünsche Ihnen soviel Freude und Begeisterung dabei, wie auch ich sie heute immer noch an den Salzen habe!

TABELLEN

Die Salze auf einen Blick

	Es sorgt für ...	Es wird angewandt ...
Nr. 1 **Calcium** **fluoratum**	Elastizität von Stützgewebe, Bindegewebe, Sehnen und Bändern	bei Gewebeverhärtung, Organsenkungen, Karies, Schwielen, Hornhaut, rissiger Haut, Krampfadern
Nr. 2 **Calcium** **phosphoricum**	Kräftigung und Regenerierung von Blut, Lymphe, Zähnen und Knochen	bei schlecht heilenden Knochenbrüchen, mangelnder Rekonvaleszenz, Rückenbeschwerden und Blutarmut
Nr. 3 **Ferrum** **phosphoricum**	die Übertragung von Sauerstoff an Blut und Muskeln und für die Blutbildung	als **Notfallmittel**, bei Schock (es erdet), *Entzündungen des ersten Stadiums*, bei Verbrennungen, als Schmerzmittel, Fiebermittel, Muskelmittel, bei Anämie, Schwächezuständen und bei Durchblutungsstörungen
Nr. 4 **Kalium** **chloratum**	»Entriegelung« und Entstauung des Bindegewebes, für flutende Ausleitung von Stoffwechselrückständen, für Entgiftung, Blutreinigung und Blutverdünnung	bei *Entzündungen des zweiten Stadiums*, Drüsenentzündungen, akuten fieberhaften Schleimhautentzündungen, Katarrhen, Erkältungen, Bronchitis, Ohren-, Augen-, Hals-, Rachen-, Lymph-, Mandel-, Schleimbeutel-, Sehnenscheiden- und sonstigen Entzündungen
Nr. 5 **Kalium** **phosphoricum**	den Abbau von Ermüdungs- und Fäulnisgiften und verhütet den Zellzerfall	bei **Erschöpfungszuständen**, körperlicher und nervlicher (Über)-Anstrengung, Nervenerkrankungen, Gedächtnis- und Konzentrationsschwäche, Herzbeschwerden, Zahnfleischbluten, Muskelschwund, zur Blutbildung und zur Verhütung von Fäulnisprozessen
Nr. 6 **Kalium** **sulfuricum**	die »Generalreinigung«, Wiederherstellung und Ausheilung von Haut und Schleimhäuten nach entzündlichen Krankh., es unterstützt die Leber und optimiert vielerlei Stoffwechsel- und Steuerungsprozesse des Organismus	bei stagnierenden Krankheitsprozessen, dem *dritten Grad von Entzündungen* mit eitrigen Absonderungen, Muskelkater, »Kater« nach feuchtfröhlichen Nächten, schweren Gliedern, Mattigkeit, Blutvergiftung, Leberproblemen

Es wirkt ...	Es ist hilfreich ...	Nr.
erfrischend, aufmunternd, energiedurchströmend und klärend	bei Ermüdung, unbegründeter Furcht, schweren Träumen und Gefühlen von Dunkelheit, Verdichtung und Schwere	Nr. 1
Nerven nährend, steuernd, regelnd, vernetzend, sorgt für leichteres Lernen, ordnende Willenskraft und angemessene Reizbeantwortung	bei Schwächezuständen, Vergeßlichkeit, Unlust, Trägheit, Zeitumstellungen (z. B. Sommerzeit, Jetlag)	Nr. 2
persönlichkeitsverstärkend, konzentrationssteigernd und hilft, Initiative und Kreativität – aus innerer Ruhe – zu entfalten	bei Trauer, Elendsgefühl, Depressionen, Ängsten, **Schwäche**, Schlaflosigkeit, Unruhe, Abhängigkeit, Unfähigkeit zur Selbstbehauptung	Nr. 3
öffnend, entkrampfend, es **begleitet Loslaß-Prozesse**, entlastet von Druck und Sorgen und entgrenzt	beim Auflösen seelischer Verletzungen und Abhängigkeiten	Nr. 4
vitalisierend, durchlichtend, überbrückend, es ist ein großes Nervenkräftigungsmittel und läßt das Leben wieder farbiger werden	bei Trostlosigkeit, **Niedergeschlagenheit**, nervöser Schlaflosigkeit, Überempfindlichkeit, Teilnahmslosigkeit, Trauer, Ausgebranntsein, Ausgelaugtsein, Heimweh, Platzangst, bei Depressionen und für alle, die angestrengt geistig arbeiten	Nr. 5
harmonisierend, ausgleichend, aufheiternd	bei Mißmut, Überempfindlichkeit, schlechter Laune, bei Ängsten, Erschöpfung, Eifersucht, Wutausbrüchen, Abhängigkeitsmustern, Täter-Opfersyndrom und allen verkrampften Lebenssituationen	Nr. 6

Die Salze auf einen Blick

	Es sorgt für …	Es wird angewandt …
Nr. 7 **Magnesium** **phosphoricum**	Entspannung und Entkrampfung innerer Organe und Gefäße und bessere Leitfähigkeit der Nerven	zur Geburtsvorbereitung und Geburtserleichterung, **bei Schmerzen und Neuralgien**, Koliken, Keuchhusten, Asthma, Herzenge, Verstopfung, **Krämpfen** aller Art, auch nächtlichen Wadenkrämpfen
Nr. 8 **Natrium** **muriaticum** **(chloratum)**	den Ausgleich des Säure-Basenhaushalts, reguliert den Wasserhaushalt und ist blutbildend	bei **Verbrennungen**, Sonnenstich, Insektenstichen, Migräne, Rheuma, (Nessel-)Ausschlag, Akne, Herzklopfen, trockenen Schleimhäuten, Kreuzschmerzen
Nr. 9 **Natrium** **phosphoricum**	den Abbau und Ausscheidung von Säuren, Kristallisierungen und Sandablagerungen und unterstützt den Stoffwechsel	bei Nervenschmerzen, Sodbrennen, **Übersäuerung**, Rheuma, Gicht, Gelenkerkrankungen, fettigem Teint und Haaren, Akne und allen Erkrankungen, die auf der Grundlage von Übersäuerung entstehen
Nr. 10 **Natrium** **sulfuricum**	den Abbau und Zerfall der weißen Blutkörperchen, regt die Ausscheidungsvorgänge an	bei Adipositas (Fettsucht), als **Leber- und Gallemittel**, bei Rheuma, Ischias, Gelbsucht, Nierenentzündung, Juckreiz, Migräne
Nr. 11 **Silicea**	Resorption entzündlicher und eitriger (Binde-) Gewebeprozesse, für Stoffwechsel, Nerventätigkeit, Regeneration und Widerstandsfähigkeit gegen Reize aller Art	als Schönheitsmittel für Haut, Haare, Nägel, Zähne und Augen, als **Nervenmittel**, bei Übersäuerung, Hauterscheinungen aller Art, wie Warzen, Hühneraugen, Narben und schlechter Heilungstendenz von Wunden
Nr. 12 **Calcium** **sulfuricum**	Entfernen von Abbauprodukten, wirkt reinigend, stoffwechselanregend und unterstützt die Blutgerinnung	bei Eiterungen, Abszessen, Geschwüren, Fistelbildung, Eierstock-, Blasen- und Nierenentzündungen, »Verstopfung« und **Blockaden aller Art**

Es wirkt …	Es ist hilfreich …	Nr.
spannungsmindernd, durchlichtend, aufheiternd, entstressend	bei **Aufregungen** und innerer Zittrigkeit, z. B. Lampenfieber, Reisefieber, vor Prüfungen, Angst vor dem Zahnarzt, Ärger, Sorgen, Ängstlichkeit	Nr. 7
lösend von Verhaftungen an frühere leidvolle Vorkommnisse, befreiend und läßt Verzeihung zu	bei Gemütsstörungen bis hin zu **Depressionen**, Grübelei, Unverzeihlichkeit, Hoffnungslosigkeit, Teilnahmslosigkeit, Wortkargheit, Zerstreutheit, Beschwerden nach Verlusterlebnissen, Heimweh, Verschlossenheit, Isolation	Nr. 8
in Richtung zunehmener Souveränität	bei Betrübnis, »Grantigkeit«, **schlechter Laune,** »Sauer-sein«, läßt die Sonne wieder scheinen und bringt ins »Hier und Jetzt«	Nr. 9
anfeuernd und lebenswärmend, hilft wechseln, wandeln und Veränderung annehmen, stoffwechselstärkend, abbauend und umbauend	bei Lebensüberdruß, Verstimmung, **Mißmut**, Reizbarkeit, Blockaden, Antriebslosigkeit, negativen Gedanken	Nr. 10
schützend, strukturierend, aufbauend und ordnend	bei **chaotischem Gemüt**, Ängsten, Streß, Zerstreutheit, Vergeßlichkeit, Schreckhaftigkeit, Überempfindlichkeit (auch aller Sinnesorgane), zu wenig oder übertriebener Durchsetzungskraft bis hin zu Aggression, »spitzer Zunge« wie auch leichter Verletzlichkeit und sonstigen Unausgewogenheiten	Nr. 11
stärkend durch Reinigung von »Seelenmüll«, hilft Dinge »ans Licht zu bringen«, baut nach erschöpfenden Prozessen auf und steht insgesamt für zellulare wie geistige »Neugeburt«	für mehr **Selbstvertrauen**, Durchsetzungsvermögen, Lebensordnung, es stärkt die Ich-Kraft, den Willen, unterstützt in Krisensituationen, bei Stauungen und Blockaden, bei Opferhaltung und Unterdrückungsmustern	Nr. 12

Tip:
Zincum metallicum D3, D6, D10 oder D12 ist ein Stoffwechselkatalysator (beschleunigt Stoffwechselprozesse) und eignet sich sehr gut zur Kombination mit den Schüßlersalzen!

Schlüsselmerkmale der zwölf Schüßlersalze

Schüßlersalz	Erscheinungen	Absonderungen und Ausscheidungen
Nr. 1 Calcium fluoratum	Haut, Haare, Nägel, Zähne, Gewebe, Bindegewebe: erschlafft · schwach · wund · entzündet · vereitert · geschwollen · aufgelagert · überdehnt · fistelbildend · eingerissen · abszeßbildend · verstopft · borkenbildend · krustig · warzenbildend · verhornend · schwielig · runzelig · faltig · rissig · brüchig · spröde · splitternd · verhärtet · narbig · erweitert · gesenkt · lockerwerdend · schwindend · ausfallend	nässend · blutend · eiternd · krustig
Nr. 2 Calcium phosphoricum	Knochen, Muskeln, Blut, Haut: zerbrochen · zerstört · unterbrochen · kraftlos · allergisch · übererregt	schleimig · dünn · übelriechend · unverdaut
Nr. 3 Ferrum phosphoricum	gerötet · entzündlich · feurig · blutüberfüllt · heiß · fiebrig · schwitzig · katarrhalisch · erschlafft · bleich · durchscheinend Blut: hellrot, frischrot, feuerrot · leicht gerinnend	wäßrig · hellrot blutend · wäßrig und mit hellrotem Blut durchsetzt oder gestreift
Nr. 4 Kalium chloratum	Haut und Schleimhäute: milchig · durchsichtig · weißlich · weißgrau · entzündlich · weißgrau-schorfig	weißgrau · wäßrig · auslaufend · schaumig · bläschenartig · schleimig · wäßrigrötlich-entzündlich · dickflüssig · mehlartig trocknend
Nr. 5 Kalium phosphoricum	Haut, Gewebe, Nerven, Psyche: Lichtarmut · Lichtlosigkeit Blut: vergiftet · septisch (Blutvergiftung) · schleimbelastet · wäßrig und hellrot, aber auch eingedickt und dunkel	faulig · (aasartig bis jauchig) stinkend · sauer · schmierig · schleimig · trüb, graufarbig, verdunkelt · eitrig · (brandig) zerfallend · blutend
Nr. 6 Kalium sulfuricum	Haut: gelblich · gelbgrün · ockerfarben · geschwollen · schuppend	schleimig · gärend · klebrig

Empfindungen und Schmerzen	Zeitphänomene	Nr.
überempfindlich · kälteempfindlich · zerschlagen · zitternd · juckend · kratzend · stechend · Splitterschmerz · brennend · taub · pelzig · abgestumpft · beengt · trocken · Schweregefühl · herabziehend · gestaut · zerrend-reißend	für chronische, andauernde, veraltete Erscheinungen, langsam- und tiefwirkend	Nr. 1
kribbelnd · taub · eingeschlafen · Ameisenlaufen · zitternd · verkrampft · flatternd · kitzelnd · rauh · heiser · entzündlich · unterbrochen · Engegefühl · erschlafft · geschwollen · schwach · geschwächt · elend · ohnmächtig · schwindelig · bitter · brennend · wund · stechend	direktwirkend · Zeit überbrückend und ausgleichend · verlangsamend und kühlend · aber auch beschleunigend und wärmend	Nr. 2
aufflammend · pochend · pulsierend · klopfend · schmerzempfindlich, schmerzhaft · brennend · entzündlich · geschwollen · hitzig · flattrig, zittrig · schwach, »wackelig« · krampfend · schlaff · benommen · kalt, erkältet · fröstelnd · zitternd · steif · müde · akut erschöpft	akuter Bedarf, Erscheinungen schnell kommend und gehend, kurzfristige Wirkung. Für tiefgreifende Wirkung (z. B. bei Blutarmut) mit anderen Salzen kombinieren.	Nr. 3
Blut: dick · zähflüssig · dunkel · zäh · schwer. Empfindungen und Schmerzen: voll · verstopft · angeschwollen · stechend · pulsierend · klopfend · knackend · schwächend · geschwächt · auslaufend · müde · ausgelaugt · unwohl · elend	chronische wie auch akute Erkrankungen	Nr. 4
schwindend · auflösend · erschöpft · geschwächt · lastend · unterdrückt · gelähmt · lähmungsartig · (wie) betäubt · (bewußtseins-) getrübt	Beschwerden über lange Zeit hin »aufgebaut«	Nr. 5
scharf, schneidend · schießend · explosiv · wandernd · drückend · beklemmend · dumpf · stokkend · stauend · voll · gefüllt · Völle · stumpf · (wie) taub · schwindend · (wie) gelähmt · rasselnd · gurgelnd · bellend	akut, oft jedoch für chronische Erkrankungen, Krankheiten beendend	Nr. 6

Schlüsselmerkmale der zwölf Schüßlersalze

Schüßlersalz	Erscheinungen	Absonderungen und Ausscheidungen	
Nr. 7 Magnesium phosphoricum	Nerven, Hohlorgane: gestreßt, verkrampft oder auch gelähmt	gestaut	
Nr. 8 Natrium muriaticum (chloratum)	Haut, Augen, Ohren, Nase, Mund: grindig · borkig · schorfig · honiggelbe, harzartige Krusten · trocken · unrein · juckend · entzündlich · eitrig · wund · geschwollen · verklebt · rissig	klebrig · harzig · ätzend · wäßrig · klar · durchsichtig · salzig · bitter · schleimig · dickflüssig · übelriechend · hart · krümelig	
Nr. 9 Natrium phosphoricum	Haut: fettig · schwitzig · pustelig · unrein · sauer · eitrig · krustig	goldgelb · honiggelb · rahmartig · gelbgrün · dünnflüssig · sauer · brennend · ätzend · scharf	
Nr. 10 Natrium sulfuricum	Haut: gelbgrün · gallig · grünlichfleckig · rot entzündet	gelblich-grünlich (gallig) · bräunlich-grünlich, eitrig	
Nr. 11 Silicea	Haut, Nerven, Sinnesorgane: überempfindlich · leicht verletzlich · leicht entzündet · leicht eitrig · geschwürig · fistelbildend · blutend · juckend · rissig · brüchig · narbig · verhärtend · zäh · hart · gestaut · stockend · ablagernd · kristallin	übelriechend	
Nr. 12 Calcium sulfuricum	Haut: eitrig · krustig · fistelbildend	gelbgrün-blutig-eitrig · reichlich · dickflüssig · eitrig-schleimig · krustig	

Empfindungen und Schmerzen	Zeitphänomene	Nr.
anfallsartig · durchdringend · stechend · scharf · schneidend · bohrend · blitzartig · schießend · elektrisierend · zuckend · ausstrahlend · neuralgisch · krampfend, krampfartig · (wie) gelähmt · mit Pausen und Ortswechsel · kommend und gehend · sauer · säuernd · brennend · aufgebläht, aufgetrieben · blokkiert · gestaut · verstopft · verengert · zusammengezogen · verkrampft	für akute, aber auch (eher ergänzend) für chronische Erkrankungen; es hat Sofortwirkung, jedoch relativ wenig Tiefenwirkung.	Nr. 7
besonders auch Haut, Augen, Ohren, Nase, Mund: · trocken · rauh · kratzend · kitzelnd · juckend · Sandgefühl · Haargefühl · brennend · stechend · drückend · zuckend · verstopft · pulsierend · klopfend · zitternd · Kälte-, Zerschlagenheits-, Taubheits- und Lähmigkeitsgefühl · schmerzempfindlich	unmittelbare Wirkung, oft jedoch auch für veraltete, lange zurückliegende Verursachungen	Nr. 8
sauer · brennend · scharf · ätzend	bei akuten Übersäuerungsproblemen schnellwirkend, bei über die Jahre angesammelten Ablagerungen langsam wirkend	Nr. 9
stechend · durchdringend · brennend · bitter · matt · unklar (duselig) · geschwollen · wäßrig · gebläht · verstopft	auf akute Probleme auch unmittelbar und schnell wirkend. Auf chronische und tiefsitzende Erkrankungen tiefe Wirkung bei langdauernder Einnahme	Nr. 10
sauer – ätzend – scharf · wundmachend – nässend – juckend · übelriechend – faulig · entzündlich – feurig – gerötet · hitzig – geschwollen – brennend · reißend – ziehend – wandernd · stechend – schneidend · krampfend · spitz – verengt – zusammenschnürend · fadenartig – Haargefühl · zerbrechend – zersplitternd – zerreißend · schwächend – schwach · kraftlos	unterdrückte, nicht hervorkommende, träge und reaktionsschwache, nicht ansprechende, veraltete Erscheinungen oder Erkrankungen; Krankheiten über Jahre bis Jahrzehnte aufbauend; langsam und tiefgreifend wirkend	Nr. 11
Eher sanft, wie fließend, manchmal auch stechend	eher für akute Krankheitserscheinungen, doch auch tiefgreifend – auf unterdrückte Gifte – wirksam	Nr. 12

Vorkommen, Wirkbereiche und Organbezüge der Mineralsalze im Organismus

Schüßlersalz	Stern-zeichen	Planet	Vorkommen, Wirkbereiche und Organbezüge
Nr. 1 Calcium fluoratum	Wassermann	Uranus	Zahnschmelz, Oberfläche und Hüllen der Knochen, Zellen der Oberhaut, alle elastischen Gewebe, Sehnen, Bänder, Nervenscheiden, Blutgefäße, Haut, Bindegewebe, Linse der Augen, Gehirn, Herz, Lunge, Leber, Nieren, Milz und Blut, Aufhängebänder von Nieren; Gebärmutter
Nr. 2 Calcium phosphoricum	Steinbock	Saturn	alle Zellen, besonders die Zellkerne; Neubildung der Zellen; Knochen, Zähne, Nerven, Gehirn, Rückenmark, Muskeln, Lunge, Leber, Milz, Geschlechtsdrüsen, Ei- und Samenzellen, Nieren, Speicheldrüse, Bauchspeicheldrüse, Schilddrüse, Galle, Blut; seröse Häute: Hirnhaut, Brustfell, Bauchfell, Schleimbeutel, Sehnenscheiden
Nr. 3 Ferrum phosphoricum	Widder	Mars	Blut, Muskelzellen, Ringmuskeln der Blutgefäße, Darmwände, Darmzotten, Gehirn, Leber, Milz, Nieren, Speicheldrüsen, Bauchspeicheldrüse, Schilddrüse, Hoden, Knochenmark, Bindegewebe
Nr. 4 Kalium chloratum	Krebs	Mond	fast alle Körperzellen, besonders in Muskel-, Nerven-, Gehirnzellen; Blut
Nr. 5 Kalium phosphoricum	Waage	Venus Abendstern	Gehirn- und Nervenzellen, besonders die Rückenmarksnerven und die sympathischen (nicht dem Willen unterworfenen) Nerven, z. B. von Herz, Magen, Leber), rote Blutkörperchen, Blutplasma, Muskeln, Gewebeflüssigkeit (Interzellularflüssigkeit)
Nr. 6 Kalium sulfuricum	Jungfrau	Stern von Bethlehem	Zellen der Oberhaut, obere Schicht der Schleimhäute, Drüsenschleimhäute, Blutkörperchen, Nerven-, Gehirn-, Rückenmarks- und Muskelzellen

Schüßlersalz	Sternzeichen	Planet	Vorkommen, Wirkbereiche und Organbezüge
Nr. 7 Magnesium phosphoricum	♉ Stier	♀ Venus Morgenstern	Zähne, besonders Zahnschmelz, Knochen, Blut- und Muskelzellen, Gehirn, Rückenmark, Nerven, Herz, Lunge, Leber, Nieren, Milz, Bauchspeicheldrüse, Darm, Hoden, Schilddrüse
Nr. 8 Natrium muriaticum (chloratum)	♏ Skorpion	♇ ⊕ Pluto, Erde	alle Gewebe, vor allem Knorpel; Körperflüssigkeiten
Nr. 9 Natrium phosphoricum	♌ Löwe	☉ Sonne	Muskel-, Nerven- und Gehirnzellen, Blutkörperchen und Gewebeflüssigkeiten
Nr. 10 Natrium sulfuricum	♐ Schütze	♃ Jupiter	Zellaufbau durch Wasseranziehung; entfernt das Wasser aus den Körpersäften; Wirkrichtung auf die Bauchspeicheldrüse, Leber, Gallengänge, Nerven der Gallenblase und des Darmes
Nr. 11 Silicea	♊ Zwilling	☿ Merkur	alle Zellen, Bindegewebe, Haare, Nägel, Zähne, Oberhaut, elastische Häute (wie Muskelhäute, Nervenscheiden), oberste Schleimhautschicht, Augenlinse, Bauchspeicheldrüse, Blut, Lungen, Herz
Nr. 12 Calcium sulfuricum	♓ Fische	♆ Neptun	Leber, Galle, Muskeln, Herz, Gehirn, Hoden, Milz

Kraftfelder der zwölf Salze im Mondkreislauf

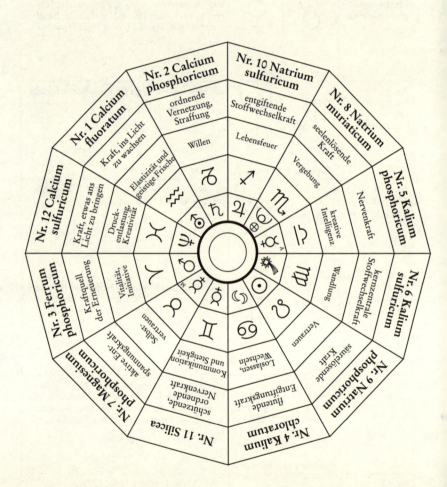

Teil IV

Repertorium

Körperliche und seelische Indikationen

Nr. 1 – Calcium fluoratum
Nr. 2 – Calcium phosphoricum
Nr. 3 – Ferrum phosphoricum
Nr. 4 – Kalium chloratum
Nr. 5 – Kalium phosphoricum
Nr. 6 – Kalium sulfuricum
Nr. 7 – Magnesium phosphoricum
Nr. 8 – Natrium muriaticum (chloratum)
Nr. 9 – Natrium phosphoricum
Nr. 10 – Natrium sulfuricum
Nr. 11 – Silicea
Nr. 12 – Calcium sulfuricum

Gemüt, Stimmung, Empfindung

a) anregend, aufbauend, mittend, pflegend, stärkend, verbessernd...

Achtsamkeit 2, 3, 5
Aktivität 1, 2, 3, 7, 9
Anregung 1, 2, 3, 7
Arbeitsfreude 3
Arbeitslust 1, 3, 5
Aufbaumittel (Tonikum) 1, 3, 5, 7
  Leber 5, 10
  Nerven 5, 7, 11
Auffassungsgabe 2, 3, 5, 11
Aufheiterung 1, 2, 3, 5, 7
Aufhellung 3, 5
Aufnahmefähigkeit, geistig 1, 2, 11
Aufstehen, morgens 8
Auftreten 11
  brillant 3
Auftrieb 2, 7, 12
Augenblick
  holt in den 3
Ausdauer 8, 10, 11
Ausdruckskraft 2, 3, 9
Ausstrahlung 11
  kraftvoll 3
Authentizität 3, 10

Begeisterungsfähigkeit 7
Beharrungsvermögen 9
Belastbarkeit 3
  seelisch 2, 6, 7
  Streß 2, 7

Beliebtheit 10
Beruhigung 3, 7
Beständigkeit 5, 7, 9
Betätigung
  Leichtigkeit 3
  spielerisch 3
  unmittelbar 3
Beweglichkeit, geistige 2, 7, 11
  bei Kindern 2, 5
Bewußtsein
  erwecken 5, 11
Blickrichtung
  nach vorn 3
Bodenhaftung 1

Demütigung
  durch andere 8
Denkklarheit 2, 3, 7
Denkvermögen
  kybernetisches 2
  ordnend 2
  straffend 2
Durchhaltevermögen 1, 2, 3, 8
Durchlichtung 5, 7, 9
Durchsetzungskraft 2, 3, 8, 11

Eigensinnigkeit
  der Kinder 11
Eigenverantwortung 2, 8, 10

Entfaltung, seelisch 4
Entgegenkommen 11
Entgrenzung 4
Entscheidungsfähigkeit 2, 9
Entspannung 7
Enttäuschung 8
Entwicklung, geistig
  bei Kindern 2
Entwöhnung 7
Erdung 3
Eremitendasein 8
Erfahrungen reflektieren 11
Erfrischung 1, 7
Erinnerungsvermögen 1, 3, 7, 8
Ernsthaftigkeit 2, 8
Erreichen der andern 2, 3, 12
Erwachsen werden 2, 3
Extreme 6

Familienbezug 6, 7, 9
Farbigkeit 3, 5, 7
Feinsinnigkeit 12
Flexibilität 3, 5, 7, 9
Flinkheit 7, 11
Flugangst 4, 7, 11
Freude 1, 2, 5, 7
Freundesbezug 7, 9
Freundlichkeit 6, 11
Frische, geistig 1, 7, 8
Fürsorglichkeit 6

Geborgenheit 7
Gedächtnis 1, 2, 3, 7
   bildhaft (eidetisch) 11
Gedanken
   Ordnung 2
   Präzision 12
Gefestigtsein 8, 9, 10
Geistesarbeit 1, 2, 5, 7, 11
gemütvoll 4
Gerechtigkeitssinn 9, 10, 11
Geringschätzung
   durch andere 8, 12
Gradlinigkeit 2, 3
Güte 10

Halt 2, 7
Handlungskompetenz 2, 3
harmonisierend 6, 7
Heimatgefühl 8, 11
Heiterkeit 1, 3, 7
Herzensmitte 6
»**Hier und Jetzt**« 3, 9

Ich-Kraft 1, 2, 8, 9, 10, 12
Identität 1, 2, 3, 9, 10, 11
Immunsystem 2, 3, 5, 6, 7
Initiative 1, 2, 3, 5, 6, 7

Klarheit 1, 2, 4, 3, 7, 9, 12
Klugheit 1, 2, 9, 10
Kommunikation 3, 5, 8, 11
Kontaktfreudigkeit 3, 7, 12
Konzentrationsfähigkeit 1, 2, 3, 6, 8
Koordinationsfähigkeit 2
Kräftigung, geistseelisch 1, 2, 5, 6, 7, 9, 11

Laufenlernen 2, 8
Lebensbejahung 5
Lebensbewältigung 2
Lebensfreude 2, 3, 7
Lebenskraft, feurig 10
Lebenslust 1, 2, 3, 5, 7
lebenssprühend 3, 5, 7
Lebensumstände
   Neuordnung der 12
Lebensverbesserung 3, 5
Lebenswärme
   schöpferisch 10, 12
Leichtigkeit 1, 2, 4, 5
Leistungsfähigkeit 1, 2, 3, 5
Lernfähigkeit 2, 3, 5, 7
Lösungskraft 4, 7

Machbarkeit 3
Mittung 3, 6
Müdigkeit 1, 2, 3, 5, 8, 9, 10

Muntermacher 1, 2, 3, 5, 7
Mut 3, 8

Nein-Sagen 1, 2, 3, 12
Nervenstärkung 1, 2, 5, 7, 11
Niedergeschlagenheit 3, 5, 7

Offenheit, neue Ideen 4, 7, 12
Ordnungssinn 9
Orientierung 2

Persönlichkeitsreifung 1, 2, 3, 7
Persönlichkeitsstärkung 6, 11
Persönlichkeitsprofil 3, 9, 11

Reserviertheit 8, 11
Ruhe
   -bedürfnis 5, 7
   innere 3, 7
   -kraft 9
   -zeit 3

Sanftmut 12
schöpferisch sein 2, 3, 7, 12
Schutzgefühl 11
»**Sein oder Nichtsein**« 11
Selbstausdruck 12
Selbstbehauptung 2, 3
Selbstbestimmtheit 1, 2, 3, 5, 12
Selbsteinschätzung 2
Selbsterfahrung 3, 11
Selbsterkenntnis 6, 11, 12
Selbstwertschätzung 2, 3, 6, 7
Selbstversorgung 10
Selbstverständnis 4
Selbstvertrauen 1, 2, 3, 5, 11, 12
Selbstwert 11, 12
Sensibilität 4, 9, 11, 12
Sexualität
   in der Pubertät 8
   Lust auf 2, 3, 7, 8, 11
   sich mitten 6
Sinnsuche 11, 12
Sonnenschein 5, 9
Sorge tragen 8, 9
Sorglosigkeit 11
Souveränität 1, 2, 4, 7, 9
Spannkraft 1, 2, 3, 5, 7
Spannungsabbau 2, 5, 7
spielerisch 3

Sprachenlernen 8
Sprechenlernen 2, 8
Stabilität 9, 10
Stärkung
   geistseelisch 1, 2, 3, 5, 7, 9, 11
Standfestigkeit 2, 3, 7, 8, 9, 11
   verläßlich 9
Stetigkeit 2, 7, 9, 11
Steuerungsabläufe 2
Strukturierung 11, 12

Übersicht 2
Ungerechtigkeit 1, 2, 11
Unternehmungslust 1, 2, 3, 5, 7, 9
Unterscheidungsvermögen 2, 9

Verachtung durch andere 8
Verantwortung 2, 9, 12
Veränderungspotential 10, 11
vergeben 8
vergessen 2, 4, 7, 8
Verläßlichkeit 9
Verletztsein 8
Verschwiegenheit 3, 7
Verstand 1, 2, 5, 8, 9
Vertrauenswürdigkeit 9
Verwandler 10
verzeihen 8
Vitalisierung 1, 2, 3, 5, 7, 9, 10, 12

Wachsamkeit 2, 10
wachwerden 1, 2, 3, 5, 7, 9
Wachstum, geistseelisch 1, 2, 7, 10, 11
   Kinder 2, 6, 7, 11
Wärme 3, 5, 6, 7, 10
Wertschätzung 2, 11, 12
Wesensgemäßheit 3, 12
Widerstandskraft 1, 3, 5, 7, 9, 11
Willensstärkung 1, 2, 3, 5, 8, 12
Würde 9

Zähigkeit 3
Zeitumstellung 2
Zentrierung 6, 8, 11
Zielsetzung 3
Zugang zum
   Unterbewußtsein 6

b) abbauend, vermindernd, ausgleichend ...

Abgekämpftsein 1, 2, 3, 5, 7
Abgrenzung 8
Abhängigkeit 2, 3, 6, 12
  von Anerkennung 11
  von Dankbarkeit 11
  von Lob 11
Ablehnung von
  Gespräch 8
  Wolligem 7
  Zuspruch 8
Abneigung gegen
  das andere Geschlecht 8
  die Gesellschaft 8
Abschottung 8
abweisend 8
Aggressivität 1, 3, 6, 7, 11
Allergie 2, 11
Alptraum 3, 8, 11
Ängste 1, 2, 3, 5, 7
  anschauen 3
  artikulieren 3
  bewußt 3
  tiefliegend 1, 5, 6, 12
  unbewußt 3
  vor der Zukunft 8
  vor finanziellem Mangel 1
  vor Mißerfolg 7, 11
  vor Tagesaufgaben 1, 2, 8, 9
  vor Verantwortung 2, 11
Ängstlichkeit 1, 2, 5, 6, 7, 9, 10, 11
Angespanntheit 7, 10
Anmaßung 10
Anpassungsfähigkeit 3, 7, 11
Antriebslosigkeit 2, 3, 5, 10, 11
Arbeitsfeld
  auslaugend 2, 3, 5
  erschöpfend 2, 5, 7
arbeitsscheu 2, 3, 7, 8
Ärgerlichkeit 8
aufbrausend 6, 7
Aufregung 2, 3, 5, 7, 11
  langdauernd 2
Augen
  -flattern 3, 7
  -zittern 3, 7
Augenzwinkern
  nervös 11
Ausdauer, wenig 2, 3, 5, 7, 9
Ausfälligkeit 2, 11

ausgebrannt 3 u. 5
ausgelaugt 3 u. 5
ausrasten 6

Bedrückung 1, 3, 7, 11, 12
Beeinflußbarkeit 2, 3, 7, 9
Beleidigtsein 8
Benommenheit 5
Beschwerden nach
  Demütigung 8
  enttäuschter Liebe 8
  Kummer 8
  schlechter Nachricht 8
  Schreck 8
  Sterbefall 8
  unterdrücktem Kummer 8
  verachtet werden 8
Besserwisserei 10
Betrübnis 9
»Bettnässer« 2, 11
Bewußtwerdung 2, 11
Blockierung 5, 10, 12
  Auflösung von 4, 8, 12
cholerisch 7

Dauerstreß 2, 5, 7
Denkblockade 10
Demütigung
  durch andere 8
Depression 1, 3, 5, 7, 8
  am Ende der Periode 8
Desinteresse 8, 10
Despotismus 6
Dienstbarkeit 3
Distanziertheit 8
Dogmatismus 10
Duldsamkeit
  übertrieben 4, 11, 12
Dumpfheit 1, 2, 5
»Dunkelheit« 6, 10
Duseligkeit, am Morgen 1, 3, 7, 11

Eifersucht 6
Eigenbezug 9
Eigenbrötlertum 8
Eigensinnigkeit
  der Kinder 11
Einmischung 10
Einsamkeit 8
Einsiedler 7
Empfindsamkeit 1, 7, 12
Entscheidungsschwäche 2, 3, 10, 11
Enttäuschung 3, 8

Entwicklungsverzögerung 11
Erregbarkeit 3, 7
  seelisch 2
Erschöpfung 2, 3, 5, 10
  nervös 2, 3, 5, 7
Erschwernis 1
Erstarrung 5, 9, 10
Erwachen, nachts
  Durst 8
  Träume, schrecklich 8
Extreme 6

Festhalten 9
Flipprigkeit 3
  nervös 11
fordernd 6
Freudlosigkeit 6
Furchtsamkeit 2
Fürsorglichkeit 4, 6, 12

Gänsehaut 3, 7
Geblendetsein 11
Gedächtnisschwäche 2, 5, 7, 8, 11
  für Namen 8
  für Zahlen 8
Gedanken
  haßerfüllt 8
  immer wiederkehrend 8
  nachts 8
  negativ 8
  nicht loslassen können 8
  selbstzerstörerisch 8
  vergangenheitsbezogen 8
  wiederkehrend 8
  Zukunftsangst 8
Gedankenkraft
  Verlust der 2
Gefälligsein 11
Gefühl
  arbeitet zu langsam 1, 3
  des Unterdrücktseins 5
Gehorsamkeit 7, 11, 12
Geistesstörung 8
Gekränktsein 8
Gelobtwerden 11
Gemütserregung 11
Gemütsstörung, schwer 8
Gemütsverdunkelung 11
Gemütsverstimmung
  am Morgen 1, 2, 3, 5
  melancholisch 10
Geräuschempfinden, extrem 1, 11

Gerechtigkeitssinn 9, 11
  übersteigert 11
Gereiztheit 1, 2, 5, 8
Geringschätzung durch andere 8
Geruchsempfinden 1, 11
Geschlechtslust (Libido) 1, 2, 3, 5, 11
Geschlechtstrieb 8
Geschmacksempfinden 1
Geschwätzigkeit 7, 11
Gesichtsausdruck, verzerrt 6
Gesichtszucken 7, 11
Gier 2, 5
Giftstoffe, seelisch reinigen 4
Gleichgültigkeit 2, 11
Größenwahn 11
Grübler 8
Grundeinstellung, subaltern 12

Halt suchen bei andern 2
Haltlosigkeit 2, 3, 5
Händezittern 3, 7
Harnblockade, wenn nicht allein 8
Haß 2, 6, 8
Heftigkeit 2, 10
Heimweh 1, 2, 3, 5, 11
  der Kinder, 7
Heiserkeit, nervöse 2
Herzeleid 6
Herzrhythmusstörung 8, 11
Hilflosigkeit 2
Hinfälligkeit 2, 3, 8
Hoffnungslosigkeit 8

infantil 2
Isolation 8, 9

Jetlag 2

Kälteempfindlichkeit 1, 7
Katzenjammer 12
Kitzelhusten 2
Kommunikation
  Abneigung gegen 6, 8
  kontaktarm 1, 7, 8, 11
Konzentration
  Schwäche 1, 2, 5, 7
  Verlust 2
Kopfschmerzen
  nach seelischer Erregung 2
Körperkult 11
Krisenstimmung 1, 12

Labilität 5, 7, 12
Lampenfieber 2, 7
Launenhaftigkeit 5, 6, 7, 9
Lautwerden
  bei Belastung 5
Lebenshaß 6, 8
Lebensprobleme 1, 6
Lebensschwere 1, 10
Lebenssicht
  verzerrt 6
Lebensstau 12
  Blockierung 12
Lebensüberdruß 5, 10, 11
Lebensverkrampfung 6
Lebensverzweiflung 8
Leichtgläubigkeit 3, 7
leidensvoll 5
Leistungsanforderung
  gerecht werden 2, 3
  unter Zeitdruck 3
  zu hoch 2
Lenkbarkeit 7, 11, 12
Lerneifer 2, 3, 5, 7
Lichtempfindlichkeit 7, 11
Liebeskummer 2
Lieblosigkeit 6
Lobheischen 11
Lustlosigkeit 1, 2, 3

Mattigkeit 1, 2, 5, 6, 7, 10
Melancholie 5, 7, 8
Minderwertigkeit 1, 2, 5
Mißmut 6, 7, 10
Mißstimmung 10
Mißvergnügen 10
Mobbing 2, 3, 7, 10
Müdigkeit 1, 2, 3, 5, 6, 8, 10
Mutlosigkeit 11

Negativorientierung 5, 8
Nerven
  kräftigend 2, 3, 5, 6, 8, 11
  reinigend 4, 5, 6
Nervenschwäche, 2, 5, 7
  gereizt 11
  groß 5
Nervosität 2, 3, 5, 7, 9, 11
»Nestflüchter« 11
Neugierigkeit 7
Nichtwissen was man will 12
Niedergeschlagenheit 5, 6, 8, 11

Oberflächlichkeit 7, 11
Ohnmachtsgefühl 2, 5
Opferhaltung 3, 12

Passivität 12

Pessimismus 3, 8
Platzangst 4, 5
Polemisieren 11
Postulieren 10
Potenzschwäche 3, 7, 8, 11
Problembehaftung 8
  Dauerproblem 2
  Prüfungsprobleme 7
Pubertät
  Schwierigkeiten in der 8

Rechthaberei 10
Reisefieber 7
Reizbarkeit 5, 7, 10, 11
Reizleitung
  Störung der 11
Rücksichtnahme 11
Rückzug nach innen 8
Ruhelosigkeit
  äußere 11
  innere 11

Sanftmütigkeit 12
Scheu 2, 11
Schlaflosigkeit 3, 5, 7, 8, 12
  durch Übermüdung 3, 5
Schlafstörung
  Alpträume 8, 11
  durch Überanstrengung 2, 5
  Einschlafen 3, 5, 7
  Erwachen (3 Uhr) 7, 8
  Erwachen mit Durst 8
  Gedankenkreisläufe 2, 8
  Problemdenken 2, 8
  Träume, schrecklich 8
  Träume, schwer 7, 11
Unausgeschlafensein 1, 5, 3, 7
Unruhe 5, 7, 11
Schläfrigkeit 5, 7, 8
  nach dem Essen 11
Schmerzempfindlichkeit 7
Schock 3 (mit 5 u. 7)
Schreckhaftigkeit 2, 5, 11
  groß (Anlaß gering) 2, 11
Schwäche 2, 5, 7
Schwäche von
  Gedächtnis 5, 8
  Konzentration 5, 8
  Nerven, nervös 5, 7, 11
Schwere 1, 10
Schwermütigkeit 5, 11
Schwierigkeiten der Kinder 12
Schwindelgefühl 1, 2, 3, 11
Seelen
  -belastung 5, 7
  -druck 1, 4, 12

-entgiftung 4, 5
-narben 5, 8
-verdunkelung 6
-verwundung 1, 8
Selbstdisziplin 2
 übersteigert 8, 12
Selbsthaß 8
Selbstkritik
 schwach 2
 übersteigert 2, 8
Selbstmitleid 3, 8
Selbstmordgedanken 5, 8, 10
Selbstüberforderung 2, 3, 8
Selbstvorwürfe 8
»Selbstzerfleischung« 8
Sommerzeit-Umstellung 2
sorgenvoll 1, 4, 5, 7, 8
Sorgfalt, übertriebene 6
Sorglosigkeit 7, 11
Spannungsabbau 2, 3, 7
Sprachausdruck 8, 11
Sprechfehler 8, 11
sprunghaft 5
Starrheit 2, 8, 9
Starrsinn 2, 8, 9
Streß 1, 7
 Dauer– 2
Störungen 8
 krampfartig 7
Sucht 2, 5, 7
Szenen machen 6

Täter-Opfersyndrom 6, 12
Tätigkeitsfeld
 unbefriedigend 2, 5
 unschöpferisch 2, 7, 12
Teilnahmslosigkeit 2, 5, 7, 8
Trägheit 2, 8, 10
Trauer 8
Träume
 Alp– 8, 11
 schrecklich 11
 schwer 1, 7, 11
 unruhig 5, 11
Trunkenheit 11

Überanstrengung
 geistig 1, 2, 5, 7
 körperlich 3
 Nerven 5
 Verstandestätigkeit 2, 5, 9
überduldsam 3, 11, 12
Überempfindlichkeit 3, 5, 6, 11

Überforderung 2, 3, 5, 11
Überfreundlichkeit 11
Überheblichkeit 7, 10, 11
Überreizung 3, 5, 11
Übersensibilität
 Sinnesorgane 1, 11
Übertriebenheit 11
Unausgeglichenheit 6
Unausgeschlafenheit 2, 5, 7, 11
Unausgewogenheit 6, 11
Unbeherrschtheit 6, 7, 11
Unberechenbarkeit 11
Undeutlichkeit 12
Unduldsamkeit 2, 6
Unentschlossenheit 2
unflexibel 5, 7, 9
Unfreundlichkeit 9
Ungeduldigkeit 1, 2, 5, 7
Ungefälligkeit 2, 3
Unglücklichsein 1, 2, 8, 12
Unklarheit 2
 innere 12
Unlust zur
 Arbeit 1, 2, 3, 7, 8
 Betätigung 2
Unruhe 3, 5, 7, 11
 der Hände 5
Empfindsamkeit 1, 7, 12
 innere 7
Kälteempfindlichkeit 7
 nervös 1
Unsicherheit 2, 11, 12
Unterdrücktsein 12
Unterdrückungsmuster 6, 12
 verstrickt in 10
Unverträglichkeit 9
Unwilligkeit
 der Kinder 11

Verachtung
 durch andere 8
Veränderungsbereitschaft 5
Veränderungspotential 11
Verbissenheit 8
Verdrießlichkeit 5, 8, 10
Verdunkelung 3, 5, 7
Vereinsamung 1, 8, 9, 11
Vereinzelung 8
Vergangenheitsbezug 8
vergeben 8
vergessen 8
Vergeßlichkeit 2, 3, 5, 8, 11

Verhalten, infantil 2
Verletzend sein mit Worten 11
Verletzlichkeit 8, 11
Verschlossenheit 8
Verschwommenheit 2, 12
Verstimmtheit nach
 Geschlechtsverkehr 8
 Periode 8
Verstimmung 1, 10, 11
Verwaschenheit 3, 7, 12
Verworrenheit 1, 5
Verzweiflung 2, 8
Vorstellung, falsche 4

Weichheit 3, 7
Weinanfälle, krampfartige 7
Weinen
 blockiert 8
 krampfartig 7
 leicht 3, 8
 viel 2, 5, 8
Weinerlichkeit 5, 11
Widerborstigkeit 2
Widerspruch
 erträgt keinen 11
Widerwärtigkeit 11
Widerwillen 8
Willensschwäche 2, 3, 8, 11, 12
Wortkargheit 8
Wut 2, 5, 6, 8
Wutausbrüche 6

Zaghaftigkeit 5
Zahnen
 Schwierigkeiten 12
Zeitdruck 3
Zeitumstellung 2
Zeitverschiebung (Jetlag) 2
Zerstreutheit 3, 8, 11
Zittern 3, 7
Zittrigkeit 7
 innere 7, 11, 12
Zorn 2, 8
Zukunftsängste 8
Zurückgezogenheit 8
Zurückhaltung 5, 10, 11
Zusammenbruch 3 (mit 5, 7 u. 10)
Zwänge 1, 2, 3, 4, 5, 7, 12

KÖRPER

Abbau von
  Alkohol 4, 10
  Bakterien 3
  Blockaden 5
  Blutkörperchen, weiß 10
  Ermüdungsgiften 3, 5
  Fäulnisgiften 5
  Fetten 9
  Impfgiften 4
  Kohlehydraten 3
  Kristallisierung 9
  Medikamentengiften 4
  Muskelspannung 7
  Narkosegiften 4
  Rückständen 12
  Toxinen 3, 4, 5, 8
  Übersäuerung 9
  über Schweiß 11
Ablagerung, harnsaure 9, 11
Abmagerung 2
Abnahmediät 3, 9, 10
»Abschuppung« nach Kinderkrankheiten 6
Absonderung (siehe Tabelle)
Abstillen 7
Abwehrkräfte 1, 2, 3, 7, 8, 9, 11
Abszeß 1, 3, 5, 9, 10, 11, 12
  Eierstock 12
  Prostata 12
  Mandel 12
  Reifung 12
After
  bluten 8, 11
  brennen 3, 8, 11
  Einrisse 1, 11
  empfindlich 1, 11
  Fistel 11
  heiß 2, 3
  juckend 8, 11
  krampfend 7, 11
  nässend 8, 11
  Risse 1, 8
  Schließmuskellähmung 5
  Stechen 1
  Trockenheit 8
  Wunden 8

Akne 1, 3, 4, 8, 9, 11, 12
Aktivierung neuer Kräfte 1, 2, 3, 5, 7, 9
Allergien 2, 3, 4, 5, 7, 8, 10
  beruhigend 2
Altersjucken der Haut 7
Alterungsprozeß 1, 11, 12, (siehe auch Salben und Ergänzungssalze!)
Ameisenlaufen 2
Anämie (Blutarmut) 3, 8
Angina (Halsentzündung) 3, 4, 9, 11
Anschwellung
  Drüsen 4
  Gelenke 4
  Muskeln 4
  Rheumatismus 4
  weibliche Brust 4
Ansteckung, Verhinderung von 3, 7
Anstrengung, körperlich 3
Antiseptikum, biologisch 5
Appetit
  anregend bei Kindern 2
  zu schwach oder zu stark 2, 5, 8
Arme
  bleich 4
  Flecken, gelb 6
Arterienverkalkung 1, 9, 11
Arthritis 1, 2, 3, 6, 8, 9
Arthrose 1, 2, 8, 9, 11
Asthma 3, 4, 5, 6, 10
  Anfälle von 10
  bei feuchtem Wetter 10
  Bronchial- 2, 4, 7, 14
  der Kinder, nächtlich 10
  nervös 5
Atemwege (siehe auch: Bronchien)
  Katarrh 3, 4, 6, 7
Atmung
  oberflächlich 11
  schwer 3
Aufbau
  Gewebe 3
  nach Grippe 5

  nach Krankheit 5
  Nerven, Kinder 11
  Zellen 3
Aufgeschwemmtheit, 8, 10
Aufhängebänder der inneren Organe 1
Aufsaugung (Resorption)
  Entzündungsprodukte 11
  Stoffwechselschlacken 8
Aufstoßen
  bitter 10
  laut 11
  Luft, ohne Erleichterung 7
  nach trinken 2
  sauer 3, 7, 9
Augapfel, Schmerzen 2
Augen
  angestrengt 11
  eitrig 8, 11
  entzündet 1, 2, 3, 4, 6, 8, 9, 10, 11, 12
  Bindehaut 3, 4, 6, 9, 8, 11, 12
  Hornhaut 11
  Lidhaut 11
  Netzhaut 4, 12
  der Neugeborenen 9
  Regenbogenhaut 3, 4, 8, 12
  Erschöpfung 5, 8
  Gerstenkorn 1, 4, 8, 9, 11
  hohläugig 3, 11
  Katarrh 4, 8, 10, 12
  kratzend 8
  lichtempfindlich 2, 9, 11
  reizempfindlich 8
  schmerzend 2, 3, 8, 9, 10, 11
  tränend 8, 11
  trocken 8
  Überdruck der 10
  überempfindlich 1, 11
  verklebt 1, 8, 9
  wund 8
Augenbrauen 1
Augenlid
  eitrig 8

entzündet 3, 4, 8, 9, 12
gerötet 3, 4, 8
krampfend 7
verhärtet 1 (u. Salbe)
zuckend 7, 8, 11
Augenwimpern 1
Ausbreitung hindern von
  Entzündung 3
  Krankheit 3
  Infekt 3
Ausleitung 4, 6, 8, 10, 11
  Amalgam (unterstützend) 8, 10
  Eiter 11
  Entzündungsprodukte 11
  Ergüsse 11
  Gifte, Insektenstich 3, 8
  Genußmittelgift 8, 10
  Impfgifte 4
  metallisch 8
  Medikamentengifte 4, 8, 10
  Müdigkeitsgifte 3, 5
  Narkosegifte 4
  Rauch 8
  Schlacken, Rückstände 3, 5, 6, 8, 10, 12
Ausscheidung (siehe auch Tabelle), 6, 8, 10
  Sand 9
  Krankheitsstoffe 3, 4, 6, 8, 10, 11, 12
  über Haut 6
  über Schleimhaut 6
Ausschläge (siehe Tabelle)

Bandscheiben 1, 2, 5, 7, 8, 11
Bänder, erschlafft 1, 9, 11
Bauch
  Blähung 2, 6, 7, 8, 10, 11
  Druckgefühl 7, 8
  erschlafft 1, 3
  Gärung 6
  Schmerzen 2, 7
  Völlegefühl 1, 6, 7, 8
Bauchschmerzen
  bei Kindern 2, 7
Bauchspeicheldrüsenentzündung 3, 4, 5, 10, 11
Beine
  gestaute Venen 1, 2, 3, 7
  Krampfadern 1, 2, 5, 7
  Ödem 1, 4, 7
  offen 4, 9, 10
  Schwellungsgefühl 1
  Schweregefühl 1
  wackelig, schwach 3, 5, 8
  zittrig 1, 3, 7, 11

zucken, nachts 11
Beschwerden
  abends verstärkt 6, 11
  durch Bewegung verstärkt 3, 11
  durch feuchtes, kühles Wetter 8
  durch geistige Anstrengung 2, 5, 8
  durch Kälte besser 3
  durch Kälte und Nässe verstärkt 8, 11
  linke Körperseite 10
  morgens verstärkt 5, 8
  bei Neumond u. Vollmond 7, 11
  periodisch 10
  durch Schwitzen verbessert 8
  durch Sonne verstärkt 8
  mit dem Sonnenlauf zu- und abnehmend 8
  durch Überanstrengung 9
  bei Witterungswechsel 7, 8
  nach Fettgenuß 9
  nach gutem Essen 3, 9
  Wechseljahre 3, 7
Bettnässer 1, 2, 3, 5, 8, 10, 11
Bienenstich 8 (und 3)
Bindegewebe 1, 9, 11, 12
  Elastizität 1, 7
  Entriegelung 4
  Entzündung 3, 4, 7, 9, 10, 11, 12
  Erschlaffung 1, 2, 3, 7, 8, 11
  Reaktionslosigkeit 1
  Schwäche 1, 2, 4, 5, 11
  Widerstandsfähigkeit 11
  Zerfall, Wunde 5
Bindehaut (siehe Augen)
Blase 3, 7, 8, 10, 12
  Anregung 8, 10
  Brennen 3, 8
  Entzündung 3, 4, 6, 8, 9, 10, 11, 12
  Inkontinenz 1, 3, 5
  Katarrh 3, 7, 8, 16
  Kolik 7
  Krampf 3, 7
  Reizblase 3, 7, 9
  Sandausscheidung 9
  Schließmuskelschwäche 3
  Senkungsbeschwerden 1
  Schmerz, krampfartig, stechend 7

Schwäche 5, 9, 10
Steine 5, 7, 9, 11
Urin, braun 9
Urin, eitrig 9, 11, 12
Blähungen (siehe auch Darm, Leib) 2, 6, 7, 8, 9, 10
  Abgang, schwer 11
  mit Druckschmerz 6
  Erleichterung, keine 11
  Leib, Auftreibung 7
  Schmerzen, krampfartig, kolikartig 7
Bleichsucht 3, 8
Blockaden
  Durchströmung 7
  Kiefergelenk 5
  körperlich 5
Blut
  After 11
  Armut 3, 8
  Bildung 2, 8, 17
  Blutung 3
  Blutverlust 2
  dick, dunkel, schwärzlich, zäh 4, 5, 9
  Erhaltung 3, 4, 5, 9, 10
  Erneuerung 2, 8
  flüssiger 4
  Gefäßbluten 3
  Gerinnung 2, 5, 12
  Geschwür 11
  Harnsäureüberschuß 9
  hellrot 2, 3, 5
  Kräftigung 1, 2, 3, 8
  Kühlung 1, 2, 7
  zu langsam gerinnend 2, 12
  Mangel 2, 3, 5, 8
  Nasenbluten 2, 11
  Reinigung 1, 3, 4, 5, 7, 8, 9, 10, 11
  Schleim belastet 5
  schwärzlich 4
  septisch 5
  Vergiftung 3, 5, 6, 8
  Verlust 2, 3, 7
  wäßrig 5, 8, 10
  zähflüssig 4
Blutandrang
  Gefäße 3, 7
  Kopf und Gehirn 3, 7, 11
Blutarmut (Anämie) 2, 3 u. 8
Blutdruck
  zu hoch 1, 2, 7, 8, 9, 11
  zu niedrig 5, 7
Bluterguß 1, 3, 4, 11
Blutfülle 1, 3, 7, 9

Blutgefäße
  Entkrampfung der Kapillaren 4, 7
  Erschlaffung 1
  Erweiterung 1, 3, 11
  Klopfen, nachts 8
  Verkalkung 1
Blutgerinnung
  unterstützt 2, 3, 4, 5, 12
  verlangsamt 2, 12
Blutkörperchen, weiß
  Abbauprozeß 10
  Mangel 3
Blutkörperchen, rot
  Energieanreicherung 3
  Kräftigung 3
  Neubildung 8
Blutkreislauf 3, 6, 7
  arterieller 3
  Erschlaffung 1
  venöser 6
  Verkalkung 1
  Zirkulation schwach 1, 3, 5, 7
Blutschwämmchen 1
Blutvergiftung 2, 3, 5, 6, 8, 10, 12
Blutverlust 3
  nach Operation 2, 8
  nach Zahnziehen 2
Brandwunden 2, 3, 8
Brechdurchfall 10
Bronchien
Bronchialasthma 7
Bronchitis 4, 11
  akut 3
  bellend 1, 2
  chronisch 1, 6
  Husten
  krampfartig 7
  mit Schleim 4, 6, 10
  trocken 3
Brustdrüsenentzündung 9, 11, 12
  (auch Salben verwenden!)
  – beim Stillen 3, 9
Brust
  Knoten 1, 9, 11
  -schmerzen 1
  -warzen, eiternd 9, 11, 12
  -warzen, rissig 1
  -warzen, wund 3, 8
  entzündet 4
  -senkung 1

Cellulitis 3, 8, 10, 11
Cholesterinspiegel
  Senkung 7

Darm
  -blähungen 2, 7, 8, 10
  Dickdarm 10
  Dünn-, Entzündung 4
  Durchfall 1, 2, 3, 7, 8
  Durchfall, chronisch 12
  Durchfall, nervös 5
  Entzündung 3, 4
  Erschlaffung 1, 2, 3, 7
  -geschwür 1, 2, 7, 9, 11, 12
  Katarrh, akut 3, 4
    mit Kolik 7, 20
  Lähmung 5, 8
  Magen-Darmkatarrh, akut 4, 8
  Schleimhautentzündung 4, 5
  Tätigkeit 3, 7, 10
  -trägheit 3, 4, 7, 8, 10
  Verstopfung 3, 7, 8, 10
  Zwölffingerdarmgeschwür 7, 9, 10, 11, 12
Darmschleimhautentzündung
Darmausgang
  Fisteln 1, 2, 11, 12
  Hämorrhoiden 1, 7
Diabetes 7, 8, 10
Drüsen
  -schwellung 4, 7, 9, 10, 11
  chronisch entzündet 1, 3, 4, 7
  eiternd 9, 11, 12
  empfindlich 11
  -erkrankung 4, 11
  -fistel 11
  hart 1, 9, 11
  (stein-) hart 1
  -leiden 1, 2, 4, 11
  Lymph-, Schwellung 2, 9
  schmerzhaft 11
Durchfall 1, 2, 3, 7, 8, 9, 12
  (siehe auch: Tabelle Absonderungen)
  ätzend 9
  chronisch 8
  mit Bauchschmerzen 10
  beim Zahnen 2
  gallig 10
  grün 9
  kolikartig 7, 10
  wäßrig, schleimig 8
  morgens 10
  nach Eiscreme 2
  nach fetten Speisen 1, 9
  nach kalten Getränken 2
  nervös 5
  sauer 9
  scharf 9
  schleimig 9
  und Verstopfung, im Wechsel 10
  wäßrig 10
Durchnässung
  Folgen 3, 11
  Frösteln 3
  Rückenbeschwerden 2, 8
Durchwärmung des Organismus 3
Durst, groß 6, 8

Eierstöcke, entzündet 3, 4, 11, 12
Eileiter, entzündet 3, 4, 11, 12
Einrisse 1, 11
  von Entbindung 1, 11
Eisenmangel 3 u. 8, 5, 17
Eiterung 6, 9, 11, 12
  Abfluß 12
  chronisch 1, 12
  im Zahnbereich 12
  nach Verletzung 11
  Reifung 11
  Tendenz 11
  tief sitzend 12
  Ursache 9
  von Drüsen 4, 11
  von Knochenmark 11
  von Mandeln 3, 4, 11
  von Mittelohr 3, 4, 12
Ekzem 6, 8, 12
  juckend 8
  krustig 8, 12
  schorfig 8
  schuppig 6
  Stirnhaargrenze 8
Embolie
  Vorbeugung gegen 4
Empfindlichkeit
  Drüsen 11
  Durchnässung 1, 3
  Frieren, Frösteln 1, 3
Entbindung 1, 3, 7, 11
  Einrissen vorbeugend 1, 11
Entgiftung 2, 3, 4, 5, 6, 7, 8, 9, 10, 23
  Leber 6, 9
Entkrampfung 7
Entspannung
  Muskulatur 7
Entwässerung 4, 10,
  Bindegewebe 8
Entwöhnung
  (von Alkohol, Rauchen usw.) 2, 7, 8, 10

Entzündung 1, 3, 5, 8, 11, 12
Ausbreitung verhindern 3
Bauchspeicheldrüse 4
beginnende 3, 9
Bindehaut 6
Blase 3, 4, 6, 12
blutend 1
Brustdrüsen 9
Brustfell 4
chronisch aller Art 1, 6, 12, 23
Darm 3, 4
Darmschleimhaut 5
Dünndarm 4
Drüsen 1
Eierstöcke 4
Eileiter 4
eitrig 1, 12
Falten 1
Füße 4
Gallenblase 7
Gelenke 1, 3, 4, 6
Gewebezerfall 11
Hals 3, 4
Haut- und Haargrenzen 1
Herzbeutel 4
hornig 1
Knochen 1, 2, 11
Körperöffnungen 1
krustig 1
Kühlung 2
Leber 6
Luftwege 1
Lungen 3, 4, 6
Magen 3
Mandeln 3, 4, 5
Mandeln, weißgrauer Belag 4
mit Schwellung 4
nässend 1
Nieren 4, 6, 8, 9, 12
Ohrbereich 1, 3, 4, 11
pochend 3
pulsierend 3
Rippenfell 4
Schleimbeutel 4
Schleimhäute 4, 6, 12
Sehnenscheiden- 4
Verdauungstrakt 4
Venen- 1, 3, 7, 9, 11
Epilepsie 2, 4, 5, 7, 9, 11
nachts 11
Neumond 11
Erbrechen
bräunlich, schwärzlich 5, 8
gallig 3, 7, 10
mit Schmerz, kolikartig 10
sauer 9
schaumig 8
schleimig 8, 10
von Blut, hellrot 3
von Blut, dunkel 5, 8
wäßrig 8
Erfrierung 2, 3, 5, 10
Erkältung 3, 4, 6, 8
chronisch 3, 4, 6
mit Rückenbeschwerden 2, 8
Ermüdung
Blutarmut 2, 3 u. 8
Muskel- 3, 5
Sauerstoffmangel 3, 5, 6
Erschlaffung 1, 2, 3, 7,
Erschöpfung 1, 2, 3, 5, 7, 8, 22
Blutarmut 2 u. 8
nach Grippe 5
nach Krankheit 5
Erweichung
Knochen 11
Eßstörungen
Eßsucht 7
Heißhunger 9

Falten, 1, 11
am Hals, hängend 2
Fäulnis 5
Fehlgeburt, Vorbeugung 1, 5, 8
Fehlgeburt, Nachsorge 1, 2, 3, 5, 7, 8, 11
Ferse, Schmerz 10
Fersensporn 1, 2, 3
Fettansatz, Adipositas 3, 7, 9, 10
Fettgenuß, übermäßig 9
Fieber 2, 3
beginnend, leicht 3
hoch 5
kühlend 2
länger andauernd 5
mit Schüttelfrost 3, 8
Zeckenbiß- 11
Fingernägel
brüchig 1, 2, 3, 11
gelblich 12
grau 1, 5
Nährmittel 11
schief nach innen 6
splitternd 11
spröde 1
weich 4
Fistel (Eitergang) 1, 4, 9, 10, 11, 12

Flechten 2, 7, 8, 9, 11, 12
Frieren, Frösteln 1, 3
am Rücken 8
Neigung zu 2
Frostbeulen 3, 4, 5, 10
Frostigkeit 3, 7, 8
Füße
bleich 4
entzündet 4
feuchtkalt 8
Fußsohlen, brennend 12
Fußsohlen, juckend 6, 7, 11
geschwollen 4, 8, 10
heiß 1
Hornhaut 1
Hühneraugen 1
kalt 3, 8,
Neigung zu kalten 2
rissig 1
Schweiß- 9, 11
schwielig 1
wund gelaufen 3, 8
Furunkel 1, 9, 11, 12
Fußnägel
eingewachsen 6
weich 4

Gallenblase 6, 9, 10
-ablagerungen 2, 5, 7, 9, 11, 23
-entzündung 3, 7, 10
Fette, verseifen 9
Funktionsmittel 10
Grieß, Sand 2, 5, 7, 9, 10, 11, 23
Kolik 7
-Leber Migräne 10
-Leber Probleme 7
-nentzündung 7
Stauung 7, 10
Steine 2, 5, 7, 9, 10, 11, 23
Steinkolik 7
Gallensaft, Anregung von 10
Gang, schwankend 6
Gänsehaut 3
Gastritis 4, 8, 9
akut 3, 7
mit Kräfteverlust 5, 8
mit starker Säure 9
Gebärmutter
Blutung 1, 3, 5
Entzündung 3, 7
Lageveränderung 1
-senkung 1, 11
-verlagerung 2
-verwachsung 1, 8, 11
-vorfall 1

215

Geburt (siehe auch Entbindung) 7
Erleichterung 1, 2, 7
Nachwehen 1, 5, 7
Narben 1
Rückbildung der Gebärmutter 1, 2
Vorbereitung 1, 3, 7
Wehenschwäche 5
Gefäße
　Blutung 3, 7, 8
　Erschlaffung 1, 2, 3, 7, 9
Gefühl (siehe auch Tabelle)
　»Haar auf der Zunge« 8, 11
　kalter Guß 7
　Kater 6
　wie gelähmt 5, 8
Gehirn, Energiegeber 1, 2, 5, 7, 9, 11
Gehör
　überempfindlich 1, 11
Gelbsucht 6, 7, 9, 10, 11
Gelenke
　Ablagerung, kristalline 11
　einknicken, leicht 11
　Entzündungen 1, 2, 3, 6, 8, 9
　-erkrankung 9
　-geräusche 8
　geschwollen 2, 4, 9, 10, 11
　Knacken 8, 10
　Knieschmerzen 10
　kraftlos 1, 2, 11
　rheumatisch 1, 2, 3, 4, 8, 9, 11, 12, 23
　rot 11
　Schlottergelenke 1
　Schmerz, stechend 10
　Schmerzen 2, 7, 11
　Schmerzen links 10
　-schmiere 8
　steif 2, 8, 11
　schwach 11
　Schwellung 1
　Überstreckbarkeit 1
Gelenkrheuma
　mit Frostigkeit 8
Gerstenkorn 1, 4, 8, 9, 11
　chronisch 1
Geruch
　Täuschung 1
　Verlust 8, 10, 11
Geschlechtsbereich
　Blutungen 1
　eitrige Prozesse 12
　Fehlregulationen 2
　gutartige Schwellungen 1
　Lageveränderungen 1, 2

Periodenstörungen 1, 2, 4, 8, 11
Schmerzen in den Brüsten 1, 2, 8
Schwächegefühl 2, 3, 7, 8
Geschlechtslust
　Verlust der 1
Geschlechtsverkehr
　Abneigung gegen 8
Geschmack
　bitter 2, 8, 10, 11
　faulig 11
　salzig 8
　sauer 9
　seifig 11
　übler, morgens 7
　Verlust 8, 10, 11
　vermindert 1
Geschwülste, gutartig 1
Geschwür
　blutend 11
　eiternd 11
　Magen– 3, 4, 5, 10, 12
　Mund 8
　Rachenraum 4
　Zwölffingerdarm 10
Gesicht
　blaß 4, 8
　bleich 2, 3, 4, 8, 11
　durchscheinend 2, 4
　fettig 9
　gedunsen 8
　geglättet 11
　gelb-braun 6
　grau 5
　grünlich 10
　kalkig 2
　-sschmerzen, neuralgisch 1, 4, 6, 11
　Vernarbung 8, 11
　wächsern 2
　wässrig 8
　Wangenröte 7
Gesichtshaut
　entzündlich 3, 10
　-erschlaffung 2, 11
　feurig-rot 10
　gelblich 6, 12
　Glasurglanz 11
　grünlich-gelb 10
　klärt 11
　Mitesser 9
　reinigt 11
　speckig 9
　strafft 2, 11
　unrein 8, 9, 11
Gesichtsmuskeln
　Krämpfe der 7
　Lähmung der 5

Gesichtsverdunkelung 8
Gewebe
　Aufbau 3
　blutbildende 3
　chronisch entz. Prozesse 1
　Elastizität 1, 7
　Erneuerung 2, 8
　Harnsäureüberschuß 9
　Reaktionslosigkeit 1, 5, 7, 8
　Schlaffheit 1, 2, 7, 8
　-schwund, Verhütung von 5
　Straffung 2, 7, 11
　Verhärtung 1
　Wärmeanreicherung 9
Gicht 6, 9, 10, 11
Giftstoffe
　Abbau 1, 2, 3, 4, 5, 8, 9, 11, 12
Glieder
　Einschlafen 2
　Kribbeln 2
　Schmerzen 2, 5, 8
　Steifheit 11
　Taubheitsgefühl 2
　wie gelähmt 11
Grippe 3, 4, 5, 7, 10

Haaransatz
Stirn, grau 8
Haare
　Ausfall 1, 2, 7, 8, 11
　ausgebleicht 4
　brüchig 1, 11
　fettend 9
　fettig, glanzlos 1
　grauwerdend 6, 11
　Nährmittel 11
　schmerzempfindlich 3
　Schönheitsmittel 11
　splißanfällig 1
　splitternd 11
　spröde 10
　sprungkräftig 1, 3, 7
　stärkt 11
　struppig 10
　vital 1, 3, 7
　Vorbeugung 1, 11
Hals
　Entzündung 1, 3, 4, 5, 8, 10
　-kitzeln 3, 8
　Druckgefühl 15
　eitrig 9, 11, 12
　geschwollen 2, 9
　Kloßgefühl 7
　kratzen 1, 8

rauh 1, 3, 8
schlaff 2
Schmerzen 2, 3, 4
steif 2
Trockenheit 1
wie zugeschnürt 11
Wundheit 1
Haltungsschäden 1, 2
Haltungsschwäche 1, 2
Hämorrhoiden 1, 3, 4, 7, 8, 9, 11
Hände
 Flecken, gelbe 6
 Hornhautbildung 1
 Neigung zu kalten – 2, 8
 rissig 1, 11
 schwielig 1
 schwitzig 8, 11
 zitternd 3, 7, 11
Harn
 -abgang, unwillkürlich 5, 10
 Ablagerung 2, 11
Harnausscheidung
 dunkel 9
 sauer 9
 scharf 9
 vermindert 9
Harndrang
 Gefühl, brennend 3, 8, 11
 Gefühl, hitzig 11
 Gefühl, wund 11
Harnfluß bei
 Husten 8
 Lachen 8
Harnlassen
 nachts 11
 öfters 8, 11
Harnröhre
 brennen 8
Harnsäureüberschuß 9
Harnverhaltung 7
Haut
 Ausschläge 1, 6, 11, 12
 Auswüchse 10
 eitrig 11, 12
 Empfindlichkeit 8
 Entzündung 1, 3, 7, 8, 11
 Erschlaffung 1, 2, 7
 Falten 1, 11
 Fistel 1
 Flecken, rot 7
 Gänse– 3
 jucken 7, 8
 Mitesser 9
 picklige – 5, 8, 9, 11
 Pusteln 9
 rauh 5, 8
 rissig 1

Runzeln 1, 11
schmerzempfindlich 3
schlaff 1, 11
schuppend 6
Schwielen 1
Sommersprossen 10
trocken 8
verhärtet 1
verhornt 1
Hautausschlag 11
 juckend 1
 nässend 1
 schuppend 6
 Untergrund klebrig 6
Hautjucken (Pruritus) 7, 8
Heiserkeit 2, 4, 7, 9, 11, 15
 chronisch 1, 2, 4, 6
 nervös 2, 7, 8, 11
Herpes
 Bläschen am Mund 1, 8, 10, 11
Herz 5
 Beengungsgefühl 1, 3, 5, 6, 7, 11
 belastbarer 3, 5, 8
 Beruhigung 2, 7, 11
 Engegefühl 7
 Flattern 2, 8
 Hämmern 11
 Kältegefühl 8
 Krämpfe 2, 7
 -muskelanregung 5
 Pulsieren 8
 Reizleitungsstörung 11
 -rhythmusstörung 2, 7, 8, 11
 -schwäche 2, 5, 7, 8, 13
 Schweregefühl 1
 Stärkung 5, 7, 8
 -stechen 2, 8
 Tachykardien 5
 Übererregbarkeit 2, 7
 -zittern 2, 3, 7, 8
Herzklopfen 3, 7, 8
 anfallweise 7
 ängstlich 8
 nächtlich 6
Heufieber 8
Heuschnupfen 3, 8
Hexenschuß 1, 2, 3, 7, 9, 11
 durch Durchnässung 2
 durch Erkältung 2
 hartnäckig 1
Hinfälligkeit 2, 3, 5, 6, 7, 8
Hirnreizung 11
Hitzebläschen 11
Hitzewallung 1, 2, 3, 7
 Neigung zu 2

Hoden
 Jucken 11
 Nässen 11
 Schweiß 11
 Verhärtung 1
Hohläugigkeit 3, 8
Hörstörung 4
Hühneraugen 1, 8, 11
Hüfte
 Schmerzen, links 10
Husten 2, 3, 6, 8
 bellend 11
 erschütternd 11
 Kitzelhusten 8
 mit Auswurf 12
 schmerzhaft, locker 10
 quälend, trocken 17
 trocken, rauh 15
 wundmachend 11

Immunsystem
 Stärkung 1, 2, 3, 5, 6, 7, 9, 23
Impfungen
 Impfvergiftung 4, 11
 Pocken– 4, 11
 vor und nach 4
Infekt 2, 3, 4, 9, 11
 Regeneration 2
Insektenstich 8 (und 3)
Ischias 1, 2, 5, 7, 9, 10, 11

Juckreiz 7, 8, 9, 10, 11
 der Nasenspitze, 11

Kapillaren
 Entkrampfung 4, 7
Karies 1, 2, 7, 8, 11
Katarakt (grauer Star) 1
Katarrh 3, 4, 6
 Bindehaut 8, 10
 chronisch 1, 6, 12
 Darm 4
 Magen-Darm-, chron. 8
 Nebenhöhle 6
 Schleimhaut– 4, 11
 Stirnhöhle 6
Kehle
 Kratzen 8
 Rauhigkeit 8
Kehlkopfentzündung 3, 6, 9, 11
Keuchhusten 2, 5, 7, 8, 11
 nachts 7
Kiefergelenk
 Blockade 5
Kiefernhöhle
 Vereiterung 1, 4, 6, 9, 10, 11, 12

Kiefersperre 7
Kinderkrankheiten 3, 6
Bettnässer 1, 2, 3, 7
Kinderlähmung
　Spätfolgen 2
Knochen
　Aufbaumittel für Kinder
　1, 2, 7
　Auflagerung 1
　Brüche 1, 2, 3, 7, 11
　Brüche, schlecht heilend 2
　bruchresistent 7
　Deformierung 1
　Elastizität 1
　Entkalkung 2, 11
　Entzündung 1, 2, 3, 5, 8, 9, 11
　-erkrankung 2
　-erweichung 11
　Festigkeit 2
　Fistel 11
　-hautaffektion 1, 3, 4, 5, 11
　-hauteiterung 9, 11
　-markeiterung 3, 5, 8, 9, 11
　Nährmittel 11
　Schmerzen 11
　schwach entwickelt 2
　Schwellung 1, 2, 3, 4, 5
　Verkrümmung 2, 11
　Wachstum 11
Knorpel
　Aufbau 5, 8
　Entzündung 1, 3, 8
Kolik 7
　-schmerz 7
Kollaps 2, 3, 5, 7, 8
Kopfschmerzen
　abends stärker 6
　bei Berührung der Haare 11
　berstend 8
　Druck in den Augenhöhlen 10
　dumpf 6
　durch Überanstrengung 2, 3 5, 8
　einseitig 7, 8
　Kinder- u. Schul- 2, 3, 5
　klopfend 8
　mit Erbrechen von Galle 3, 4, 7, 8, 10
　mit großer Schwäche 5
　mit dem Sonnenlauf zu- und abnehmend 8
　mit Magenbeschwerden 9
　mit Schweregefühl 1, 11

Nacken- 7
neuralgisch 2, 6, 10
oben auf dem Kopf 9
schießend, brennend, stechend 7
Schläfe 11
Stirn- 2
über dem Auge 11
Krampfadern 1, 2, 3, 4, 7, 9, 11
Krampfhusten 7
Krämpfe 2, 7
　Blutgefäße 7
　Gesichtsmuskeln 7
　Muskeln 2, 3, 7
　Nierenschmerz, stechend 7
　Periode 7
　Schluckauf 7
　Schreck, nach 11
　Schreibkrampf 2, 5, 7, 8
　Wadenkrampf 1, 7
　Wehen, Krampfwehen 7
Kreislauf
　-beschwerden 2, 5, 7, 8
　-schwäche 3, 4, 5, 7, 8
Kreuzschmerzen 5, 8
　nach der Periode 8
Kropf 2, 10, 15
　Schwellung, hart 1
Krupp 2, 7, 8,
　Pseudokrupp 2, 4, 12
Kurzatmigkeit bei Treppensteigen 8

Lähmung 3, 5, 7, 8
　Augenmuskeln 5
　Gesichtsmuskeln 5
Lampenfieber 2, 7
Leber
　Aufbaumittel, Stärkung 6, 7, 10
　Entzündung 3, 5, 6, 10
　-flecken 6, 10
　Funktionsmittel 10
　-Galle-Problem 7
　Schweregefühl 10
　-störung 4, 6, 10
　-trägheit 6, 7, 10
　Stoffwechsel 10
Leib
　aufgebläht 10
　Auftreibung, Blähung 2, 7
　Poltern 10
　Rumpeln 10
　Schneiden 10
Leukämie 10 (dazu 2, 4, 5, 8, 11)

Libido (Geschlechtslust)
　Verlust 1, 8
　vermindert 2
　verstärkt 2
lichtscheu 5, 10, 11
Lippen
　aufgesprungen 10
　Bläschen (Herpes) 1, 8
　rissig 1, 8
　Riß, Mitte 8
　trocken 8
　wund 8
Luftmangel, Gefühl 11
Luftwege
　chronisch entzündet 1
Lunge
　entzündet 3, 4, 5, 6
Lymphsystem
　Abwehrkraft bei Kindern 1
　chronische Entzündung 1
　Entlastung 4, 8
　Klärung 4, 12
　Lymphdrüsen, Tätigkeit 2, 4, 7, 11
　Lymphdrüsenschwellung 2, 4, 9
　Lymphdrüseneiterung 9, 11, 12
　Lymphdrüsenentzündung 3, 4, 5, 9
　Lymphknotenschwellung 4
　Lymphknoten, verhärtet 1, 11

Magen
　-beschwerden 6
　-blutung 2, 3, 5
　Brennen 4
　Darmkatarrh, chron. 8
　Druckgefühl 6, 8
　Elendsgefühl 2
　-entzündung 3, 8, 12
　Gastritis 4
　-geschwür 5, 8, 9, 12
　-kolik 7
　-katarrh 3, 4, 6, 8
　Krämpfe 7
　Salzsäurebildung 3, 8
　-senkung 1, 11
　Schmerzen 2, 7, 8, 9
　Schwächegefühl 2
　-schwäche, nervös 5
　Sodbrennen 8, 9
　Völlegefühl 6, 8
　Zusammenziehen 8
Mandeln
　chron. vergrößert 1, 2, 3, 4, 9

eitriger Belag 1, 11, 12
Belag, stinkend 5
(Beläge, siehe Tabelle
Absonderungen)
-entzündung 1, 2, 3, 4, 11, 12
chronisch entzündet 6, 12
Schwellung 1, 2, 4, 9
Menstruationsbeschwerden 1
  Blutung zu stark 3,
  (siehe auch Tabelle
  Schlüsselmerkmale)
  Krämpfe 2, 7
  Schmerzen 1, 2, 3, 7
  Schwächegefühl 2
Migräne 2, 3, 7, 8
  Auge, rechts über 11
  Augenbewegung 8
  Blitz vor den Augen 8
  durch Blutarmut 2, 7, 8
  Erbrechen 11
  Flimmern 8
  Gesichtsverdunkelung 8
  Harnflut 11
  Leber-Galle 9, 10
  Übelkeit 8, 11
  Rücken, Nacken, Kopf 3, 7, 11
  Schwindel 8
  Sonnenlauf abhängig 8
  Übelkeit 3, 8, 11
Milchschorf 2, 9, 12
Milz, harmonisierend 3, 5, 7, 8
Milzstechen (Seitenstechen) 7
Mittelohr
  entzündet 3, 4, 12
  eitrig 9, 11
Mückenstich 8 (und 3)
Mumps 4, 9, 11, 8, 12
Mund
  Bläschen, Herpes 1, 8
  -fäule 5, 11
  -geruch 2, 5, 8
  Geschmack, bitter 2, 8, 11
  Geschmack, faulig 11
  Geschmack, salzig 8
  Geschmack, seifig 11
  Geschmack, übel 7, 11
  Geschwür 8, 9, 10, 11, 12
  Kratzen 8
  Rauhigkeitsgefühl 8
  Trockenheitsgefühl 8
  wunde Zunge 2, 11
  zucken 7, 11

-winkel, entzündet 3, 6, 7
Muskel
  anregend 3, 5
  Beruhigung 2, 7
  Bewegungsschmerz 8
  -ermüdung 3, 5
  -erschlaffung 1, 2, 3, 7
  -kater 3, 5, 6
  -kater, vorbeugend 3
  Krämpfe 2, 3, 5, 7
  Lähmung 2, 5, 11
  Rheuma 2, 3, 4, 6, 9, 11, 12
  Riß 1, 3, 5, 8, 11
  schlaff 2, 11
  -schmerz 3, 5
  Schwäche 2, 3, 5, 6, 8
  -schwund 2, 5, 11
  Spannungsabbau 7
  Überanstrengung 3, 5
  Überdehnung 1, 3, 11
  Übererregbarkeit 2, 7
  Verhärtung 1, 6
  Zerrung 2, 3
  Zittern 1, 3, 7
  Zucken 1, 3, 7, 8, 11
Myom 1, 4

Nabelbruch, 1, 3, 11
Nabelkolik bei Kindern 2
Nacken
  -schmerzen 2, 3, 7
  -schwäche 2
  »steifer« Hals 1, 2, 7
Nagel (siehe auch Finger-
  nägel, Fußnägel)
  brüchig 1, 11
  krummwachsend 11
  -betteiterung 11, 12
  -vereiterung 1, 11, 12
Narben 1, 3, 4, 5, 8
  Erweichung alter 1
  heiß 11
  juckend 1
  nach Geburt 1, 7
  Pflege 1, 4
  schlecht verheilt 1
  -schmerz 5
  verhärtet 1
  vorbeugend 1, 7
Nase
  Borkenbildung 1
  entzündliche Röte 10
  geschwollen 8
  Katarrh 12
  läuft (Kinder) 3, 4, 12
  rissig 1, 8
  -npolypen 1, 2, 4, 9, 11

  weiß 3
  wund 8
Nasenbluten 2, 3, 6, 8, 11
  Anlage zu 11
Nasennebenhöhlen
  Beherdung 1, 12
  entzündet 4, 6
  Katarrh 6
  vereitert 1, 9, 11, 12
  verstopft 1
Nasenrachenraum
  vereitert 1
Nasenspitze, juckend 11
Nerven
  Beruhigung 2, 3, 5, 7
  Entzündung 3, 5, 7, 9, 11
  Flattern 1, 2, 3, 7, 11
  Leitfähigkeit 3, 7, 11
  Nährmittel 5, 7
  Reinigung 1, 5
  Schmerzen 5, 7, 9, 11
  Stärkung 5, 11
  Trigeminus 5, 8, 10
  Überanstrengung 5
  Übererregbarkeit 2
  Zittern 1, 2, 3, 7
Nesselausschlag 4, 5, 7, 8, 10
Nesselfieber 8
Neuralgie 1, 2, 5, 6, 7, 8, 9, 10, 11
Neurodermitis 4, 6, 9
Nieren
  Anregung 4, 8, 10
  Entzündung 3, 4, 7, 8, 9, 10, 11, 12
  Erkrankung 4, 8, 10
  Kolik 1, 7
  Sandausscheidung 7, 9, 10
  Schmerz, krampfartig
  stechend 7
  Stärkung 4
  Stauung 4
  -steine 7, 9, 10, 11
Notfallmittel 3

Oberbauch
  Druckgefühl 6
Ödeme 4, 7, 8, 10
Ohnmachtsgefühl 2, 3, 5
Ohren
  -beschwerden 3, 4, 6, 10, 11
  bleich 3
  chronische Entzündung 1
  durchscheinend 3
  Eiterung 12
  Ekzem, juckend 8

Entzündungen 1, 3, 4, 8, 11
-geräusch 11
grindig 8
Katarrh 1, 12
-knacken 4
Schwellung, Innen– 6
Schwerhörigkeit 1, 4
Taubheit 6
Verstopfungsgefühl 4
Völlegefühl 4
Ohrläppchen, weiß 3
Operation
 Vorbereitung 2, 3, 4
 Nachbehandlung 2, 3, 4, 10, 11
Osteoporose 1, 2, 7

Parodontose 6
Periode
 ausbleibend 2
 Ausfluß, weiß 1, 2, 11
 Beschwerden 3, 7, 11
 Krämpfe 7
 Kreuzschmerzen 2, 8
 Schmerzen 7
 stark 2, 11
 Störung 1, 2
 übelriechend 11
 verfrüht 2, 11
 verspätet 11
 Verstimmung nach 8
 Weißfluß, wund machend 11
Phantomschmerz 11
Pockenimpfung 4, 11
Potenzschwäche 2, 3, 7, 8
Pseudokrupp 2, 4, 7, 8, 12

Quetschung 3, 5

Rachenraum (u. Kehlkopf)
 Entzündung 12
 Geschwüre 4
 Katarrh 4
 Kratzen 8
 Krupp 2, 5, 7, 8, 12
 Pseudokrupp 2, 4, 7, 8, 12
 Rauhigkeit 8
 Trockenheitsgefühl 8
Rachitis 8
 Vorbeugung, Kinder 1, 2, 8
Rauchen 8
 Entwöhnung von 7
Regeneration
 z.B. nach Grippe 2, 3, 5, 7, 8, 11

Reifung von
 Abszeß 11, 12
 Furunkel 11
 Karbunkel 11
Reisekrankheit 3, 7, 8
 Flugangst 4, 7, 11
 Jetlag 2, 3, 7
 Zeitüberbrückung, erleichtert 2, 3, 4, 5, 7, 8, 11
Rekonvaleszenz 1, 2, 3, 5, 7, 8, 11
Resorption (Aufsaugung) 4, 11
 Blutergüsse 4, 11
 Eiter 11
 Ergüsse, eiweißhaltig 11
 Gewebe, entzündlich 11
 Stoffwechselschlacken, 8
Rheuma 3, 6, 7, 8, 9, 11, 12
 elektrisierender Charakter 7
 Anlage 10
 Anschwellungen, wäßrig 4
 der Gelenke 2, 3, 4, 8
 der Muskeln 2, 4
 Schmerz, wandert 6
Rücken
 leichtes Frieren 8
 Schwäche 8
Rückenbeschwerden 1, 2, 5, 8, 9, 11
 chronisch 1, 2
 nach Erkältung 2, 3
 nach Durchnässung 2
 nach Geschlechtsverkehr 8
 Schwäche 2, 8
 Steifheit 11
Rückgrat
 Haltungsschwäche 1, 2
 Verkrümmung 1, 2, 7

Scheide
 Trockenheit 8
Schienbein
 Schmerz 2
Schilddrüse
 Beengungsgefühl 1, 2, 8
 Druckgefühl 1, 8
 harmonisierend 6, 7, 14, 15
 stärkend 2, 9
 straffend 2
Schlafen
 Einschlafstörung 2, 3, 7, 8, 11, 12
 Durchschlafstörung 2, 5, 7, 11

Schleimhäute
 Ausheilung 1, 6, 12
 Entzündung 4, 12
 Katarrh 4, 11, 12
 trocken 8
Schluckauf
 krampfartig 2, 7
Schmerzen 3, 7
(Die Art der Schmerzen nach der Tabelle bestimmen)
 Augapfel 2
 Augen 7, 8, 11
 Blase 7, 8
 Drüsen 4, 11, 12
 Fußgelenk 2, 3
 Gelenk 2, 7
 Genick 7
 Gesicht 7
 Hinterkopf 7
 in Intervallen 7
 Knie 2
 Knochen 2, 3, 11
 Kolik 7
 Kopf 3, 7
 Muskeln 3, 5
 neuralgisch 7
 Nieren 3, 7
 Ohren 3, 7
 Ortswechsel 7
 Schluck– 1, 2, 7
 Schienbein 2
 Schulkopf– 2
 Zahn– 11
Schmerzempfindlichkeit
 Haare, Haut, Zähne 3
Schnupfen
 eitrig 12
 Fließ– 3, 4, 8
 Neugeborene 9
 Stock– 1, 4, 8, 11
Schreibkrampf 7
Schulterrheuma 3
Schuppen
 Hautausschlag 1, 6, 8
 Neigung 10
Schwächegefühl 2, 3, 5, 8, 10, 11
Schwangerschaftsbeschwerden 1, 2, 3, 7, 9
Schweiß (siehe Tabelle Absonderungen)
Schwellungen (siehe Organbezüge usw.) 1, 4, 10, 11
Schwerhörigkeit 1
Schwielen 1
Schwindelgefühl 1, 2, 11
Sehnenleiden 1, 11

Sehschwäche
  durch Erschöpfung 5
Senkung
  Brust, weiblich 1
  Cholesterinspiegel 7
  innere Organe 1
  Gebärmutter 1
Sodbrennen 1, 7, 8, 9
Sommerzeit-Umstellung 2
Sonnenbrand 2, 3, 8
  Kühlung 2
Stärkung
  Knochenhaut 2, 7
  Zahnschmelz 1, 2, 3, 7, 11
Stimme
  heiser 2
  leise 3
  rauh 2
Stirn, Querfalten breit 8
Stirnhöhlen
  Beherdung 1, 12
  chronisch verstopft 1
  Katarrh 6
  vereitert 1, 4, 5
Stoffwechsel
  Abtransport von
  -rückständen 2, 4, 5, 8, 9, 10
  anregend 3, 9, 10, 12
  beschleunigt 10
  Dämpfung 2
  Fett Eßstörung 9, 10
  Grundwärme 8
  -mittel 8, 11
Stuhlgang (wie: siehe Tabelle)
Suchtvergiftung 2, 4, 5, 8

Taubheit
  Innenohrschwellung 4, 6
  Taubheitsgefühl 2
  Thrombose 7

Überanstrengung
  Folgen 11
  Muskeln 3, 5
  Nerven 5
  Schlafstörung 2, 5
Überbein 1, 2
Überempfindlichkeit
  Sinnesorgane 1
Übererregbarkeit 2, 3, 7
Übergewicht 3, 9, 10
Übersäuerung 3, 7, 9
Unfruchtbarkeit 12
Unterleib
  Beschwerden 2, 3, 6
  Unverträglichkeit von
    Sommer 8
    Sonne 8

Venen
  Entzündung 3, 8, 9
  Erschlaffung 1, 2, 7
  Erweiterung 1, 2, 3, 7
  gestaut 1, 2, 3, 7
  blau durchscheinend 1
Verätzung 3
  durch Lauge 3
Verbrennung 2, 3, 8
Vergiftung 3, 4, 8
  Sucht– 5, 8
Verkalkung 1, 7
Verletzung 3
  eitert leicht 11
Vernarben 8, 11
Verrenkung 3
Verspannung
  Rückenmuskulatur 2, 7
Versprechen 8, 11
Verstauchung 3
Verstopfung 3, 7, 8, 10, 11
  Darmerschlaffung 1, 3, 7
  Durchfall, im Wechsel 10
  Gefäßerschlaffung 1, 3, 7
Vorbereitung
  der Geburt 1, 3, 7
Zahnarztbesuch 7
Vorbeugung
  besondere Lebenssituation 3
  Gefahren 3
Vorbeugungsmittel 3
Haarausfall 11

Wachstum
  Knochen 1, 2, 7, 11
Wachstumsschmerzen 2
Wachstumsstörungen
  getragen werden wollen 2
  langsames Zahnen 2
  spätes Laufenlernen 2
Waden
  -krämpfe 7
  nächtliche Krämpfe 1
Wärmeanreicherung
  Bindegewebe 9
  Zellen 9
Warzen 1, 4, 11
  kleine – 10
Wasserhaushalt 4, 8
Wespenstich 8 (und 3)
Widerstandsfähigkeit 3, 11
  gegen Reize 11
Wirbelsäule
  Haltungsschwäche 1, 2, 8
Wucherung
  Rückbildung 11
  der Haut 10

Wunde (wie: siehe Tabelle)
  3, 10, 11
  alt 10
  frisch 3
Wundsein 3, 8, 11, 12
  zwischen Zehen 11

Zähne
  Aufbaumittel für Kinder
    1, 2, 7
  Beherdung 12
  berührungsempfindlich 1, 3
  Durchfall beim Zahnen 2
  eitriger Prozeß 5, 12
  kariös 1, 5, 7, 11
  locker 1
  Neuralgie 6
  schmerzempfindlich 3
  schwarzwerdend 1
  -Wurzelabszeß 11
  -Wurzelgranulom 5
Zahndurchbruch
  Kleinkinder 1, 2
Zähneknirschen
  nachts 9
Zahnfleisch
  -bluten 5
  -schwund 1, 5
Zahnschmelz
  widerstandsfähiger 1, 2, 3, 7, 11
Zehen
  Kribbeln 8
  Taubheit 8
  wund zwischen 11
Zehennägel
  eingewachsen 6
  weich 4
Zeitumstellung (z. B. Sommerzeit) 2
Zeitverschiebung (z. B. Jetlag) 2
Zerschlagenheitsgefühl 8
Zittern 1, 3, 7, 8, 11
Zuckerstoffwechsel 10
Zuckungen
  Muskel– 5, 7
Zunge
  Belag (siehe Tabelle Absonderungen)
  Bläschen 8
  Empfindungen (und Schmerzen: siehe Tabelle)
  Haar auf der – 8, 11
Zungenspitze
  brennend 8, 11

221

Anhang

Dr. Schüssler – sein Leben und Werk

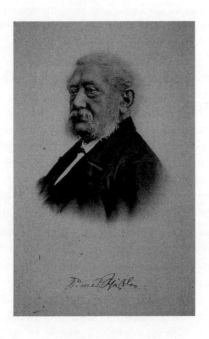

Vom Genius berührt

Zu Zeiten erweckt ein höherer Strahl von Wissen irdische Menschen, um ihnen bestimmte Schöpfungsideen bewußtwerden zu lassen, damit diese weitergegeben werden, um zur Entfaltung von Bewußtsein oder zur Heilheit beizutragen. Dr. Wilhelm Heinrich Schüßler war einer dieser Menschen. So fand er nach langen Jahren, wonach er suchte: ein Heilkonzept, das so ursprünglich war wie der Mensch selbst. Das so heilkräftig war wie die Erde und das Meer selbst. Das so hinreißend einfach und genial war, wie eine universelle Idee nur sein kann.

Dr. Schüßler, ein revolutionärer Denker und Nonkonformist

Dr. med. Wilhelm Heinrich Schüßler wurde am 21. August 1821 in Bad Zwischenahn im Großherzogtum Oldenburg geboren. Seine Kindheit, seine Jugend und sein erst in späteren Jahren begonnenes Studium waren nicht gerade einfach zu nennen und recht unkonventionell dazu. Er war, ähnlich wie sein Zeitgenosse Samuel Hahnemann, der Begründer der Homöopathie, als Übersetzer englischer, französischer und italienischer Literatur tätig und befaßte sich auch mit Hebräisch und Sanskrit. Hierdurch konnte er nicht nur seinen Lebensunterhalt bestreiten, sondern lernte auch die innovativen wissenschaftlichen Schriften internationaler Forscherpersönlichkeiten kennen, wie etwa die des Physiologen Jakob Moleschott. Aus dessen Schriften erkannte er die Bedeutung der Mineralsalze für alles Lebendige.

Wilhelm Heinrich Schüßler interessierte sich bereits als junger Mann sehr für die Heilkunde. Er wuchs in bescheidenen Verhältnissen auf, und sein Vater konnte dem begabten Knaben den Besuch einer höheren Schule vermutlich nicht ermöglichen. Da der junge Schüßler sich jedoch sehr von der Homöopathie angezogen fühlte, setzte er sich zunächst zum Ziel, homöopathischer Laienbehandler zu werden und suchte sich ein Tätigkeitsfeld in einer Apotheke. Schließlich wurde ihm durch die Hilfe seines Bruders, der ihn finanziell unterstützte, doch noch eine akademische Ausbildung ermöglicht. So begann Wilhelm Schüßler sein Medizinstudium mit 32 Jahren in Paris. Er studierte dann in Berlin und in Gießen, wo er seine Doktorwürde erhielt, danach noch einige Semester in Prag. Im Jahre 1857 legte er, aufgrund seines revolutionären Geistes und daraus resultierender persönlicher Schwierigkeiten mit den Behörden – mittlerweile im Alter von 36 Jahren! –, in Oldenburg das Abitur ab. Er wurde zum bestandenen Abitur mit den Worten beglückwünscht: »Herr Doktor, Sie haben ihre Reifeprüfung mit ›sehr gut‹ bestanden!«

Sein medizinisches Staatsexamen folgte dann gleich im Anschluß, und so bekam er 1858 seine ärztliche Zulassung als Arzt, Wundarzt und Geburtshelfer in Oldenburg. Hier praktizierte Dr. Schüßler fünfzehn Jahre lang erfolgreich als homöopathischer Arzt. Er war wohl Anhänger der damals neuen Lehre der Homöopathie und kämpfte sich mit dem ihm eigenen bissigen Humor durch allerlei Anfeindungen hindurch (dazu Jürgen W. Ulpts, Buchtip im Anhang). Schüßler war mit der homöopathischen Therapie aber nicht zufrieden, denn er suchte nach einem Heilkonzept, das die Vielzahl der homöopathischen Mittel und deren Komplexität vereinfachen konnte; das zudem das intensive jahrelange und umfangreiche Erlernen dieser Heilmethode und die Erarbeitung notwendiger Erfahrungswerte verringern und zugleich elementare Heilwirkung entfalten sollte. Wahrlich, ein hoher Heilanspruch, dem er doch jahrelang hartnäckig folgte und der ihn schließlich ans Ziel seiner Vision führte und seine Berufung vollendete.

Wie Dr. Schüßler zur Biochemie fand

Den Durchbruch zu seinem genialen Heilkonzept fand er, als er seinen Blick vom lebendigen Menschen mit den biochemischen Eigenschaften seines Organismus und vom Bereich der organischen Chemie etwas abzog und ihn auch auf den Bereich der anorganischen Chemie richtete. Als Zeitgenosse Justus von Liebigs und Moleschotts, welche die mineralischen Salze als Lebensträger der Natur erkannt hatten, wurde dieses Thema auch für Schüßler zu einem zentralen Denkansatz. Seine Forschungen, sein Mut zum Anderssein und seine Inspiration führten ihn schließlich zu den zwölf anorganischen Salzen als den Grundelementen des Lebens.

Dr. Samuel Hahnemann (1755–1843) war der Begründer der Homöopathie, Theodor Schwann und Matthias Jacob Schleiden entdeckten die pflanzliche und tierische Zelle, Xavier Bichat begründete die Histologie – die Gewebelehre – und Justus von Liebig war der Erfinder des Mineraldüngers. Alle diese Wissenschaftler – und noch viele mehr – lösten die bis dahin in der paracelsischen Medizin geltende Säftelehre, die Humoralpathologie, ab und begründeten das neue Wissen der Medizin auf einer chemischen und biochemischen Ebene. Von diesem Zeitgeist wurde auch Schüßler mitgerissen. Der Physiologe Jakob Moleschott (1822–1893) postulierte: »Ein Leben ohne Mineralsalze ist nicht möglich, denn die chemischen Abläufe im Organismus sind durch Mineralsalze bedingt«. Und so wurde Dr. Schüßler besonders durch die Schrift dieses Forschers angeregt, die Asche verstorbener Patienten zu untersuchen, die er aus der Praxis kannte. Hierbei stellte er fest, daß jeweils ganz bestimmte Lebenssalze fehlten, die Schüßler nun mit der entsprechenden Krankheit in Verbindung brachte. Er bemühte sich daraufhin, herauszufinden, welche Salze wohl beim Lebenden schon fehlten, um den »Hunger der Zelle«, wie er es nannte und damit die Krankheit auszugleichen. So festigte sich sein Denkansatz schließlich zu der Überzeugung, daß Krankheit durch einen Mangel an Lebenssalzen bedingt wurde und daß durch die Gabe der fehlenden Salze eine funktionale Regulation auf der Zellebene stattfand.

 Dr. Schüßler war überzeugt davon, daß mit dem Ersetzen der fehlenden Salze alle überhaupt heilbaren Krankheiten geheilt werden könnten. Als homöopathisch geschulter und arbeitender Arzt hatte er immer wieder erlebt, daß homöopathische Arzneien stark wirksam sind, und so verband er die Methoden und das Wissen der Homöopathie und der Mineralsalztherapie miteinander. Damit hatte er genau das Heilverfahren gefunden, nach dem er so lange gesucht hatte; er nannte seine neue Heilweise BIOCHEMIE und stellte sie der medizinischen Fachwelt im März 1873 in einer wissenschaftlichen Ärztezeitung vor.

 Dr. Schüßler übte sein neues biochemisches Heilverfahren mit großem Erfolg bis zu seinem Tode im Jahre 1898 aus. Der Erfolg der Biochemie sprach sich immer mehr herum – besonders auch bei den Mitgliedern der Naturheilvereine – und führte zur Gründung immer neuer Biochemischer Vereine. Über Dr. Luyties aus St. Louis, der Schüßler in Oldenburg aufsuchte, gelangte die Biochemie sogar nach Amerika, wo sie sich nach der Jahrhundertwende enorm ausbreitete und auch zu zahlreichen Biochemischen Vereinen führte.

LITERATURVERZEICHNIS

Boländer, Lothar: *Der 1-Minuten Körper-Check. Fitneß und Verjüngung für Millionen.* 60 Sekunden, die Sie vital, froh und gesünder machen. BIO Ritter, 4. Aufl., Tutzing 1998.
Barthel, Horst: *Charakteristika homöopathischer Arzneimittel.* Organon-Verlag, Berg am Starnberger See, 1984.
Deters, Hermann: *Handbuch der Dr. Schüsslerschen Biochemie.* Verlag Dr. Madaus, Radeburg 1926.
Eichelberger, Otto: *Klassische Homöopathie: Lehre und Praxis.* Karl F. Haug Verlag, 2. Aufl., Heidelberg 1979.
Gäbler, H.: *Mineralstoffe des Lebens.* DHU, Karlsruhe 1997.
Gerstengrassaft, *Verjüngungselexier und naturgesunder Power-Drink.* Windpferd Verlag, Aitrang 1999.
Grüger, Wolfgang: *Biochemie nach Dr. Schüßler. Grundlagen und Praxis.* Karl F. Haug Verlag, Heidelberg 1997.
Hahnemann, Samuel: *Organon der Heilkunst.* Karl F. Haug Verlag, 2. Aufl., Heidelberg 1978.
Harnisch, Günter: *Die Dr. Schüssler-Mineraltherapie. Selbstheilung und Lebenskraft.* Turm Verlag, Bietigheim 1996.
Hausen, Monika Helmke: *Das magische Wissen vom Mond. Entfalte deine ganz persönlichen Mondkräfte.* Verlag Hermann Bauer, Freiburg 1998.
Hausen, Monika Helmke: *Die Botschaft der Früchte. Heilkräftige Helfer in der Zeitenwende.* Verlag Hermann Bauer, Freiburg 1998.
Hausen, Monika Helmke: *Die Lichtkräfte unserer Nahrung. Kochen mit Feuer, Spaß und Magie.* Verlag Hermann Bauer, Freiburg 1997.
Hickethier, Kurt: *Heilwissen alter und neuester Schule.* Bad Ems 1982. Auslieferung: L. Depke, D-56132 Kemmenau.
Hickethier, Kurt: *Lehrbuch der Biochemie.* 6. Aufl., Bad Ems 1984. Auslieferung: L. Depke, D-56132 Kemmenau.
Hickethier, Kurt: *Sonnerschau. Lehrbuch der Antlitz-Diagnostik.* 5. Aufl., Bad Ems 1982. Auslieferung: L. Depke, D-56132 Kemmenau.
Jaedicke, H. G.: *Dr. Schüßlers Biochemie: Eine Volksheilweise.* Verlag WzG, 27. Aufl., Dormagen 1998.
Kellenberger, Richard/Kopsche, Friedrich: *Mineralstoffe nach Dr. Schüßler: Ein Tor zu körperlicher und seelischer Gesundheit.* AT Verlag, 3. Aufl., Aarau, Schweiz, 1998.
Mezger, Julius: *Gesichtete Homöopathische Arzneimittellehre.* Karl F. Haug Verlag, 5. Aufl., Heidelberg 1981.
Schleimer, Jochen: *Salze des Lebens.* Sonntag Verlag, 2., erw. Aufl., Regensburg 1994.

Simonsohn, Barbara: *Die fünf »Tibeter« mit Kindern. Gesundsein darf Spaß machen!* Wessobrunn: Integral. Volkar-Magnum., 6. Aufl., 1998.
Simonsohn, Barbara: *Die sagenhafte Heilkraft der Ananas. »Ein ganzheitliches Gesundheits-Handbuch.«* Windpferd Verlag, Aitrang 1998.
Simonsohn, Barbara: *Gerstengrassaft, Verjüngungselixier und naturgesunder Power-Drink.* Windpferd Verlag, Aitrang 1999.
Stauffer, Karl: *Klinische Homöopathische Arzneimittellehre.* Sonntag Verlag, 8. Aufl., Regensburg 1981.
Ulpts, Jürgen W.: *Die Geschichte der Naturheilweise Biochemie.* Eigenverlag, Oldenburg 1998.

ADRESSEN

Schüßler- und Naturheiltherapeuten findet man durch Erkundigung bei Freunden und Bekannten sowie über den Biochemischen Bund Deutschlands e. V., der die Dachorganisation der Landesverbände, vieler regionaler Biochemischer Gesundheitsvereine in Deutschland wie in den europäischen Nachbarländern ist. Weitere Auskünfte und aktuelle Informationen über die Vereine, Therapeuten-Adresslisten etc. können auch über das Internet abgerufen werden.

    Biochemischer Bund Deutschland e.V.
    In der Kuhtrift 18
    D-41541 Dormagen,
    Tel. 0 21 33 / 7 20 03, Fax 0 21 33 / 73 91 38
    Internet: http://members.aol.com/biochemie/
    E-Mail: biochemie@aol.com

Die Zeitung *Weg zur Gesundheit*, Zeitschrift für Biochemie und natürliche Gesundheitspflege ist hier beziehbar.

    Bezugsquelle für Poster der Schüßlersalze-Tabellen:
    PHYTOMED AG
    Armand Kilchherr
    CH-3415 Hasle/Burgdorf
    Tel. 00 41 / 34 460 22 11, Fax 00 41 / 34 461 41 63
    E-Mail: info@phytomed.ch

    Anschrift der Autorin:
    Monika Helmke Hausen
    Postfach 1229, D-75402 Mühlacker
    Fax 0 70 41 / 86 21 23
    E-Mail: Mhh@Monika-Helmke-Hausen.de
    www.Monika-Helmke-Hausen.de

Persönliche Beratung, Gruppencoaching, Unternehmensberatung, Vorträge, Workshops, Seminare und Ausbildung u. a. zu »Schüßlersalze und Antlitzdiagnose«

Verlag Hermann Bauer · Freiburg im Breisgau

Monika Helmke Hausen

Die Lichtkräfte unserer Nahrung

Gemüse, Salate, Fisch, Milch, Ei, Fleisch

564 Seiten mit 9 Abbildungen, gebunden; ISBN 3-7626-0529-7

In ihrem Handbuch führt Monika H. Hausen den Leser auf bislang unerschlossenes Gebiet: Die Lichtbotschaften der Nahrungsmittel. Spannend und mit weiblicher Power beschreibt sie die heilenden Kräfte unserer Nahrung, nicht aus der mechanistischen Weltsicht, in der es um Kohlenhydrate, Eiweiß und Vitamine geht, sondern aus der Sicht des Neuen Morgens. Den Botschaften der Göttin Erde zufolge sind die hier beschriebenen Nahrungsmittel heilsame und durchlichtete Geschenke der Erde. Sie sind machtvolle Helfer in den bereits laufenden energetischen und konkret materiellen Veränderungen. Dieses »Kochbuch des Neuen Morgens« ist eine ideale Fundgrube für alle, die Spaß an neuen Ideen haben und die Nahrungsmittel als Heilmöglichkeit und Seelenstärkung erfahren wollen. Mit vielen Anregungen zum Neuen Denken, praktischen Tips für ein ganz anderes Kochen und mit einer Fülle verlockender Rezepte.

Verlag Hermann Bauer · Freiburg im Breisgau

Verlag Hermann Bauer · Freiburg im Breisgau

Monika Helmke Hausen

Die Botschaft der Früchte
Heilkräftige Helfer in der Zeitenwende

313 Seiten, gebunden; ISBN 3-7626-0530-0

Im Mittelpunkt dieses Buches stehen nicht die materiellen Bestandteile einheimischer und exotischer Früchte, sondern deren Lichtbotschaften und Schöpferideen. Von Ananas über Granatapfel, Holunder und Mango bis zu Weintraube und Zitrone – jede dieser Früchte eröffnet in uns ein »Schlüsselwissen, welches uns hilft, die Herausforderungen der neuen Zeit zu bewältigen«.
Neben köstlichen Rezepten findet der Leser vielfältige Anregungen, wie er sich die Heilkraft der Früchte erschließen kann – seien es Tips zur Körperpflege, zu Kompressen, Packungen, magischen Räucherungen, sei es die Herstellung eines Apfelkissens für Neugeborene, eine Weintraubenkur oder die Verwendung eines Obstbrandes.
Die Texte sind – wie schon bei Hildegard von Bingen – unmittelbares Wissen aus dem Strom der höheren Wahrheit. Immer wieder betont die Autorin, daß das hier vermittelte Wissen jedoch nicht den eigenverantwortlichen Umgang mit der Gesundheit oder Krankheit ersetzt: »Was du aus der Lichtbotschaft einer Frucht machst, liegt ganz bei dir!«

Verlag Hermann Bauer · Freiburg im Breisgau

Verlag Hermann Bauer · Freiburg im Breisgau

Monika Helmke Hausen

Das magische Wissen vom Mond
Entfalte deine ganz persönlichen Mondkräfte

271 Seiten mit 12 Abbildungen, kart.; ISBN 3-7626-0531-9

Seit alters her hat der Mond die Menschen in seinen Bann gezogen. Waren es früher besonders Dichter und Liebespaare, so sind es heute mehr und mehr auch Menschen, die durch ihn den Rhythmen des Universums auf die Spur kommen und ihr Leben im Einklang mit den kosmischen Kräften ausrichten möchten. Und dazu gehört natürlich untrennbar die Sonne – Lichtspenderin auch für den Mond! So bezieht Monika Helmke Hausen die solaren Energien mit ein und begleitet den Mond auf seiner Reise durch die zwölf Tierkreiszeichen. Der Mond im Sonnenlauf: dieses Buch macht bewußt, wie sie alle sich in eine größere Ordnung einfügen.
Darüber hinaus gibt es Spirituelles, Mystisches, viel völlig Neues – zum Erproben – und eine Fülle praktischer Tips und Anregungen. Nicht um große Einweihungsrituale geht es hier, so betont die Autorin, sondern um Machbares, um die Anwendung der Mondkräfte im Kleinen, im Alltäglichen. Und das schöne Resultat: mehr Lebensfreude!

Verlag Hermann Bauer · Freiburg im Breisgau

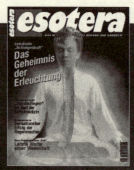

Das führende Magazin für Neues Denken und Handeln

Das Bewußtsein bestimmt die Welt um uns herum. Vom Bewußtsein hängt es ab, ob Sie ein glückliches, sinnerfülltes oder scheinbar glück- und „sinnloses" Leben führen. Es prägt unser Denken und Handeln.

Das ist das Spezialgebiet von **esotera**: das „Wesentliche" des Menschen, sein Bewußtsein, seine verborgenen inneren Kräfte und Fähigkeiten. **esotera** gewährt Einblick in die „wahre Wirklichkeit" hinter dem „Begreifbaren". Und gibt Antworten auf die brennenden Fragen, die irgendwann jeden zutiefst bewegen: Woher wir kommen – und wohin wir gehen.

esotera weist Wege aus der spirituellen Krise unserer Zeit. Wege zu einem erfüllteren Dasein: mit kompetenter Berichterstattung über neueste und uralte Erkenntnisse, mit faszinierenden Reportagen, aktuellen Serien und praktischen Info-Rubriken: z.B. Literatur-, Musik- und Video-Besprechungen, Leser-Forum, Marktnische usw.

Die ständigen Themenbereiche in jedem Heft:
**Neues Denken und Handeln
Ganzheitliche Gesundheit
Spirituelle Kreativität
Esoterische Lebenshilfen
Urwissen der Menschheit
Paranormale Erscheinungen**

Und jeden Monat das „KURS-BUCH", die umfangreichste Zusammenstellung esoterischer und spiritueller Veranstaltungen, Kurse, Reisen und Seminare weltweit – als kostenloses Extra zu jedem Heft dazu.

Probeheft direkt von

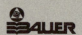

Verlag Hermann Bauer KG,
Postfach 167, 79001 Freiburg
Bestell-Tel. 0180/5001800
Bestell-Fax 0761/701811

e-mail: info@esotera.freinet.de
Internet: http://www.esotera-magazin.de
e-mail: HERMANN-BAUER-KG@T-ONLINE.DE
Internet: http://www.Hermann-Bauer.de